— 신규 간호사를 위한 진짜 실무 팁 —

프셉마음

Dream nurse

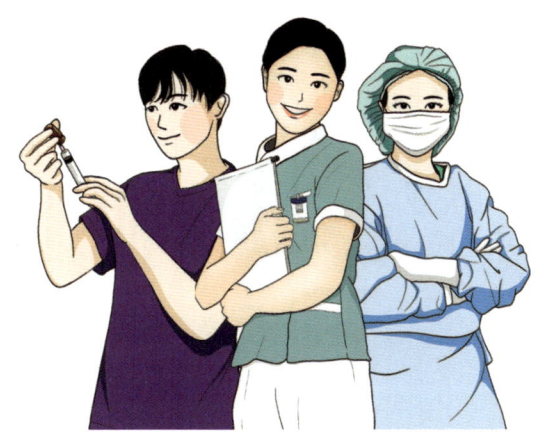

"**꿈꾸는 간호사들의 디딤돌, 드림널스입니다.**"

💬 프셉마음 도서 특징

● 친숙함을 담은 대화체

'프셉마음'은 전반적으로 프리셉터와 프리셉티의 1:1 대화 컨셉으로 구성되어 있습니다. 많은 프리셉티분들이 업무 중 궁금했던 부분을 모아 담았습니다.

● 실무의 현장감을 담은 특별한 구성

'프셉마음'은 실제 업무에서 볼 수 있는 현실적인 CASE를 기반으로 프리셉터가 알려주는 실무 팁, 프리셉티가 할 수 있는 사소한 오류들까지 생생하게 담았습니다. 타 도서와는 차별화된 구성으로 실무의 핵심을 짚어드립니다.

● 전문 프셉마음 자문·감수단을 거쳐 높아진 전문성과 신뢰도

'프셉마음'은 실제 임상에서 볼 수 있는 실무를 담은 실무서입니다. 전국의 수많은 병원, 그 아래 속한 다양한 부서들의 특성을 담아보고자 여러 병원, 각 분야의 현직 간호사를 포함한 전문가분들께 자문 및 감수를 받아 제작하였습니다.

다만, 실무서인 만큼 병원별로 원내 지침에 따라 다를 수 있습니다. 해당 도서를 참고로 각 병원별, 부서별 지침에 따라 실무에 적용하는 것을 추천드립니다.

드림널스는 앞으로 나아갈 후배 간호사분들을 위해 꾸준하게 간호 교육 콘텐츠를 개발하겠습니다. 함께 같은 길을 걷게 된 모든 여러분을 응원합니다.

💬 프셉마음의 기본 구성

프셉마음은 간호 근거 이론을 기반으로 실무의 현장감을 담아 제작한 실무서입니다.
기존 도서에는 없었던 프셉마음 도서만의 특별함을 알려드립니다.

Case

업무를 하다 보면 정말 새로운 상황이 많이 생기죠?
실제 업무를 하며 자주 볼 수 있는 상황을 CASE로 담아 어떻게 해결해야 하는지 차근차근 알려드릴게요.

✔ TIP

선배만의 실무 노하우를 소개하는 코너예요. 임상 간호 꿀팁과 함께 알아두면 좋을 탄탄한 기초 지식을 담았어요. 혼자서 척척 해내는 멋진 간호사로 만들어드릴게요!

❗ 잠깐

잠깐! 코너는 집중이 필요한 코너예요. 실제 간호 업무를 하면서 발생 가능한 환자안전사고, 주의사항, 업무 중 놓치기 쉬운 사항을 담았어요. 지피지기면 백전백승, 미리 알아두고 실수하지 않도록 해요!

➕ 한 걸음 더

MASTER 간호사로 성장하기 위해 꼭 필요한 핵심 지식을 담았어요. 처음엔 다소 어려울 수 있는 내용이지만 MASTER를 꿈꾼다면 여기를 주목해주세요!

머리말

신경외과 간호사로서 첫발을 내딛던 날.

낯선 의학 용어들과 긴박하게 돌아가는 응급 상황, 작은 변화도 놓치지 말아야 한다는 압박감 속에서 하루하루가 긴장의 연속이었습니다. 뇌와 척추를 다루는 신경외과에서는 환자의 상태가 순식간에 악화될 수 있어 순간의 판단과 대응이 환자의 생명과 직결됩니다. 그런 환경 속에서 신규 간호사로 일한다는 것은 두렵고 막막한 일이었습니다.

하지만 그 시간이 지나고 나서야 깨달았습니다. 신경외과 간호는 어렵지만 그만큼 보람 있는 일이었습니다. 의식이 없던 환자가 점차 회복하여 가족과 눈을 맞추고 몸을 움직이는 모습을 볼 때, 내가 그 여정에 함께했다는 사실이 큰 감동으로 다가왔습니다. 물론 여기까지 오는 길은 결코 쉽지 않았습니다. 긴장 속에서 배우고 실수하며 성장했고, 수많은 선배 간호사와 동료에게 도움을 받으며 하나씩 익힐 수 있었습니다.

그런 경험을 돌아보며, 저처럼 신경외과에서 첫발을 내딛는 신규 간호사에게 제가 했던 실수를 반복하지 않도록 작은 도움을 주고 싶다는 마음으로 이 책을 집필하게 되었습니다. 어떤 내용을 담아야 도움이 될까를 고민하며 바쁜 병동 생활 속에서 틈틈이 글을 정리하는 것은 생각보다 어려운 일이었습니다. 하지만 저와 같은 길을 걸어가는 후배 간호사에게 조금이나마 도움이 될 수 있다면 그 노력은 충분히 가치 있다고 생각했습니다.

이 책에는 신경외과의 기본 개념부터 주로 하는 시술과 수술의 준비, 신경외과에서 주로 하는 수술 전후의 간호, 주로 쓰는 약물과 어떤 상황에서 어떻게 노티를 해야 하는지를 담아 실제 임상에서 활용도가 높도록 구성하였습니다.

책을 집필할 수 있는 간호사가 되기까지 도와주신 간호부장님, 팀장님, 백지현, 김진숙 선생님과 가르쳐 주신 선배님들, 함께 성장해 준 동기들, 가르침의 기회를 주었던 프리셉티들에게 감사를 전합니다. 또한 끝까지 용기를 준 친구들과 사랑하는 가족, 바쁘신 중에도 자문 감수를 해 주신 선생님들께도 감사의 인사를 드립니다.

마지막으로 저에게 책을 집필할 뜻깊은 기회를 주고 이 책이 출간될 수 있도록 오랜 시간 격려와 응원을 해주신 드림널스 대표님과 편집팀에도 깊은 감사를 전합니다.

신규 간호사 시절, 수많은 고민과 두려움 속에서도 끝까지 버틸 수 있었던 것은 '환자를 향한 마음'과 '성장하고 싶은 열정'이 있었기 때문입니다. 이 책이 여러분이 신경외과 간호사로 자리 잡는 데 작은 길잡이가 되기를 바라며 여러분의 여정을 진심으로 응원합니다.

저자 박지영

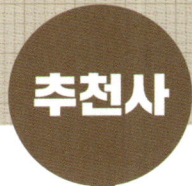

추천사

《프셉마음 신경외과편》이 나오기를 정말 애타게 기다렸습니다. 제가 학교를 졸업한 후 처음 임상에서 신경외과를 접했을 때는 이런 길라잡이가 되는 책이 없어 임상에서 적응하기 어려운 부분이 많았습니다. 이 책은 현재 임상에서 근무하고 있는 선배 간호사들의 의견을 반영하여 집필되어 최신 경향을 접할 수 있고, 실제적으로 임상에서 환자를 간호하는 데 도움 되는 내용으로만 이루어져 있어 신규 간호사 선생님은 물론이고 현재 신경외과와 관련된 부서에서 일하는 선생님들께도 많은 도움이 될 것 같습니다.

- 박시현, 고려대학교 안산병원 신경외과 병동 19년 차 책임간호사, 임상전문간호사

신경외과 병동에서 첫걸음을 내디뎠을 때 급변하는 환자 상태와 복잡한 처치에 막연한 두려움을 느꼈습니다. 하지만 이 책은 신경외과 간호의 핵심이 체계적으로 정리돼 있고 실무에서 꼭 필요한 팁을 제공하여 신규 간호사에게 든든한 길잡이가 되어줄 것입니다. 신경외과 간호를 시작하는 모든 분께 자신 있게 추천합니다.

- 주수영, 분당서울대학교병원 20년 차 뇌신경센터 병동 간호사

환자가 의식 없이 수술대에 올랐다가 다시 걷게 되고 퇴원하는 순간을 지켜보는 일, 그것이 우리가 신경외과 간호사로서 느끼는 가장 큰 보람입니다. 그러나 섬세한 신경계를 다루는 만큼 예민한 관찰력과 전문성이 필요합니다. 이 책은 신규 간호사가 어려움을 극복하고 성장할 수 있도록 돕는 길잡이가 될 것입니다. 처음엔 막막할 수 있지만, 환자가 회복하는 것을 보며 감동하는 날이 올 것입니다. 그날까지 포기하지 말고 한 걸음씩 나아가세요. 여러분의 앞날을 응원합니다.

- 조예슬, 고려대학교 구로병원 11년 차 신경외과 전담간호사

신경외과 환자를 간호할 때는 작은 변화에도 민감하게 반응하고 빠르게 대처해야 하는 경우가 많이 있습니다. 이러한 상황에서 직접 경험하며 쌓아온 노하우와 실무적인 팁이 이해하기 쉽게 정리되어 있어 신경외과 환자를 처음 마주하는 신규 간호사에게 많은 도움이 될 것이라고 생각합니다. 신경외과 파트 간호사로 새롭게 시작하는 선생님들의 무궁한 발전을 기원하며 응원하겠습니다.

- 정한나, 분당서울대학교병원 시뮬레이션센터 코디네이터(전 뇌신경계중환자실 교육간호사)

제가 신경외과에 처음 입사했던 신규 간호사 시기에 이 책을 읽었다면 많은 도움을 받고 더 수월하게 임상에 적응할 수 있었겠다는 생각을 참 많이 했습니다. 화자의 질문은 제가 신규 간호사 시기에 궁금해했던 내용입니다. 또한 교과서에서는 찾기 어려웠던 실제 임상에서의 해답도 잘 설명되어 있습니다. 이 책이 있다면, 신규 간호사도 센스 있는 간호사가 될 수 있을 것입니다.

- 양가혜, 신촌세브란스병원 척추신경외과 6년 차 병동 간호사

목차

PART 1 신경외과 입문하기

1. 신경외과란? •12
2. 신경계 사정 방법 •15

PART 2 신경외과 수술 및 시술

1. 신경외과 수술 전 간호
    1) 수술 전 검사 •32
    2) 수술 전 준비 •42
    3) 수술 전 환자 교육 •47

2. 신경외과 수술 후 간호
    1) 수술 후 환자 상태 사정 •51
    2) 수술 후 검사 •60
    3) 수술 후 배액관 간호 •63
    4) 수술 후 상처 간호 •70
    5) 수술 후 주의 사항 •74

3. 신경외과 시술 간호
    1) 요추천자 •79
    2) 요추천자 배액술 •89
    3) 뇌혈관조영술 •95

PART 3 신경외과 질환별 수술 간호

1. 지주막하출혈 수술: 뇌동맥류 결찰술 및 색전술 • 106
2. 경막하출혈 수술: 천공배액술 • 127
3. 뇌종양 수술: 개두술, 정위적 수술 외 • 137
4. 뇌하수체 종양 수술: 경접형동 접근 종양제거술 • 151
5. 파킨슨병 수술: 뇌심부자극술 • 163
6. 모야모야병 수술: 직접/간접 우회로 형성술(직접/간접 문합술) • 172
7. 수두증 수술: 뇌실-복강 단락술 • 180

부 록 신경외과 간호사의 레벨 업!

1. 신경외과 다빈도 약물 • 192
2. 주요 증상별 처치와 노티 방법 • 204
3. 신경외과 산정특례 및 의무기록 • 217

PART 1
신경외과 입문하기

1. 신경외과란? •12
2. 신경계 사정 방법 •15

1 ▶ 신경외과란?

Case 1
고혈압과 심방세동으로 약물치료 중인 70세 남성. 수면 중 침대에서 떨어지며 바닥에 머리를 부딪힌 뒤 두통과 오른쪽 팔다리 힘빠짐 증상으로 SDH(SubDural Hemorrhage, 경막하출혈) 진단하에 응급수술을 받으러 신경외과로 입원하였다.

Case 2
고혈압으로 약물치료 중인 60세 여성. 2년 전부터 보행 시 허리통증, 왼쪽 다리 저린 증상이 발생하여 Lumbar stenosis(척추관협착증) 진단하에 수술을 받으러 입원하였다.

 둘 다 신경외과로 입원한 환자인데, 뇌수술도 하고 척추 수술도 시행하네요.

 신경외과는 신경계에 발생하는 질환을 외과적 수술로 치료하는 분야예요. 신경계는 중추신경계와 말초신경계로 나뉘고 그 중 중추신경계는 뇌와 척수로 이루어져 있어요. 그래서 신경외과에서는 크게 뇌(Brain)과 척추(Spine)로 나누어 진료를 시행하고 있죠.

더 세부적으로는 뇌종양, 뇌혈관, 척추, 소아신경외과로 나누기도 해요.

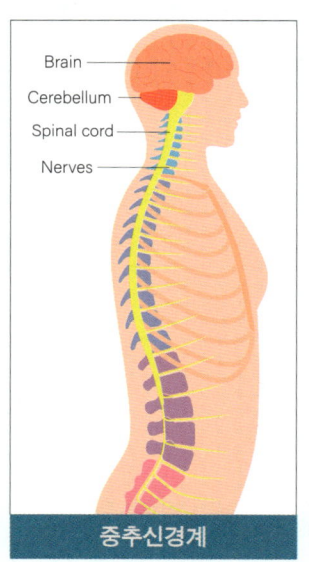
중추신경계

 Case 1 환자가 진단받은 급성 경막하출혈은 뇌의 어느 부위에 있는 출혈인가요?

 뇌를 보호하는 여러 막이 있는데 그중 경막 아랫부분에 생긴 출혈을 말해요. 출혈이 생기는 뇌의 위치에 따라 뇌출혈의 종류가 달라지고 그에 따라 수술 방법, 간호가 달라지죠. 먼저 뇌 구조를 알고 있으면 치료 과정을 이해하고 환자를 파악하기가 더 쉬울 거예요. 특히 뇌출혈 질환의 특성상 응급실을 통한 입원이 많고, 응급 상황이나 응급수술도 많아서 빠른 파악과 처치가 중요해요.

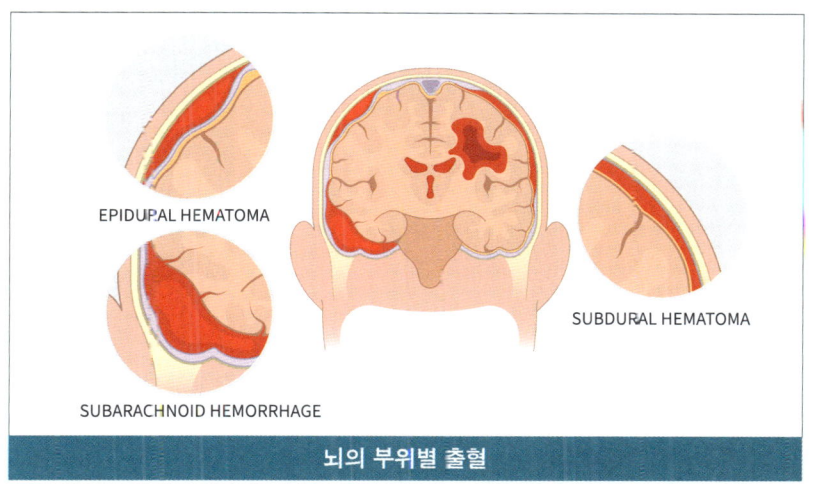

뇌의 부위별 출혈

그럼 Case 2 환자가 진단받은 척추관협착증은 어떤 질병인가요?

척추신경이 지나가는 척추관이 압박되어 좁아지면서 신경을 눌러 발생하는 질병이에요. 흔히 경추와 요추에 척추관협착증과 같은 질환이 많이 발생할 수 있죠. 그 외에 흉추나 천추 등 척수와 그것을 둘러싼 척추에 발생하는 종양, 염증 등의 모든 신경계 질환을 척추신경외과에서 볼 수 있어요.

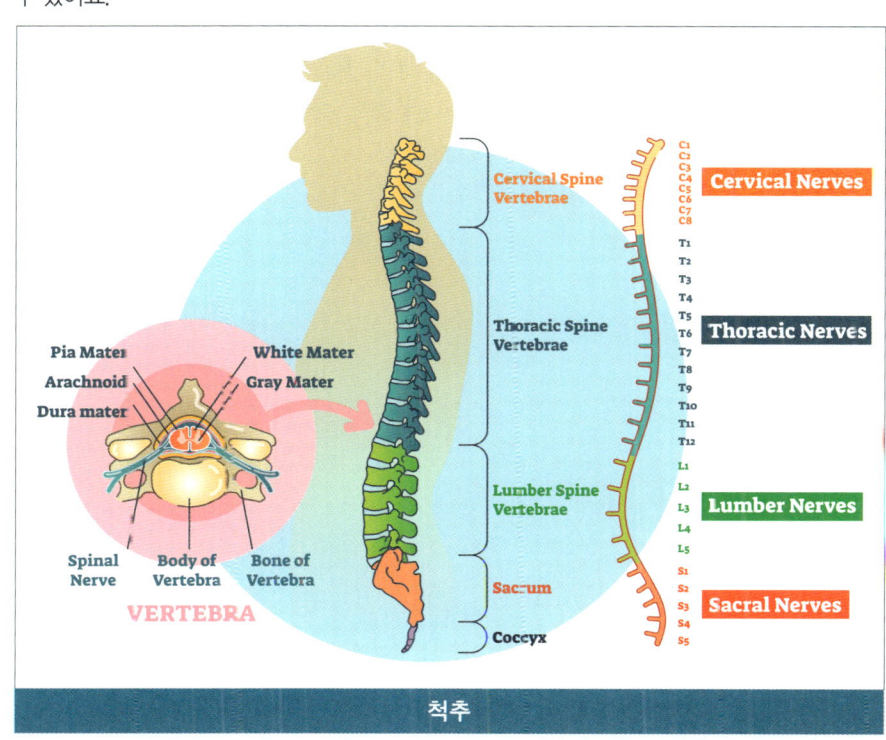

척추

[PART 1] 신경외과 입문하기

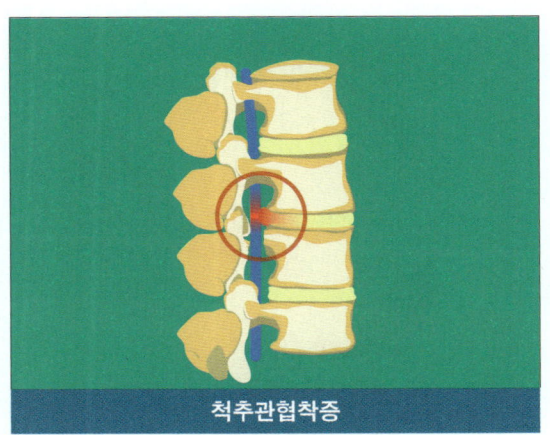

그렇다면 척추신경외과와 뇌신경외과가 구분되어 있나요?

구분되어 있지만 뇌질환과 척추질환을 함께 진료하는 경우가 많아 뇌와 척추 구조를 같이 알아두는 게 좋아요.

신경과와 신경외과는 어떠한 차이가 있나요?

같은 신경계 질환을 다룬다는 점에서 비슷하지만, 신경과에서는 내과적인 약물치료를 하고 신경외과에서는 수술을 하는 것이 가장 큰 차이점이에요. 신경과에서 약물치료로 해결되지 않으면 신경외과에서 수술적 치료를 하거나 수술적 치료 후에 신경과에서 약물치료를 시행하기도 해서 두 과가 밀접하게 연관되어 있죠.

2 신경계 사정 방법

Case

기저질환이 없는 50세 남성. 약 6개월 전부터 두통을 앓고 있고 일주일 전부터는 걸을 때 오른쪽으로 기울어지며, 발음이 어눌해지고 가족을 알아보지 못하였다. Brain MRI 시행 후 뇌종양이 발견되어 수술하기 위해 입원하였다. 이 환자의 신경계 사정은 어떻게 해야 할까?

신경계 사정이 무엇을 의미하는지 궁금해요.

신경계 질환 환자의 운동, 감각, 반사, 뇌와 척수 기능을 여러 방법으로 평가하고 분류하는 것을 말해요. 이를 통해 의료진 간의 표준화된 의사소통을 할 수 있고, 사정한 내용을 지속적으로 기록하며 환자의 상태 변화를 알 수 있어요. 또 질환에 대한 진단 및 결과를 평가하기 위한 기초자료가 되기도 하죠.

그래서 신경계 사정을 해야 하는군요. 그럼 어떤 방법이 있나요?

먼저 의식 사정에 가장 널리 사용되는 도구는 GCS(Glasgow Coma Scale, 글래스고 혼수 척도) 방법이에요. 눈 뜨기, 언어 반응, 운동 반응, 이 세 가지 영역으로 나뉘어 있고, 각 영역에 점수를 부여한 뒤 합산하여 점수를 기록해요. 예를 들면 'GCS 15점(E4, V5, M6)'으로 표기하죠. 보통 3회 정도 측정하고 가장 좋은 반응을 점수로 부여하며 눈 뜨기 → 언어 반응 → 운동 반응 순서로 평가해요. 먼저 눈 뜨기 반응을 알아볼까요?

눈 뜨기(Eye)	
4점	스스로 눈을 뜸
3점	말로 불렀을 때 눈을 뜸
2점	통증 자극을 줄 때 눈을 뜸
1점	전혀 눈을 뜨지 않음

의식 사정을 하러 갔는데 환자가 앉아서 TV를 보고 있어요. 그렇다면 눈 뜨기 반응은 4점인가요?

맞아요. 스스로 눈을 감고 뜨고 한다면 4점이에요. 그 외에 이름을 부르는 소리를 듣고 눈을 뜨면 3점이지만, 아무리 불러도 눈을 뜨지 않고 승모근을 자극하는 등의 통증을 가했을 때 눈을 뜬다면 2점이죠. 다음으로는 언어 반응을 배워 볼게요.

언어 반응(Verbal)	
5점	지남력이 유지된 정상적인 상태 (예: "낮, 간호사, 병원이지. 머리가 아파.")
4점	대화는 되나 혼돈되어 지남력이 없음 (예: "1980년이지. 우리 집이지.")
3점	적절한 단어를 사용하지 못하며 대화가 불가능함 (예: "나가. 아파....")
2점	말이라기보다는 소리에 가까운 상태 (예: "으.... 아......")
1점	소리를 전혀 내지 못함
E / T	Endotracheal tube나 Tracheal tube 삽관으로 언어 반응을 측정하지 못하는 경우에는 점수 대신 약자로 표기

언어 반응은 4점과 3점의 구분이 어려운 것 같아요.

4점은 질문했을 때 답이 틀릴 수 있지만, 어느 정도의 대화가 이루어질 수 있어요. 예를 들어 "지금이 몇 연도예요?"라고 물어봤을 때 "지금이... 2023년인가 24년인가?" 혹은 "지금 몇 년인지 몰라."라고 질문과 관련된 대답을 하죠. 반면 3점은 질문을 했을 때 상황에 맞지 않는 대답을 해요. 같은 질문을 했을 때 "물." "우리 집. 아파!" 등으로 대화가 이루어지지 않고 아무 말이나 하죠. 마지막으로 운동 반응을 알아봐요.

운동 반응(Motor)	
6점	명령에 적절한 운동 반응을 보임 (예: 오른쪽 팔 들어 올리라는 지시에 오른쪽 팔을 들어 올림)
5점	통증 자극을 주었을 때 이를 피하기 위해 자극 부위에 손을 가져감 (예: 오른쪽 손톱 부위에 통증 자극을 가하자 왼쪽 손을 들어 올려 저지하려 함)
4점	통증 자극을 주었을 때 손을 가져가지 못하지만 회피하려는 움직임을 보임 (예: 오른쪽 손톱 부위에 통증 자극을 가하자 몸을 옆으로 돌리려 함)
3점	이상 굽힘 반응 (예: 오른쪽 손톱 부위에 통증 자극을 가하자 양팔을 안쪽으로 구부림)
2점	이상 펴기 반응 (예: 오른쪽 손톱 부위에 통증 자극을 가하자 양 손바닥이 바깥 방향으로 향하며 팔을 폄)
1점	전혀 움직이지 않음 (예: 오른쪽 손톱 부위에 통증 자극을 가해도 전혀 움직임이 없음)

운동 반응에서도 4점과 5점의 구분이 어려워요.

간호사가 승모근에 통증 자극을 줬을 때 승모근 쪽으로 손을 들어 올려 간호사의 손을 치우려고 한다면 5점으로, 승모근에 통증이 있다는 걸 인식하고 막으려고 하는 반응을 보이죠. 하지만 4점은 통증이 있다는 건 알지만 정확하게 어느 부위인지 인식은 하지 못하고 몸 전체를 돌려 피하려는 등의 반응을 보여요.

그런데 운동 반응은 신체의 어느 부분의 반응을 측정해야 하나요?

사지(오른쪽 팔다리, 왼쪽 팔다리)를 들어 올리거나 손을 잡으라고 하는데 그중 가장 좋은 반응의 점수를 측정해요. 예를 들어 오른쪽 팔다리는 근력 저하가 있어서 움직이지 못하지만, 왼쪽 팔다리는 지시에 따라 잘 반응한다면 운동 반응(M) 점수는 6점으로 표기해요.

마찬가지로 눈 뜨기 반응에서도 왼쪽 눈에 안검하수가 있어 눈을 뜨지 못하나 오른쪽 눈은 스스로 뜨고 있으면 가장 높은 점수인 4점을 주고, Endotracheal tube(기관 내 삽관 튜브)으로 말을 하지 못하는 상태라면 점수 측정을 하지 않고 E로 표기하죠.

환자의 신체에 부분적 장애가 있어도 의식이 명료해서 반응할 수 있다면 GCS 점수는 높겠군요.

맞아요. GCS는 의식 수준을 평가하기 위해 사용되는 도구이기 때문이죠.

GCS 측정을 더 잘하는 방법이 있나요?

먼저 환자가 평가하기에 적절한 상태인지를 확인해야 해요. 환자가 자고 있거나 장소가 너무 어둡거나 시끄러운 상황, 바른 자세가 아닐 경우에는 측정하기가 어렵기 때문이죠. 그리고 환자에게 처음부터 통증 자극을 가하지 말고 정상적인 톤의 청각 자극부터 줘야 해요. 반응이 없다면 큰 목소리로 자극한 후에 약한 통증 자극을 주고 그다음에 강한 자극으로 넘어가야 하죠.

강하고 큰 자극을 주면 환자가 바로 반응할 텐데 왜 약한 자극부터 가해야 하나요?

처음에 이름만 불러도 다 답하던 환자가 강한 통증 자극에야 대답한다면 환자의 의식이 변화가 있는 걸 알 수 있는데 만약 처음부터 강한 자극만 가한다면 이 변화를 알아낼 수 없어요. 또 어느 정도의 자극에 반응을 했는지 자세히 기록해야 추후 자극이 점점 세지고 있음을 인지할 수 있어서 환자의 작은 변화에도 민감하게 반응할 수 있어요. 예를 들어 '자극 없이도 스스로 눈 뜨고 있음'과 '강한 통증 자극에 눈 뜸'을 보면 같은 Eye opening이어도 다름을 알 수 있겠죠?

자극의 정도로도 의식 변화를 파악할 수 있겠네요.

하지만 GCS의 항목이 너무 많아서 외우기가 어려울 수 있어요. GCS를 기록한 표는 가지고 다니면서 환자 사정을 할 때 참고하고, 척도 기준에 따라 예시를 들어서 기억하면 좀 더 쉽게 기억할 수 있어요. 만약 라운딩을 하면서 GCS 점수가 인계받은 것과 다르다면 이전 근무자와 함께 현재 상태를 평가해 실제 변화가 있는지를 확인한다면 더 정확하겠죠?

✔ TIP 의식 사정을 해야 하는데 환자가 수면 중이라면?

나이트 라운딩 시 혹은 낮 시간에도 환자가 수면 중이어서 GCS를 측정하기가 어려울 수도 있어요. 하지만 급성기 환자라면 단 몇 시간 내에도 출혈 등으로 의식 상태가 변할 수 있기 때문에 환자가 수면 중이라고 건너뛰지 말고 반드시 의식 사정을 해야 해요.

 GCS 말고 다른 의식 사정 방법이 더 있나요?

 환자의 의식 수준, 근력 정도, 동공 반응도 관찰해서 환자 상태를 사정할 수 있어요.

Alert, Drowsy와 같은 의식 수준에 대해서 들어본 적이 있나요? 먼저 의식 수준에 대해 알아보도록 해요. 의식 수준은 크게 6가지 단계로 나누어요.

의식 수준	
Alert	정상인이 깨어있을 때와 같은 상태로 자극에 적절하게 반응하고 지시에 따르며 지남력이 있는 상태 (예: "이름. 병원. 낮이지.", 양쪽 팔 들어 올리라는 지시에 그대로 따름)
Drowsy	자려고 하는 상태로 자극이 없으면 다시 잠들려고 하며, 자극에 적절하게 반응하지 못하나 지시에 부분적으로 따르고 지남력이 저하된 상태 (예: 이름을 부르거나 통증 자극을 줬을 때만 눈을 떴다 다시 감음. "이름 몰라. 집. 아파.")
Confuse	시간, 장소, 사람에 대한 인지가 부족하며 판단력이 저하된 상태 (예: 단순한 질문에는 반응하지만 비논리적인 대답이나 행동을 보임)
Stupor	스스로의 움직임이 없고 아주 강한 자극에만 반응하며 지시에 따르지 못하고 지남력이 측정 불가능 (예: 강한 통증 자극에만 팔다리를 움직이나 말은 전혀 하지 못함. 눈은 감기도 하고 뜨기도 함)
Semi coma	아주 강한 자극에도 반사적인 움직임만 있는 상태
Coma	어떠한 자극에도 반응이 전혀 없는 상태

하지만 의식 상태는 명확하게 6단계로만 분류되지 않고 효율적인 의사소통을 위해 병원마다 다르게 사용하기도 해요. 또 6단계 외에도 중간 단계를 추가해서 사용하기도 하죠. 예를 들면 Nearly alert(Alert에 가까운 깨어있는 상태이나 지남력만 저하됨), Deep drowsy(Drowsy보다 더 강한 자극에만 겨우 눈을 뜨고 간단한 지시에만 조금 따르는 정도) 등이 있어요.

 Drowsy와 Confuse, Stupor의 구분이 어려울 것 같아요.

 협조 여부로 구분할 수 있어요. Drowsy와 Confuse는 협조가 가능하지만, Stupor는 협조가 되지 않아요.

 혹시 의식을 사정할 때 주의해야 할 사항이 있나요?

 밤이나 아침에 환자가 잠에서 덜 깬 상태에서 의식을 측정하면 의식 수준이 저하되었다고 판단하는 경우가 종종 있어요. 이럴 땐 환자가 제대로 깨어있는 상태에서 다시 측정해야 하죠.

➕ 한 걸음 더 · 의식 사정의 여러 용어

Mental 외에도 환자의 의식 수준을 부르는 다양한 용어가 있어요. 각성(Arousal)은 깨거나 자극에 반응을 보이는 상태로 의식 수준을 사정할 댄 각성 상태(의식 수준)가 개선되었는지를 묻는 의미로 사용하기도 해요. 이럴 땐 "GCS 점수가 10점에서 12점으로 상승했습니다." 혹은 "이름을 부르면 눈을 뜨고 간단한 지시에도 반응하기 시작했습니다."라고 대답하면 되겠죠?

 환자를 깨우기 어려운 상황이면 어떻게 해야 하나요?

 환자를 깨울 수 있는 다양한 자극을 해보는 것이 좋아요. 예를 들면 Suction을 시행하거나 자세를 변경해 보기도 하고 30분 정도 시간이 지난 뒤 다시 확인해 보는 거죠. 그리고 평상시에도 활력징후를 측정하거나 투약 시 환자의 이름을 묻는 등의 방법으로 자극에 적절한 반응을 하는지 자주 확인하는 것이 좋아요. 또 고열 혹은 저혈당 시에도 의식 저하 반응이 나타날 수 있으므로 의식 수준이 저하되어 보이면 기본 활력징후와 혈당을 함께 측정하는 것이 좋아요.

 그렇군요. 틈틈이 환자의 의식 상태를 잘 확인해야겠어요. 그럼 동공 반응은 어떻게 확인하나요?

 펜라이트를 양쪽 눈에 비추어서 양쪽 동공의 크기, 모양, 불빛에 반응하는 속도, 대칭 여부를 확인해요. 동공의 크기를 평가할 때는 꼭 빛을 비추기 전의 동공 크기를 기준으로 기록해요.

분류	정상	비정상
동공 크기	2~5mm 동공 크기 비교	- 2mm 이하: 동공 수축 - 5mm 이상: 동공 산대
동공 모양	Round(둥근 모양)	- Ovale(타원형) - Irregular(찌그러진 모양) - Keyhole(열쇠 구멍 모양)
동공 반응	Prompt(빠르게 수축)	- Sluggish(느리게 반응) - Fix(수축 반응 없음) - Hippus(작아졌다 커짐)
동공 대칭	Isocoric(양쪽 동공 크기가 같음)	Anisocoric(좌우 동공 크기에 1mm 이상의 차이가 있는 경우) 동공 비대칭

기록은 어떻게 하나요?

Rt/Lt: 3S/3P(Isocoric)로 해요. 이는 '양쪽 동공 대칭, 오른쪽 동공의 크기는 3mm이고 불빛에 느리게 반응하며, 왼쪽 동공의 크기는 3mm이고 불빛에 빠르게 반응한다'로 해석하죠.

동공 반응을 확인할 때도 주의 사항이 있을 것 같아요.

눈 질환이 있거나 수술을 하면 동공의 빛 반응이나 크기, 모양이 달라지는 경우가 있어요. 예를 들어 백내장, 녹내장 수술을 하면 동공이 불빛에 반응하지 않거나 모양이 찌그러진 경우가 있죠. 그래서 눈 질환이 있는지, 안약 중에서 동공을 확장시키는 약물을 사용하는지를 확인해야 해요.

또 동공은 빛에 따라 수축하기 때문에 낮에 빛 아래에서 볼 때와 어두운 밤에 볼 때의 동공 크기가 달라지므로 밝은 상태에서 측정해야 해요. 정상범위 안에서 양쪽의 크기 변화가 같으면 정상으로 볼 수 있답니다.

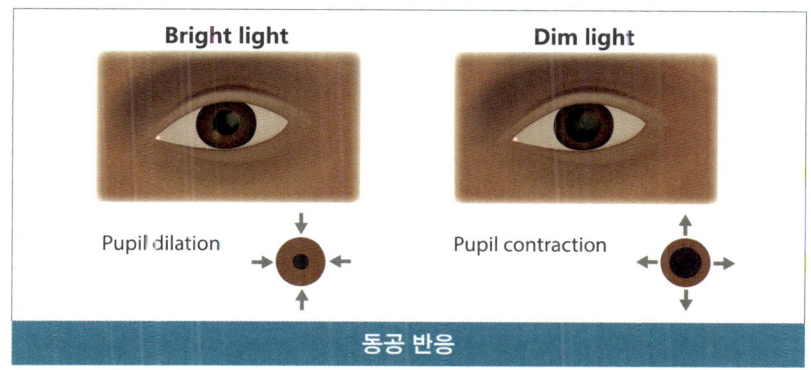

동공 반응

⚠️ 잠깐 동공반사 확인할 때 주의 사항

오른쪽 눈의 동공을 확인한 뒤 곧바로 왼쪽 눈을 보면 이미 동공이 작아져 있어 반응을 제대로 확인 하기 어려워요. 한쪽 동공에만 빛을 비추어도 양쪽 눈의 동공이 동시에 축소되는 Consensual light reflex(공감대광반사) 때문이에요. 그래서 한쪽 동공을 확인한 후 다시 눈을 감았다 뜨거나 잠시 후에 확인해야 해요.

그리고 근력 측정은 근육의 힘과 기능을 측정하는 방법인데 6단계로 나뉘어요.

근력 측정 방법	
Grade 5	정상 근력으로 저항에 대응할 수 있음 (예: 팔다리를 스스로 들어 올리고, 간호사가 내리려는 힘에 저항하여 그대로 버틸 수 있다.)
Grade 4	중력에 대항하여 들어 올리고 저항에 대응할 수 있음 (예: 팔다리를 스스로 들어 올리고, 간호사가 내리려는 힘에 저항하나 오래 버티지 못하고 내려간다.)
Grade 3	중력에 대항하여 들어 올림 (예: 팔다리를 스스로 들어 올리나, 간호사가 내리려는 힘에 저항하지 못하고 떨어트린다.)
Grade 2	중력이 없는 상태에서의 움직임만 가능 (예: 팔다리를 스스로 들어 올리지 못하고, 바닥에 닿아 있는 상태에서 옆으로 움직이는 것만 가능하다.)
Grade 1	약간의 근수축만 있고 관절의 움직임이 없는 상태 (예: 팔다리를 스스로 움직이지 못하고, 자극을 가했을 때 근수축만 보인다.)
Grade 0	통증 자극에도 전혀 반응이 없는 상태 (예: 스스로 움직임 없고, 통증 자극에도 근수축이 없다.)

환자에게 팔과 다리를 스스로 들어 올리도록 지시하고, 가능하다면 간호사가 들어 올린 팔과 다리를 손으로 다시 내리려는 힘에 버티는 정도를 평가하죠.

✓ TIP 근력 측정 Tip

정확한 신경계 사정은 매우 중요하죠. 하지만 정확한 근력을 측정하는 건 신규 간호사에게 매우 어려운 일이에요. 만약 인계를 받은 근력보다 더 낮은 경우엔 어떻게 할까요? 확신이 없을 땐 선배 간호사와 함께 확인해 보거나 새로운 환자의 경우엔 의사의 입원기록과 실제 측정한 근력 정도가 같은지 비교해 보면서 정확도와 노하우를 얻는 것도 좋은 방법이에요.

중력에 대항한다는 말이 어떤 의미인가요?

중력은 지구의 중심으로부터 끌어당기는 힘을 말하죠? 그래서 팔이나 다리를 바닥에서 들어 올린다는 건 중력보다 더 힘이 있어 바닥에서 뗄 수 있다는 의미이고, 중력에 대항하지 못한다는 건 팔다리를 바닥에서 들어 올리지 못한다는 것을 말해요.

그렇다면 팔다리를 전부 들어 올리면 Grade 3 이상인가요?

맞아요. 들어 올려서 어느 정도 버티냐에 따라 3~5점으로 측정하고 들어 올리지 못한다면 0~2점이 될 수 있죠.

만약 손은 들어 올릴 수 있으나 팔꿈치를 바닥에서 떼지 못한다면 3점인가요?

손은 들어 올리지만, 팔꿈치를 들지 못하니 3점으로 볼 수 있어요. 그렇다면 무릎을 구부려 세울 수 있으나 발꿈치를 바닥에서 떼지 못한다면 몇 점일까요? 이런 경우에는 상황을 자세히 기록해 인계하는 것도 방법이에요. 예를 들어 "Lt Upper G3(팔꿈치는 바닥에서 떼지 못함)"이라고 기록하면 더 명확하겠죠? 단, 병원마다 근력 측정의 기준이 다를 수 있으니 반드시 참고로 알아두도록 해요.

근력 측정은 어떻게 기록하나요?

양쪽 팔과 다리를 전부 측정하여 기록하며 오른쪽과 왼쪽을 나누고 팔은 Upper로, 다리는 Lower로 표기해요. 예를 들어 Rt Upper G3, Lower G3 / Lt Upper G5, Lower G5로 기록한다면 이는 오른쪽 팔다리는 스스로 들어 올릴 수 있으나 측정자의 힘의 저항에 오래 버티지 못하고 떨어트리는 상태이며 왼쪽은 스스로 들어 올리고 힘의 저항에 버틸 수 있는 상태를 말하죠.

✓ TIP 척추질환 환자의 근력 측정 방법

근력을 측정의 힘의 단계는 같지만 뇌질환과 척추질환 환자의 측정 방법은 달라요. 뇌질환은 전반적인 근력을 측정한다면 척추질환은 피부 분절에 따라 해당 부위의 감각과 근력을 자세하고 다양한 방법으로 측정하죠.

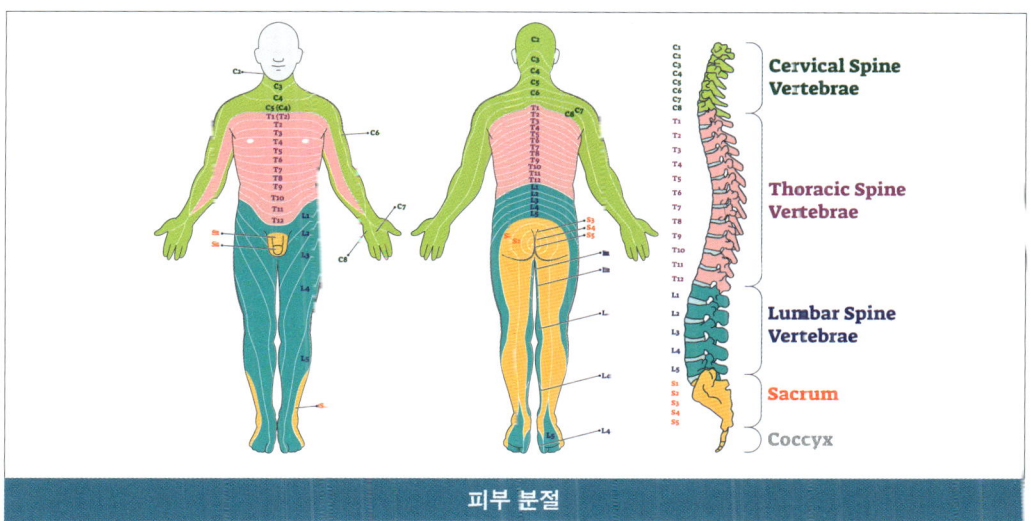

피부 분절

피부 분절은 31쌍의 척수신경 분포에 따라 경추, 흉추, 요추, 천추로 구분하는데, 특정 피부 부위의 감각소실이나 이상 증상이 있다면 해당 신경이나 척수가 손상되었을 가능성이 높아요. 그래서 경추 환자는 주로 양쪽 상지의 근력과 감각을 측정하고, 요추 환자는 양쪽 하지의 근력과 감각을 측정하는데 단순히 들어 올리는 힘 외에도 다양한 방법으로 측정해요.

1. 상지

- Shoulder: 양팔을 들어 올린 상태에서 위아래로 움직이게 하고, 간호사가 반대로 힘을 줘 버티는 힘 측정
- Triceps: 팔꿈치를 구부린 상태에서 펴는 동작을 하게 하고, 간호사가 반대로 힘을 줘 펴는 힘 측정
- Bicep: 팔꿈치를 편 상태에서 구부리려고 동작하게 하고, 간호사가 반대로 힘을 줘 구부리는 힘 측정
- Hand grip: 간호사의 검지와 중지를 양쪽 손에 잡고 쥐는 힘 측정

2. 하지

- Hip: 다리를 들어 올린 상태에서 간호사가 반대로 힘을 줘 버티는 힘을 측정(양쪽)
- Knee extension: 무릎을 굽혀 받치고 있는 상태에서 간호사의 손에 대항하여 다리를 펴는 힘을 측정
- Knee flexion: 무릎을 편 상태에서 간호사의 손에 대항하여 무릎을 구부리는 힘을 측정
- Ankle dorsiflexion/plantarflexion: 간호사가 환자의 발등과 발바닥에 손을 대는 상태에서 발목을 환자의 몸 쪽으로 당기는 힘과 발아래 쪽으로 누르는 힘을 측정
- Toe dorsiflexion/plantarflexion: 간호사가 환자의 엄지발가락에 손을 대고 있는 상태에서 발가락을 환자의 몸쪽으로 당기는 힘과 발아래 쪽으로 누르는 힘을 측정

근력을 측정할 때의 주의 사항은 무엇인가요?

 의식이 있는 환자는 지시에 따라 근력 정도를 측정하면 되지만 의식이 없는 환자는 근력을 측정할 때 통증 자극을 주고 그에 대한 반응으로 측정해요. 그러나 환자의 팔다리를 꼬집는 등 무조건 강한 통증 자극만 가하는 것은 환자의 신체에 해를 가할 수 있으니 주의해야 해요.

 그럼 환자에게 통증 자극을 줘서 근력을 측정할 때는 어떤 방법으로 해야 하는지 알려주세요.

 통증 자극이 고통스럽기 때문에 가능하다면 먼저 큰 목소리로 부르거나 자세 변경, Suction 등의 다른 자극으로 환자의 반응을 확인해 보는 것이 좋아요. 그럼에도 반응이 없다면 통증 자극 방법을 시도해 볼 수 있어요.

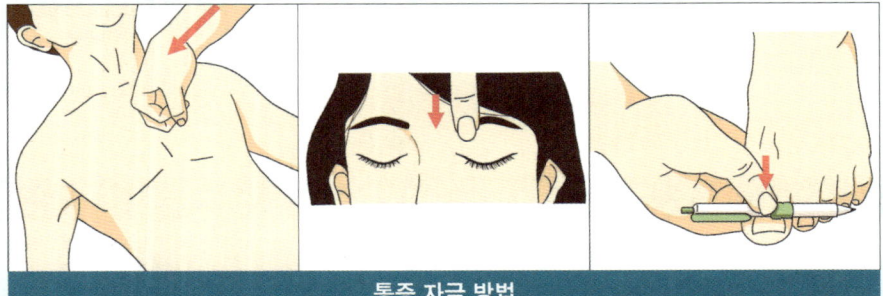

통증 자극 방법

- 흉골 자극: 주먹을 쥐고 손가락으로 흉골 부위에 자극을 가함(골절이 있는 경우 금기)
- 안저 압박: 안저 부위를 손가락으로 누르거나 문지름(두부손상 및 안와골절이 있는 경우에는 금기)
- 손발톱 자극: 손발톱의 윗부분에 펜을 굴리며 누름
- 승모근 자극: 승모근을 손으로 잡고 누름

 자극에도 다양한 방법이 있네요.

 통증 자극을 통해 근력 측정뿐만 아니라 환자가 눈을 뜨고 말을 하는지, 측정자의 자극을 어떻게 피하려 하는지 등을 보면서 의식 수준을 함께 파악하면 더욱 좋겠죠?

> **! 잠깐** **Weakness가 있는 사지에 IV 삽입은 No!**

근력이 저하된 팔과 다리에는 정맥혈관의 삽입을 피해야 해요. 혈액순환 저하로 부종이 발생하기 쉽기 때문에 정맥혈관의 삽입으로 발생한 부종인지 구별하기가 어렵거든요. 또 마비가 있을 때는 정맥혈관 부위의 통증이 생겨도 적절히 반응하지 못할 수 있어요. 그리고 근력 측정을 할 때나 재활 치료를 받을 때도 활동에 제한이 되므로 가급적 피해야 해요.

> **✓ TIP** **편측 근력 저하가 있을 때**

오른쪽에만 근력 저하가 있는 환자는 앉을 때 오른쪽 어깨가 팔을 지탱할 힘이 없어 늘어지므로 어깨가 탈구된 것처럼 보이기도 해요. 이런 경우 오른쪽 어깨의 통증이 발생할 수 있고 실제 탈구로 진행되기도 하죠. 이럴 때는 정형외과에서 사용하는 Arm sling을 오른쪽 팔에 적용하면 통증과 탈구를 막을 수 있어요.

그리고 족저하수(Foot drop)가 될 경우 AFO(Ankle Foot Orthosis)를 착용하면 발목의 안정성으로 높이며 근육의 위축을 막고 보행의 안정성도 높일 수 있죠.

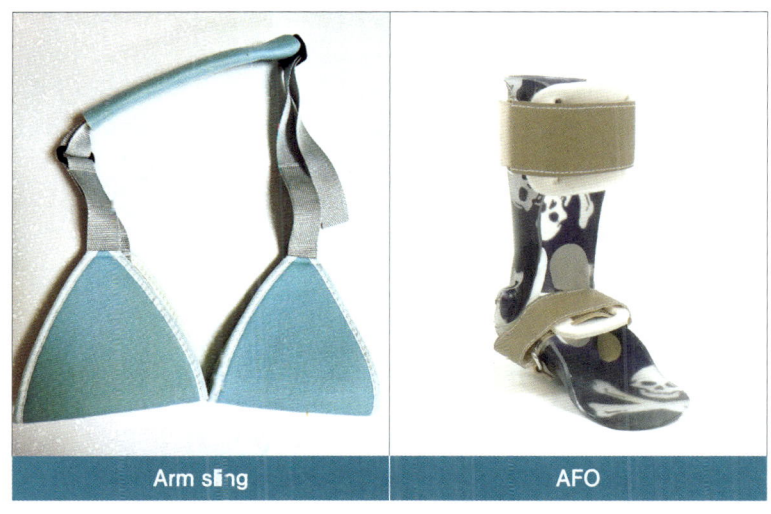

또 거동이 자유롭지 못하기 때문에 욕창이 발생하기 쉬우므로 미리 예방하는 것도 매우 중요하죠. 공기 침대(Air mattress)를 적용하고 체위 변경을 교육하며 보조기구(쿠션) 등을 이용해 욕창이 발생하지 않도록 교육해야 해요.

 이 외에도 신경계를 사정하는 방법이 더 있나요?

 신경계 질환은 의식이나 근력 저하 외에도 많은 신경학적 이상을 나타낼 수 있어요. 그래서 다양한 방법으로 운동·감각 반사 기능 등을 평가하며 이는 각 뇌신경의 기능과 연관되어 있죠.

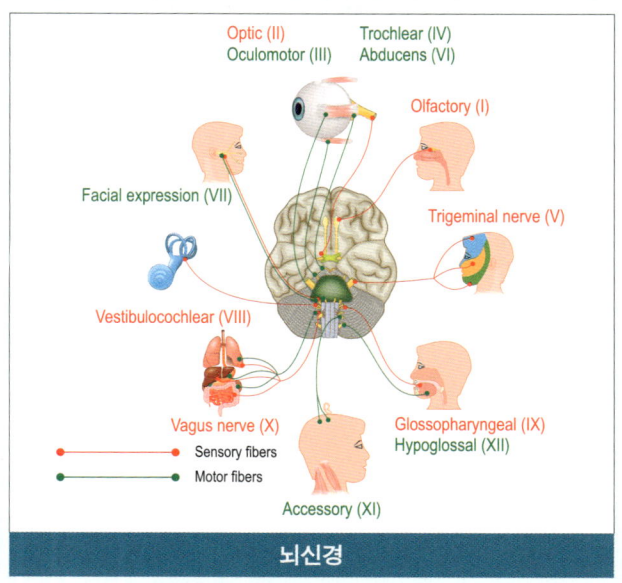

뇌신경

뇌신경은 배운 적이 있어요. 12쌍으로 이루어져 있는 것으로 기억해요.

맞아요. 뇌에서 말초신경으로 이어져 있으며 뇌신경의 손상이 생기면 해당 뇌신경의 영역에 손상이 발생하죠. 각 기능을 평가하면 어떤 뇌신경의 손상이 있는지 알 수 있어요.

뇌신경(Cranial nerve)	기능
후각신경(Olfactory nerve, CN Ⅰ)	후각
시각신경(Optic nerve, CN Ⅱ)	시각 정보 전달
동안신경(Oculomotor nerve, CN Ⅲ)	눈의 대부분 근육 조절, (눈 움직임, 동공 조절)
활차신경(Trochlear nerve, CN Ⅳ)	상사근(위빗근) 조절, 눈을 아래쪽·안쪽으로 움직임
삼차신경(Trigeminal nerve, CN Ⅴ)	얼굴 감각(통증, 온도, 촉각), 저작근(씹는 근육) 조절
외전신경(Abducent nerve, CN Ⅵ)	외측직근(가쪽 곧은근) 조절, 눈을 바깥쪽으로 움직임
안면신경(Facial nerve, CN Ⅶ)	얼굴 근육(표정), 혀의 앞쪽 2/3 미각, 타액·눈물샘 조절

뇌신경(Cranial nerve)	기능
전정와우신경 (Vestibulocochlear nerve, CN Ⅷ)	청각 및 평형감각(귀) 담당
설인신경 (Glossopharyngeal nerve, CN Ⅸ)	혀의 뒤쪽 1/3 미각, 삼킴 기능, 침샘 조절
미주신경 (Vagus nerve, CN Ⅹ)	심장, 폐, 소화기관 조절, 목 근육 및 후두 조절
부신경 (Accessory nerve, CN ⅩⅠ)	목과 어깨 근육(흉쇄유돌근, 승모근) 조절
설하신경 (Hypoglossal nerve, CN ⅩⅡ)	혀의 운동 조절

뇌신경의 손상 시, 각각 어떤 증상이 나타나나요?

뇌신경의 손상 시 나타나는 증상과 측정 방법을 알아볼게요.

뇌신경(Cranial nerve)	손상 증상	측정 방법
후각신경	후각상실증, 후각환각	여러 향을 한쪽씩 맡아보기
시각신경	반맹(Hemianopsia), 시각상실	시력, 시야검사, 시각반사검사
동안신경	안구외전, 안검하수	양쪽 눈동자를 여러 방향으로 움직이는지 확인
활차신경	안구 외상방 편위	양쪽 눈동자를 여러 방향으로 움직이는지 확인
삼차신경	얼굴감각의 저하 저작 불가	얼굴 좌우 번갈아 통증, 온도 자극, 턱을 꽉 다물게 하기
외전신경	안구 외측움직임 불가	양쪽 눈동자를 여러 방향으로 움직이는지 확인
안면신경	미각소실, 얼굴마비	혀에 여러 맛을 닿게 하여 확인, 표정 짓기, 눈 꽉 감기
전정와우신경	청력저하	청력검사, 공기전도검사, 전정기능검사
설인신경	혀의 감각과 운동 저하	혀의 뒤쪽 감각 및 미각 확인
미주신경	삼킴장애	구역반사
부신경	목의 회전장애, 어깨 근력 저하	양쪽 어깨 올리기, 뺨에 손을 대고 저항해 밀기
설하신경	혀의 비대칭, 발음장애	혀 내밀고 양쪽으로 움직임 확인

환자가 구음장애나 실어증이 있는지를 사정하면 어떤 뇌신경이 손상되었는지를 알 수 있겠네요.

 맞아요. 뇌신경 외에도 각 뇌의 어느 부분이 손상됐는지에 따라 나타나는 신경학적 증상도 다르게 나타나죠.

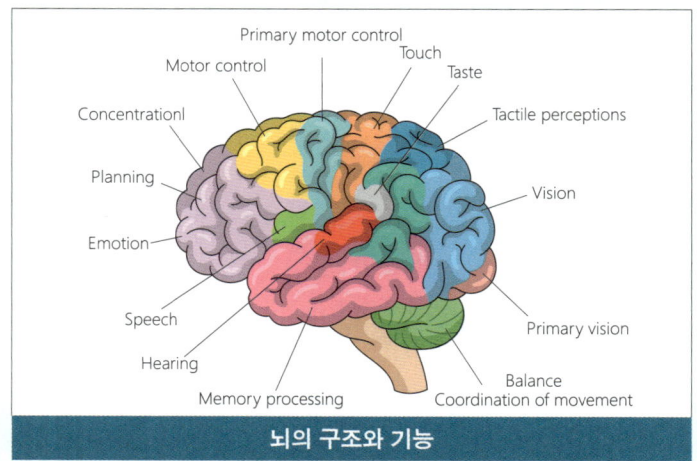

뇌의 구조와 기능

뇌의 구조	기능	손상 시 증상
전두엽	고등사고, 문제 해결, 판단, 운동 조절, 감정 조절, 언어 생성(브로카 영역)	성격장애, 운동기능 장애, 언어장애, 인지기능 저하, 정서불안
두정엽	감각 정보 처리, 공간 인지	반신 감각장애, 시야 결손, 병식 결손증, 실독증
측두엽	청각 처리, 기억 저장, 언어 이해(베르니케 영역)	기억력 저하, 인지장애, 공간 지남력 상실, 언어장애
후두엽	시각 정보 처리(색, 형태, 움직임 해석)	시야장애
뇌하수체	호르몬 분비	호르몬 분비 이상(비정상적인 유즙 분비, 월경장애, 성욕 감퇴, 불임, 말단비대증), 시야장애, 안구운동장애
소뇌	미세한 움직임 조절, 균형 및 자세 유지	보행장애, 손발 떨림
연수	호흡, 심장 박동, 혈압조절, 기침·재채기 반사	청력장애, 안면마비, 연하곤란, 안진, 운동기능 장애

 신경계는 사정할 부분이 매우 많네요.

 모든 영역을 사정할 순 없지만, 해당 영역의 뇌손상이 있을 경우 나타날 수 있는 증상을 미리 알고 있다면 대처하기가 더 쉽죠. 자주 사용하거나 의무기록에서 볼 수 있는 신경학적 증상을 표현하는 용어에 대해 조금 더 알아볼게요.

언어 관련 용어	
구음장애(Dysarthria)	말하는 근육(혀, 입, 성대 등)의 운동 장애로 인해 발음이 부정확하고 말이 느림
실어증(Aphasia)	말하는 언어 능력의 상실
운동성 실어증(Motor aphasia)	말을 이해할 수 있지만 표현하는 것이 어려움(단어를 찾기 어려움, 문장이 단순함) → 브로카 영역 손상
감각성 실어증(Sensory aphasia)	말을 유창하게 하지만 의미가 없으며 상대방의 말을 이해하기 어려움 → 베르니케 영역 손상

운동 관련 용어	
안면마비(Facial palsy)	얼굴 근육 마비로 양쪽 얼굴이 비대칭
전마비(Paralysis)	근육이 완전히 마비되어 움직일 수 없는 상태
편마비(Hemiplegia)	신체 한쪽(좌측 또는 우측)이 완전히 마비된 상태
하반신마비(Paraplegia)	하반신(양쪽 다리)이 마비된 상태
사지마비(Quadriplegia)	사지(팔과 다리 모두)가 마비된 상태

감각 관련 용어	
무감각, 저림(Numbness)	감각이 둔하고 사라지거나 저릿한 상태
찌릿찌릿함(Tingling)	핀으로 찌르는 듯한 감각
이상감각(Paresthesia)	따끔거림, 화끈거림, 저린 느낌
감각과민증(Hyperesthesia)	정상보다 감각이 과하게 예민함
감각저하(Hypoesthesia)	촉각, 온도, 통증 감각이 감소

그 외에도 환자가 주로 호소하는 증상을 정확하게 기록하고 지속적으로 측정해 변화가 있는지를 파악하는 것도 중요해요.

신경계 사정을 했는데 환자의 상태가 변하면 어떻게 대처해야 하나요?

환자의 현재 의식 상태를 의식 사정 도구를 이용해 정확하게 평가하고, 어떻게 변화했는지를 알아야 해요. 예를 들어 Alert→Drowsy, Rt Upper G5—G3로 나타내죠. 그리고 언제부터 환자 상태가 변했는지와 현재의 Vital sign을 확인한 후 의사에게 노티해야 해요. 담당 의사가 환자를 확인한 후 CT를 찍거나 약물 투여를 결정하므로 미리 환자의 이동과 약물 투여를 위한 정맥 혈관을 확보하고, 만일의 상황에 대비해 O_2, Monitor 등을 준비하면 빠르게 대처할 수 있어요.

PART 2
신경외과 수술 및 시술

1. 신경외과 수술 전 간호 •32
2. 신경외과 수술 후 간호 •51
3. 신경외과 시술 간호 •79

1 신경외과 수술 전 간호

1 수술 전 검사

Case

고혈압, 당뇨로 약물 복용 중인 76세 남자. 6개월 전부터 지속된 간헐적 두통으로 MRA(Magnetic Resonance Angiography, 자기공명혈관조영술)를 시행하였고 뇌동맥류가 발견되어 수술하기로 하였다. 수술 전에는 어떤 검사를 해야 할까?

뇌동맥류 수술이 결정되었네요. 그런데 수술 전에 검사는 왜 해야 하는 거죠?

대부분의 신경외과 수술은 전신마취로 진행해요. 수술 전에 환자가 전신마취 상태로 수술을 진행해도 될지 위험성 평가를 위한 검사를 하죠. 이는 수술에 앞서 환자가 정신적으로나 신체적으로 최상의 상태에 있도록 준비하고, 만약 수술 전 검사에서 문제가 있다면 이를 교정하거나 미리 대비하여 수술 후에도 합병증 없이 회복할 수 있도록 하기 위해서랍니다.

그렇군요. 그럼 수술 전에는 어떤 검사를 하게 되나요?

기본적으로 혈액검사, 소변검사, 폐기능 검사, 심장기능 검사를 하고, 환자의 상태나 기저질환에 따라서 추가로 필요한 검사가 있을 수 있어요.

다음은 수술 전 환자의 상태를 평가하는 마취 전 기록지예요. 이러한 평가를 통해 수술이 가능 여부를 결정하고 수술 위험도도 평가하죠.

마취 전 기록지

환자명:		Sex/Age:		주민등록번호:		작성 일자:	
수술 정보	수술 일자:		진료과:		변동:	집도의:	
	Diagnosis:		Operation:				

검사 결과(Laboratory results)

Hb		Protein		UA SG		Na	
Hct		Albumin		UA pH		K	
WBC		AST		UA glucose		Cl	
PLT		ALT		UA protein		TSH	
PT		Bilirubin		UA blood		Free T_4	
PT INR		Glucose		UA mRBC		T_3	
aPTT		BUN		UA mWBC		HbA1c	
		Creatinine					

폐기능(Pulmonary function)

Chest X-ray		PFT		ABGA	
		FEV1		PH	
		FVC		PCO_2	
		FEV1/FVC		PO_2	
				HCO_3^-	
				Bew	
				O_2 sat	

심장기능(Cardiac function)

EKG		2-D echo	

기타 검사

마취 전 기록지에 적혀 있는 검사가 굉장히 많아요. 이 검사를 전부 다 해야 하는 건가요?

환자의 기저질환과 나이 등 컨디션에 따라 검사가 달라지죠. 예를 들어 심근경색이 있는 80대 남성 환자는 현재 심장의 상태를 더 자세히 알기 위해서 심장 초음파, 심혈관조영술, 심혈관 CT 등이 추가로 필요할 수 있어요. 모든 환자가 이 검사를 전부 다 받아야 하는 건 아니에요.

환자의 기저질환을 자세히 아는 것이 중요하겠네요. 검사 결과가 괜찮은지는 어떻게 평가하나요?

각 검사의 정상범위 기준과는 별개로 전신마취 수술이 가능한 검사 결과의 범위가 따로 정해져 있어서 검사 결과가 이 기준에 적합한지 확인해야 해요.

이러한 기준은 〈수술 전 검사지침〉으로 병원마다 다르게 정해져 있기 때문에 반드시 병원 지침에 맞는지 확인해야 해요.

전신마취 수술이 가능한 범위가 따로 정해져 있군요. 그럼 혈액검사는 어떤 항목을 확인해야 하나요?

여러 항목의 혈액검사를 확인하는데 그중에서도 가장 중요한 것이 Hemoglobin, Platelet, PT(Prothrombin Time)이에요. 이런 검사가 중요한 이유는 이미 혈액 수치가 낮다면 수술에 따른 출혈로 인해 혈액 수치가 더 저하될 위험이 있어 수술을 하지 못할 수도 있기 때문이에요.

검사 종류	정상범위	수술 기준
Hemoglobin(혈중 혈색소)	남자: 14~18g/dL 여자: 12~16g/dL	9g/dL 이상
Platelet(혈소판)	150~440×10^{3}μL	100×10^{3}μL 이상
Prothrombin time(혈액응고검사)	83~134%	80% 이상

수술 기준이 정상범위보다 낮네요. 그런데 빈혈은 있지만 반드시 수술을 해야 하는 상황이라면 어떻게 하나요?

우선 환자가 혈액응고장애나 빈혈 등 기저질환이 있는지 알아보고 만약 없다면 빈혈이 생긴 원인을 알기 위해 검사를 하죠. 이후 수혈이나 약물 등을 통해 교정해요. 다음은 각 혈액 수치가 낮을 경우 시행하는 수혈의 종류예요.

혈액검사 종류	수혈 종류	수량
Hemoglobin 저하	Packed RBC(농축 적혈구)	1pint
Platelet 저하	PC(Platelet Concentrate, 농축 혈소판) Pheresis platelet(성분채혈 혈소판)	PC 6~8pint ≒ Pheresis 1pint
Prothrombin time 저하	FFP(Fresh Frozen Plasma, 신선동결 혈장)	1pint

！잠깐 ANC가 낮을 땐 수혈 주의!

ANC(Absolute Neutrophil Count, 절대호중구수)는 병원체의 침입에 일차적 방어기능을 담당하는 백혈구로서 면역력을 측정하는 지표로 사용되죠. 정상인은 1800~7000/uL이며, 1000/uL 미만으로 저하되면 감염의 위험성이 높아져요. 쉽게 감염될 수 있는 면역 저하 환자에게 수혈할 때는 부작용을 예방하기 위해 주의해야 해요. 바이러스 감염을 예방하기 위해 필터를 이용해 백혈구를 제거한 혈액제제를 사용해야 하고, 이식편대숙주병을 예방하기 위해 방사선 조사한 혈액제제를 투여하죠.

만약 면역 저하 환자에게 수혈 처방이 났다면 혈액 처방을 잘 확인하도록 해요!

✓ TIP 지정헌혈

많은 출혈이 예상되는 수술을 할 경우에는 혈액을 미리 준비하는 것이 중요해요. 하지만 혈액 보유량이 많지 않을 때는 수술을 하기 어려울 수 있는데, 이때 지정헌혈을 하면 혈액을 미리 확보해 안전하게 수술할 수 있어요. 지정헌혈은 수혈자를 미리 정해 놓고 그 사람을 위해서 시행하는 헌혈이에요.

지정혈액이 준비될 때까지는 3~4일이 소요되므로 수술이 예정되어 있다면 미리 안내해야 하죠. 직계가족 간의 혈액은 수혈에 의한 이식편대숙주병의 위험성이 증가하므로 제한되며 수혈을 할 때는 방사선 조사한 혈액제제로 준비해야 한답니다.

다른 혈액검사에는 어떤 게 있는지 궁금해요.

간기능(ALT/AST)과 신장기능(BUN, Creatinine, eGFR)을 평가하는 검사가 있어요. ALT/AST는 음주나 약물 복용, 간질환이 있는 경우에 높아질 수 있죠. 만일 수치가 높다면 복부 초음파나 복부 CT 검사를 하고 소화기내과에 협진을 의뢰해 간질환이 있는지 확인하고 수술 위험도도 평가해야 해요.

전해질과 BUN, Creatinine(1.2mg/dL 이상), eGFR(추정 사구체 여과율, 45 미만)의 이상 시 신장에 대한 추가 평가가 필요해요. 신장 초음파, 소변 등의 추가 검사를 시행하고 신장내과 협진을 통해 수술 위험도 평가와 수술 전 필요한 처치, 주의해야 할 약물 등을 관리하죠.

검사 항목	정상범위	수술 기준	단위	저하 시	증가 시
Na	135~145	135~145	mEq/L	- 경구: Sodium chloride - 주사: Na-Cl	저장성 수액으로 Hydration
K	3.5~5.0	3.0~4.9	mEq/L	- 경구: K-contin - 주사: KCl	경구: Kalimate
ALT/AST	4~48/10~44	50 미만	IU/L		간보호제, 수액 Hydration
Albumin	3.3~5.1	3.0 이상	g/dL	Albumin 투여	

수술할 때 기본적으로 B형 간염이나 매독, AIDS 감염 여부를 보는 검사도 하던데요.

흔히 Viral maker라고 부르는 검사예요. HbsAg(B형 간염 항원, Negative가 정상), HbsAb(B형 간염 항체 보유 여부), HCV(C형 간염 여부), HIV(AIDS 감염 여부), VDRL(매독 감염 여부)을 확인할 수 있어요. 수술 시 혈액의 노출 위험성이 있으므로 혈액매개 감염성 질환 여부를 확인하는 것은 필수예요.

그럼 혈액매개 감염성 질환 환자는 수술을 못 하나요?

감염예방을 위한 검사이므로 수술 진행에는 문제가 없어요. 하지만 여러 명의 수술이 있다면 다음 환자의 감염 위험을 줄이기 위해서 수술 순서를 가장 마지막으로 배정하는 등의 조치를 할 수 있죠. 또 입원 중 혈액 노출의 기회에서 감염 정보를 공유하여 의료진의 감염을 예방해요. 예를 들어 혈액검사 시 출력된 바코드에 환자의 감염 정보를 약자로 표현하여 한 번 더 주의하도록 하고 있어요. HIV는 H, C형 간염은 C, B형 간염은 B 등으로 표기하죠.

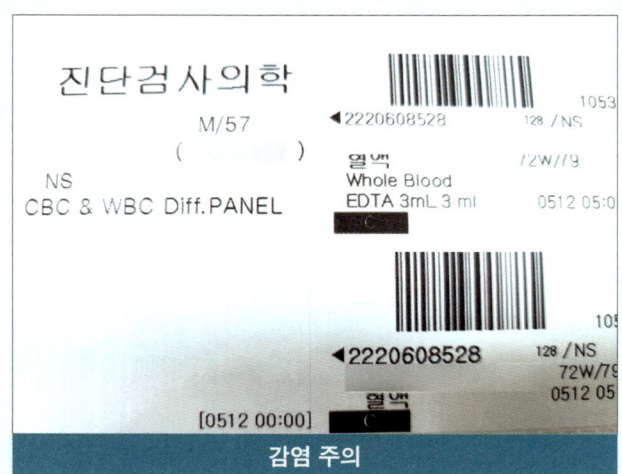

그렇군요. 수혈을 하려면 혈액형검사도 기본이겠어요.

 출혈이 많이 예상되는 수술은 수술 도중에 수혈을 진행할 수 있으므로 미리 동의서를 받으며 설명하죠. 수술 중 환자를 깨워 혈액형을 확인할 수 없으므로 반드시 수술 전 혈액형검사를 하여 환자가 알고 있는 혈액형과 일치하는지 확인하고 있어요. 단, 환자의 의식이 없는 경우에는 보호자에게 혈액형을 확인하고 수술 전 시행한 검사 결과와 일치하는지 확인해야 해요.

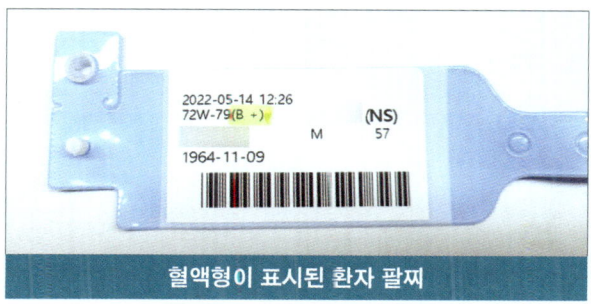

혈액형이 표시된 환자 팔찌

! 잠깐 혈액형검사 시 주의 사항

고령이거나 혈액형검사를 시행한 적이 없는 환자는 혈액형을 모르거나 안다 해도 혈액형이 검사 결과와 다른 경우가 종종 있어요. 이럴 땐 혈액형검사를 한 번 더 시행해야 하는데 다른 의료진 2인이 각각 다르게, 다른 시간에 2번의 채혈을 하도록 해요. 환자가 혈액형을 잘못 알고 있는 것이 대부분이기는 하나 혈액 검체가 바뀌거나 잘못 채혈된 경우를 확인하기 위함이므로 혈액형검사 시 주의할 수 있도록 해요!

 소변검사도 해야 하나요?

 소변검사에서는 Gluccse, WBC, RBC, Protein을 확인해요. 당뇨가 있으면 Glucose가 나올 수 있고, WBC는 염증 소견, RBC는 혈뇨, Protein이 나온다면 단백뇨를 의심할 수 있어요. 또한 여성이 생리 기간에 시행한 소변검사일 때 RBC가 나올 수 있어요. 보통 이를 제외한 이상 소견 시 신장내과 협진을 통해 질병의 유무를 확인하고 수술 위험도를 평가하죠.

✓ TIP 수술 전 검사의 유효기간

수술 전 검사를 통해 환자의 건강상태를 평가하는데, 검사를 하고 나서 시간이 오래 지났다면 현재의 환자 상태를 알기에는 무리가 있어요. 보통 1~3개월 이내 검사 결과가 유효하다고 보고 있어요. 만약 검사 후 수술 날짜가 변경되었다면 수술 전 검사도 다시 시행해야 할 수 있으니 확인해야 한답니다. 단 병원마다 다를 수 있으므로 지침을 확인하는 것이 좋아요.

심전도 검사는 심장의 기능을 평가하는 검사겠네요.

 심장의 전기적 활동을 보는 검사로서 심장기능을 평가하는 기본적인 검사 중 하나예요. 심전도의 검사 결과에 따라 추가 검사나 심장내과의 협진이 필요할지를 결정하죠. 하지만 심전도로는 심장의 혈관 상태나 펌프 기능을 평가할 수 없으므로 기저질환자나 고령 환자는 심장 초음파나 심장혈관 CT 등의 검사도 필요할 수 있어요.

 흉부 X-ray로는 어떤 것을 평가할 수 있나요?

 흉부 X-ray는 폐기능을 평가하는 가장 기본적인 검사예요. 검사 결과가 정상이라면 추가 검사 없이 수술이 가능해요. 하지만 환자 상태에 따라서 ABGA, PFT, Chest CT 등을 시행하고 호흡기 내과 협진을 통해 수술 위험도를 평가해야 해요.

 주로 어떤 때에 호흡기적인 추가 검사가 필요한가요?

 첫째로 천식, 만성 폐쇄성폐질환 등의 호흡기질환이 있는 경우에 필요해요. 둘째로는 흉부 X-ray상 이상소견(활동성 결핵, 폐렴, 무기폐, 기관지확장증 등)이 있는 경우예요. 셋째로는 수술 시간이 길고 범위가 커서 호흡기 관련 합병증 발생 위험이 높을 때 시행하기도 해요. 또 영상판독에 D/D(Differential Diagnosis, 감별진단)가 적혀 있다면 흉부 X-ray만으로 판독 및 진단이 불가하므로 추가 검사를 해야 하고요.

✓ TIP 흉부 X-ray 결과상 결핵이 의심된다면?

결핵을 앓은 적이 없는데 수술 전 X-ray 검사상 D/D Active tuberculosis(활동성 결핵 감별진단 필요)로 판독된다면 어떻게 해야 할까요? 우선 전파를 막기 위해 N95 마스크를 착용하고, 원내 감염관리 규칙에 따라 음압격리를 해야 해요. 결핵 진료지침에 따르면 정확한 진단을 위해서는 객담의 도말(AFB smear, 24시간 이내 결과 확인 가능) 및 배양검사(Culture), 투베르쿨린 피부 반응검사, 인터페론 감마분비검사, 핵산증폭검사(TB PCR)를 2~3회 시행하고, Chest CT 등을 시행해 진단해요. 이때 반드시 2~3회로 여러 번 검사를 해야 정확한 진단을 할 수 있고, 객담의 양이 적거나 제대로 뱉지 못하면 정확한 결과를 얻을 수 없으므로 객담유도검사(Sputum induction)로 기침 반응을 유도하거나 Suction을 통해서 검체를 모아야 해요.

결핵 확진이라면 전파를 막기 위해 응급수술이 아닌 경우에는 수술이 지연될 수 있으며, 약물치료로 감염 위험성이 낮아진 뒤 수술 일정을 다시 계획해요. 그러나 응급수술은 이와 상관없이 진행되며 의료진이 보호 장비를 착용하고 수술실 안에서 감염을 막기 위해서 제일 마지막 순서로 수술을 하기도 하죠.

 이제 모든 수술 전 검사를 마친 건가요?

기저질환이 없거나 나이 70세 미만이라면 앞서 언급한 검사만 하면 돼요. 하지만 심장질환, 폐질환, 자가면역질환 등 기저질환이 있는 경우에는 해당 질환이 수술에 미치는 위험성을 평가해야 해요.

 주로 어떤 질환이 있을 때 검사를 하나요?

 주로 있는 질환이나 이상검사 소견을 예로 들어 시행할 수 있는 검사를 알아볼까요?

1. 당뇨
: HbA1c(당화혈색소) 8%가 넘는다면 혈당 조절이 잘 안되는 상태이므로 내분비내과와의 협진을 통해 수술 전후에 혈당과 약물 조절 시행

2. 심장질환(협심증, 관상동맥 스텐트 삽입, 심근경색)
: 심장내과 협진을 시행하고 상태에 따라 심장초음파, 심혈관 조영술을 시행한 후 수술 위험도를 평가

3. 호흡기질환(만성 폐쇄성 폐질환, 천식, 폐렴, 폐기종)
: ABGA(Arterial Blood Gas Analysis, 동맥혈가스분석), PFT(Pulmonary Function Test, 폐기능검사)를 시행한 후 호흡기내과 협진. 수술 전후 호흡 약물 유지

4. 신장질환(만성 신부전)
: Cr 1.2mg/dL 이상인 경우 신장내과 협진을 통해 수술 전후 약물 용량 및 신독성 약제 사용 조절

5. 뇌질환(뇌경색, 뇌동맥류, 뇌출혈)
: 최근 진료기록 및 검사 결과를 확인하여 신경과 혹은 신경외과 협진 후 수술 위험도 평가

6. 경추·척추질환
: 경추의 움직임이 제한되면 기관 삽관이 어려울 수 있어 X-ray 촬영 후 신경외과 혹은 정형외과 협진 시행. 또한 경추질환으로 수술 시 과신전 예방을 위해 독 보조기를 적용하기도 함

7. 정신과 질환
: 수술 전후의 약물 및 행동 조절을 위해 정신건강의학과 협진

8. 류머티즘질환, 이식 환자, 자가면역질환
: 해당 과와 협진을 통해 약물 중단 여부 및 시기 결정

9. 갑상선질환
: 갑상선호르몬(T_3, T_4)이 부족하면 대사율 저하, 심혈관 및 호흡기 기능이 저하되므로 갑상선기능검사를 시행한 후 결과 이상 시 내분비내과와 협진 시행

✓ TIP 협진기록지 보는 법

■ 협진기록지 예시

- 의뢰과: 신장내과

- 의뢰사유: Pre op risk evaluation(수술 위험도 평가)

상기 환자는 HTN(Hypertension, 고혈압), DM(Diabetes Mellitus, 당뇨)으로 Medication 중이고 Cervical disk ruputure(경추 디스크 파열)로 본과적으로 내일 ACDF(Anterior Cervical Discectomy & Fusion, 경추 전방 유합술) OP 예정이신 분입니다.

UA 검사 결과 UA blood: +2, UA micro R.B.C. 10-29 (소변검사상 혈뇨 검출)

상기 소견이 확인되어 현미경적 혈뇨에 대해 귀과적 Pre op risk & Management를 의뢰드립니다.

- 회신기록

본과적 Renal op risk(신장 수술위험도)는 Mild(낮은 수준)입니다.

수술 전후 I/O close f/u(주의 깊게 관찰)하여 Dehydration/Volume overload(탈수/수분 과다) 방지하시고 Nephrotoxic drug(신독성약물) 사용은 제한하시기 바랍니다.

Hematuria(혈뇨)는 Foley insertion(배뇨관 삽관)이 원인일 가능성이 있어 보이니 경과를 보고 추후에도 지속될 시 Dysmorphic RBC, Urine lab을 확인하여 주시길 바라며 Proteinuria(단백뇨) 동반 시 UPCR 함께 확인하여 주시길 바랍니다.

협진기록지는 타 과에 환자를 의뢰하는 만큼 환자 상태를 잘 요약하는 기록지이기도 해요. 환자 파악이 어렵다면 협진 사유를 참조하면 이해하기가 쉬워요. 그리고 협진 회신에 따라 검사나 약물 사용이 결정되어 환자의 추후 치료 방향에 대해서도 알 수 있으므로 협진 회신이 온다면 꼭 읽어보는 게 좋아요.

Case

80세 남성. 집에서 쓰러진 채 발견되어 응급실로 이송되었고 Brain CT 검사 결과 SDH(SubDural Hemorrhage, 경막하출혈)가 발견되어 응급수술 예정이다. 환자는 천식 당뇨, 고혈압을 앓고 있으나 현재 출혈량이 많아 바로 수술 예정이다. 응급수술 시 수술 전 검사를 어떻게 해야 할까?

고령이라면 모두 심장검사와 폐검사를 해야 하나요?

70세 이상 고령의 환자는 전신마취 수술 후 심장, 폐 관련 합병증의 위험이 높아 심장검사와 폐검사를 시행한 후에 심장내과, 호흡기내과 협진을 통해 전신마취 위험도를 평가해야 해요.

그럼 이 케이스는 환자의 나이도 고령이고, 기저질환도 많은데 수술을 할 수 있나요?

고령 환자는 상대적으로 기저질환이 많아 수술 전 검사나 협진이 많이 필요하므로 수술을 준비하는 데 시간이 오래 걸리죠. 그러나 수술이 늦어지면 장애가 남거나 환자의 생명이 위험한 경우에는 위험성이 있어도 수술을 진행할 수 있어요. 그래서 전신마취 수술 시 발생할 수 있는 위험성에 대하여 미리 설명하는 인지동의서를 받고 수술하게 되죠.

! 잠깐 입원 시 반드시 약물 중단 여부 확인하기!

Case

척추관협착증으로 내일 수술을 앞두고 입원한 환자. 뇌경색이 있어 Aspirin, Plavix(항혈전제)를 복용하고 있었고 수술 5일 전부터 중단하고 입원하도록 설명했다. 그러나 환자에게 약물 복용을 중단했는지 물어보자 "5일 전부터 중단하라고 했는데 깜박하고 계속 먹었어요."라고 한다. 어떻게 해야 할까?

이 케이스처럼 수술 결정 후 환자에게 사전 문진을 통해 병력과 복용 중인 약물을 확인하고 수술 전 중단해야 할 약물에 대해서 설명하고 중단 시기를 알려 줘도 이처럼 잘못 복용하는 경우가 있어요. 그래서 실제 약을 보면서 언제부터 중단했는지 확인해야 하고, 잘못 복용했을 때는 바로 의사에게 알려 입원이나 수술 일정을 연기하도록 해야 하죠.

또 발열이 있거나 2주 이내의 감기, 유행성 호흡기 감염 등의 돌발 상황이 발생하면 수술이 불가할 수 있으므로 바로 보고한 후 입원 진행 여부를 확인해야 한답니다.

또 어떤 검사를 해야 하나요?

수술 부위에 대한 검사가 남아 있어요. 케이스 환자는 뇌수술을 앞두고 있어 머리 X-ray 검사와 출혈의 위치나 양을 확인하기 위해 CT 검사도 반드시 해야 해요.

그렇다면 뇌수술 환자에게 머리 검사는 꼭 필요하겠네요.

Skull X-ray와 Brain CT는 뇌의 구조를 파악하고 수술 계획을 정확하게 세울 수 있는 가장 기본이 되기 때문에 수술을 하는 부위에 대한 평가는 매우 중요해요. 그 외에도 질환에 따라 어떤 검사가 필요한지 더 알아볼까요?

진단명	수술 위치	필요한 검사
뇌하수체 종양	코를 통해 종양 제거	Para Nasal Sinus CT & X-ray
안면경련	귀 뒤쪽 통해 접근	Temporal bone CT
수두증	머리, 목, 복강	Skull, Neck, Abdomen X-ray
뇌출혈	머리	Skull X-ray, Brain CT
뇌종양(혈관종)	머리	CT angio, Angiography
경추질환	목	Cervical X-ray, CT, MRI
요추질환	허리	Lumbar X-ray, CT, MRI

수술 부위의 검사도 굉장히 다양하군요.

보통 질환을 진단하는 단계에서 대부분 시행하지만, 수술을 하기 위한 검사도 필요하죠. 그 외에도 척추 수술을 할 때는 고령, 폐경기 여성 등 골다공증 고위험군이면 골밀도검사(Bone Mineral Density, BMD)를 시행하여 수술 전 위험도 평가 및 OP Plan을 세우기도 해요. 만약 골다공증이 있다면 수술 전부터 치료를 같이 시작하죠.

이제 검사를 다 마쳤네요. 그럼 이제 다음은 무엇을 해야 하나요?

일반적인 경우에는 수술 전 검사 결과를 확인하고 외래 진료를 통해 수술 여부와 날짜를 결정해요. 그 뒤에 수술일에 맞춰 수술 전 검사와 협진을 진행하고 수술 1~2일 전에 입원하죠. 이제 입원 후 수술 전에 어떤 것을 준비해야 하는지 알아볼게요.

2 수술 전 준비

Case

Aneurysm(뇌동맥류)가 발견된 환자가 내일 O/C & A/C(Open Craniotomy & Aneurysm Clipping, 뇌동맥류 클립 결찰술)을 시행하기 위해 입원하였다. 오늘은 어떤 준비를 해야 할까?

수술 전날에는 어떤 준비를 해야 하나요?

우선 수술동의서 작성이 필요해요. 수술이 어떤 방법으로 진행되고 어떤 위험성이 있는지와 추후의 치료 계획에 대해서 설명하고 환자가 이에 동의한 뒤 서명하는 과정이죠. 가장 중요하면서도 기본적인 부분이에요.

이때는 의학용어를 모르는 환자와 보호자가 알아듣기 쉽게 설명하기 때문에 의사가 수술동의서를 설명할 때 함께 들어보면 질환에 대해 쉽게 이해할 수 있고, 주의 깊게 지켜봐야 할 사항들과 치료 계획을 알 수 있어 도움이 돼요.

 환자의 수술에 대해 더 자세히 알 수 있겠네요. 동의서는 환자에게만 설명하면 되나요?

 모든 수술이 그렇진 않지만, 수술의 규모가 크거나 합병증이 예상되고 환자가 고령이어서 이해하기 어려운 경우에는 반드시 직계가족을 동반하여 동의서 설명을 듣도록 해요. 보호자도 함께 설명을 듣는 상황이라면 보호자에게 동의서 작성을 위해 대기해야 함을 미리 설명하고 병원에 상주하지 않는 보호자는 병원에 방문하도록 미리 연락해야 하죠.

 그런데 설명은 보호자가 같이 듣더라도 환자가 동의서에 서명할 수 없는 상황이라면 동의서에 서명을 보호자에게 받아야 할 수도 있겠네요.

 여러 가지 이유로 환자가 동의서에 서명할 수 없는 상황이라면 대리 서명을 받아야 해요. 대리 서명이 가능한 경우는 다음과 같아요.

> 1. 환자의 신체·정신적 장애로 인해 약정 내용을 이해하지 못함
> 2. 미성년자로 약정 내용을 이해하지 못함
> 3. 설명하는 것이 환자의 심신에 중대한 나쁜 영향을 미칠 것이 명백함
> 4. 환자 본인이 승낙에 관한 권한을 특정인에게 위임함(별도의 위임계약서 혹은 위임장 첨부)

4번을 제외하고선 직계가족의 서명만 가능하니 보호자가 반드시 함께 있어야 해요.

 수술동의서 말고 다른 동의서도 더 받아야 하나요?

 전신마취로 하는 수술이라면 전신마취 동의서와 수술 후 자가통증조절기에 대한 동의서가 있어요. 수술 시 기관 내 삽관으로 인해 치아가 손상될 수 있어 치아인지동의서와 출혈이 많이 예상되는 수술이라면 미리 수혈동의서도 받고, 수술 후 중환자실에서의 치료가 필요하다면 중환자실 입실동의서 및 중환자 진료과정 설명서가 필요해요. 중환자실에 입실할 때는 수술 후 환자의 상태에 따른 낙상 및 발관의 위험성 때문에 신체보호대 적용 동의서를 함께 받기도 해요. 또 수술 시 제거한 조직으로 특수 검사(유전자 검사, 의뢰에서 시행하는 위탁 검사)를 할 경우에도 이에 해당하는 동의서가 필요하답니다.

 동의서를 다 받았으면 다음은 어떤 준비를 하면 될까요?

이제 수술 부위의 피부 준비를 알아볼까요? 케이스 환자는 머리 피부와 뼈를 절개하는 개두술을 시행하기 때문에 머리 면도를 해야 해요.

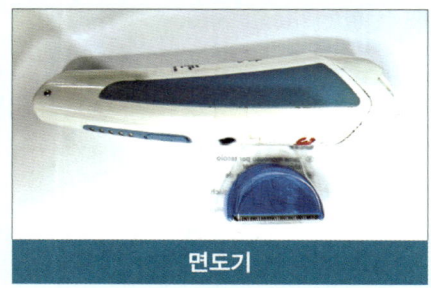
면도기

 뇌수술을 할 때 머리는 무조건 밀어야 하는지 궁금해요.

 예전에는 머리 전체를 삭발하는 경우가 많았지만, 최근에는 머리 수술 부위와 범위에 따라 달라져요. 수술 시 머리카락과 감염 간의 상관관계가 없다고 밝혀져서 삭발을 하지 않기도 하지만 수술 전 머리 감기를 통해서 최대한 감염의 위험성을 줄이는 것은 필요해요.

❗ 잠깐 면도 전 확인 사항

뇌수술이지만 질환의 종류와 수술 방법에 따라서 접근 방법이 매우 다양하므로 모든 뇌수술 환자가 머리를 면도하지는 않아요.

뇌동맥류 코일색전술은 전신마취하에 진행하는 뇌수술이지만 머리가 아닌 서혜부의 동맥을 통해 카테터 삽입을 하는 수술이라 머리가 아닌 서혜부 면도가 필요하죠. 또 EES(Endoscopic Endonasal Surgery, 내시경 비강 수술) 혹은 TSA(TransShenoidal Approach, 경접형동 접근법) 수술도 뇌하수체의 종양을 제거하는 수술법이지만 코로 접근하는 수술법이라 콧털 면도가 필요하죠. 그래서 수술 전 반드시 어떤 수술을 시행하는지를 알아보고 면도를 준비해야 해요.

 수술 전 머리를 감을 때는 일반 샴푸로 감으면 되나요?

 수술 전날 일반 샴푸로 머리를 감고 베타딘이 포함된 세정액으로 머리를 한 번 더 감아요. 머리를 말리고 나면 수술 모자를 미리 착용하도록 하고, 수술에 들어가면 수술 시 필요한 자세를 잡고 환자의 머리를 부위에 맞게 면도한 후 수술을 진행해요.

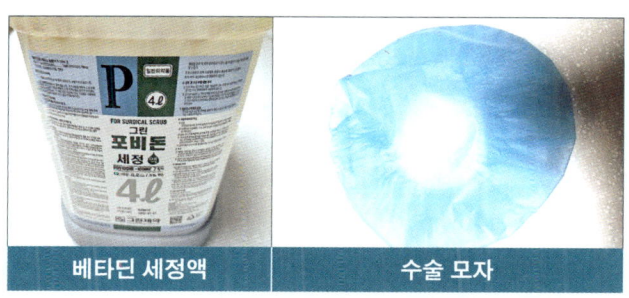

| 베타딘 세정액 | 수술 모자 |

수술을 위해 머리를 면도하는 것이기는 하지만 외관상으로 보이는 부분이다 보니 환자의 부담이 클 것 같아요.

수술 부위가 넓거나 응급 상황인 경우에는 머리 전체를 면도하기도 하고, 수술 부위가 작으면 해당 부위만 면도하기도 해요. 부분만 면도를 시행하면 수술 후에도 수술 부위가 노출되지 않아 환자의 삭발에 대한 부담이 많이 줄죠.

척추 수술을 하면 따로 수술 부위의 피부 준비가 필요하지 않겠네요.

요추, 흉추의 경우에는 필요하지 않으나 머리와 가까운 경추 위쪽에는 머리카락이 있어 수술 시 필요에 따라 면도를 하기도 해요.

피부 준비를 다 하고 나면 다음은 무엇을 해야 하나요?

피부 준비를 다 마쳤다면 이제 수술 부위 표시를 해요. 수술 부위 표시는 좌우 구분이나 복수구조(손가락, 발가락) 혹은 척추와 같은 다수의 Level을 포함하는 경우에 시행해야 해요. 표시는 수술에 직접 참여하는 의사가 환자 참여하에 지워지지 않는 전용 펜으로 해요. 피부 소독 후 L-멸균 방포를 덮은 후에도 육안으로 보일 수 있어야 하죠. 또 수술 부위를 표시하기 전 의무기록상 자료를 확인하고 정확하게 표기해야 하며, 마지막 수술실 Time out 시 수술 부위 표시를 재확인해요.

그럼 신경외과에서는 척추 수술 시에 표시를 하겠네요.

맞아요. 예를 들어 요추 3-4번 수술을 한다면 해당 부위에 O 표시를 하고 옆에 L4-5라고 표기하는데 절개선이 될 수 있으므로 척추 정중앙에는 표시하면 안 돼요. 그리고 뇌수술 시에도 단일 구조이기는 하나 좌우 구분이 필요하기 때문에 오른쪽과 왼쪽을 표시해야 해요.

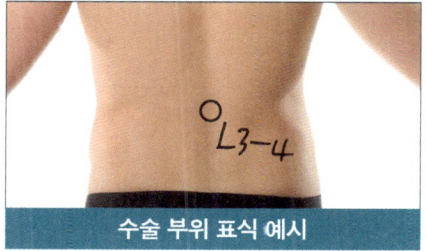

수술 부위 표식 예시

⚠️ 잠깐) 수술 부위 표식 예외 상황

수술을 할 때 부위 표시를 하지 않아도 되는 예외 상황이 있어요.

1. 미숙아 수술

2. 입(편도선 수술), 항문(치질) 요도 등의 Mid-line orifice에 대한 시술

3. 수술 부위가 사전에 결정되지 않은 경우

4. 치아 수술

5. 응급수술인 경우

6. 단일 구조로 수술 부위를 혼동할 우려가 없는 경우

7. 개방 상처

✓ TIP) 수술 전 확인할 게 너무 많다면?

수술 전에 확인하거나 챙겨야 할 사항이 너무 많아서 다 기억하기 힘들 때가 있어요. 특히 응급 상황에서 준비하는 수술이라면 더욱 정신이 없어 무엇을 했는지 확인하기가 힘들죠. 이럴 때는 병원 내 프로그램에 쓸 수 있는 체크리스트가 이용하거나 없을 경우에는 나만의 수술 전 체크리스트를 만들어서 활용해 보세요.

표로 만들거나 환자를 파악할 때 작게 메모를 해두는 것도 좋아요. 완료된 항목은 체크리스트를 포함에 간호기록에도 남기고 완성이 된 후에도 한 번 더 확인한다면 빼놓는 것 없이 준비할 수 있을 거예요.

수술 전 Check list
☐ PCA 동의서(필요시)
☐ 수술 전 처치 및 간호상태 확인표
☐ 수술 부위 표시
☐ Premedication
☐ Shaving
☐ 예방적 항생제
☐ 준비 물품 확인
☐ 필요시 OS 환의 착용
☐ 20G IV route

3 수술 전 환자 교육

 수술을 하기 전에, 어떤 준비가 더 남았나요?

 환자에게 설명해야 할 것이 남아 있어요. 먼저 금식이에요. 전신마취를 유도하는 과정 중 위 내용물이 구강 내로 역류하며 기도를 폐쇄하여 질식을 초래할 수 있고, 기도 내로 넘어가서 흡인성 폐렴 등을 초래할 수도 있어요. 따라서 성인의 경우에는 수술 시작 즉 마취 유도 8시간 전까지, 소아는 6시간 전까지는 금식을 시켜서 위를 공복 상태로 만드는 것이 중요해요.

✓ TIP 응급 상황에선 반드시 금식!

환자가 응급실에 오거나 입원 기간 중 의식 저하나 근력 저하가 발생했다면 마지막 식사 시간을 확인하고 금식을 설명해야 해요. 응급수술이나 시술, 검사에 대비하기 위해 금식이 필요하고, 상태 변화로 인한 경구 흡인 가능성을 예방하기 위해서죠. 의식 저하 상황에서 경구약이나 물을 억지로 투여하려 할 경우, 흡인으로 인해 산소 수치 저하나 폐렴 등 2차 문제가 발생할 수 있어요. 이와 함께 18~20G IV line을 확보하고 금식 기간이 길어진다면 수액을 투여할지를 확인하면 더욱 좋겠죠?

 금식할 때는 물도 안 되나요?

 물을 포함하여 껌, 사탕, 흡연 등 경구로 하는 모든 것을 포함한다고 생각하면 쉬워요. 간혹 껌이나 사탕, 흡연 등은 음식물이 아니라고 생각하여 드시는 경우가 종종 발생하곤 해요. 그래서 반드시 이를 포함하여 설명해서 금식을 유지할 수 있도록 해야 하죠.

 금식이면 약도 안 먹는 건가요?

 고혈압, 심혈관계 질환, 파킨슨병, 갑상선 질환 등의 약물은 규칙적으로 투약해야 해요. 그래서 수술 당일에서 투약을 유지하는데, 약을 삼킬 수 있을 정도의 물(약 0.5~1컵)과 함께 복용하도록 해요. 필요한 약만 투약하고, 약을 복용한 뒤에는 계속 금식임을 설명해야 하죠.

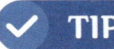 TIP 수술 시 중단해야 하는 약물

1. 고혈압약

고혈압약은 수술을 할 때에도 복용해 혈압 조절을 하기도 하지만, 그 중에서 복용을 중단해야 하는 약도 있어요. 안지오텐신전환효소억제제(ACEI)와 안지오텐신수용체차단제(ARB)는 수술 전 중단 시 환자의 사망률, 뇌졸중 등 위험성을 낮춰 주는 것으로 연구되어 수술 전 투약을 중단해요.

2. 당뇨약

당뇨약은 금식 때문에 반드시 중단해야 하지만 그중 SGLT-2 억제제는 탈수, 케톤산증을 유발할 수 있어 수술 3~4일 전부터 중단하고, Metformin 계열의 약도 신부전, 유산증을 예방하기 위해 수술 전후 2~3일간 중단해야 해요.

3. 비스테로이드성 소염진통제

비스테로이드성 소염진통제는 항혈전 효과가 있어 지혈이 안 될 수 있으므로 수술 1일 전 중단해야 해요.

4. 항응고제와 항혈소판제

항응고제와 항혈소판제는 수술 시 출혈 위험이 있으므로 중단해요. 단, 성분에 따라 중단 기간이 달라져요. Aspirin은 7일, Clopidogrel은 5일, Cilostazol은 3일 동안 중단이 필요하죠. 단, 수술 시 항응고제 복용이 필요한 코일색전술은 수술 당일까지 복용이 필요하니 참고로 알아두도록 해요.

* 수술 시 중단해야 하는 약물의 성분과 중단 기간은 병원마다 다르므로 반드시 병원의 규정을 확인해야 해요.

 수술 전에 해야 할 또 다른 준비가 있나요?

 고령의 환자이거나 수술이 장시간 예상되는 경우에는 수술 후 폐합병증을 예방하기 위해서 심호흡을 격려하는 것이 매우 중요해요. 하지만 수술 후에는 통증 등으로 인해서 교육도 쉽지 않고 환자도 시행하기가 쉽지 않아요. 그래서 수술 전일부터 Inspirometer나 풍선 등을 이용해 호흡 연습을 설명하면 수술 후에도 더 효과적으로 시행할 수 있죠.

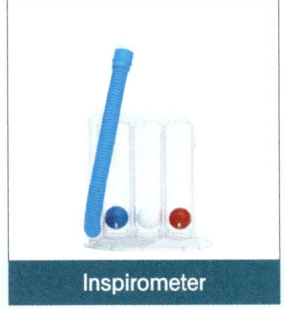
Inspirometer

❗ 잠깐 Inspirometer, 이럴 땐 사용 금지!

Inspirometer는 환자가 깊게 숨을 들이마시도록 유도하여 폐기능을 개선하고 깊은 호흡을 연습하여 폐의 용량을 증대하며, 수술 후 폐가 더 잘 확장되도록 도움을 주는 도구예요. 하지만 뇌동맥류, 모야모야병, 뇌내압 상승의 위험이 있는 환자는 과호흡 시 두개내압(ICP)이 상승하고 심한 경우에는 뇌부종, 출혈, 뇌 탈출 위험이 높아질 수 있어 사용하면 안 돼요. 또 수술 후에 과도한 기침이나 가래 배출을 시도하는 것도 혈압 상승과 뇌출혈의 위험성을 증가시키므로 가벼운 호흡운동을 교육해 주세요.

수술 전부터 호흡운동을 하면 환자의 호흡 능력도 더 좋아질 것 같아요.

맞아요. 또 장시간 수술을 하는 경우 정맥혈전색전증 예방을 위해 항혈전스타킹(Anti Embolism Stocking, AES)를 착용시키거나 수술 후엔 간헐적 공기 압박장치(Intermittent Pneumatic Compression device, IPC)를 적용하면 좋겠죠?

수술 전에 설명할 내용이 많네요.

하지만 수술 후에 진행되는 치료 과정과 있을 수 있는 증상에 대해 미리 설명하면 환자의 궁금증도 해소되고 반복되는 질문으로 일이 지연되는 것도 막을 수 있어요. 뇌혈관 수술이나 뇌종양 수술은 수술 후 집중 관리를 위해 ICU에서 치료하게 될 수도 있어요. 그래서 필요시 수술 전 미리 ICU 입실에 대해 설명하고 보호자도 준비하도록 해야 해요.

수술할 때는 매니큐어도 하면 안 된다고 들었어요.

수술 전후에 산소포화도 모니터링을 위해서 손톱이나 발톱에 센서를 부착해야 하는데 매니큐어가 있으면 정확한 측정이 불가능하기 때문이에요. 그래서 외과계열 병동에는 대부분 매니큐어 리무버를 비치하고 있으니 수술 전에 확인하고 지워야 해요. 간혹 젤 매니큐어를 하고 오는 경우가 있는데, 젤 매니큐어는 병원에서 지울 수 없으니 입원 전 반드시 지우도록 설명해야 하죠.

다른 주의 사항도 있나요?

틀니, 렌즈, 보청기, 액세서리, 속옷도 벗어야 해요. 수술 전 기도삽관과 모니터링 부착, 배뇨관 삽관 등을 하려면 전부 제거해야 하고, 환의 주머니에 핸드폰이나 돈 등도 분실 가능성이 있으므로 가져가지 않도록 설명해야 해요. 마지막으로 환자가 수술실로 출발하기 전에는 수술 부위 표식, 금식 시간, 혈액형, IV site, 소지품 소지 여부를 한 번 더 확인한다면 좋겠죠?

수술 가실 때 꼭 지켜야 할 내용

1. 금식
- 수술 전까지 입으로 아무것도 드시지 마십시오 드시면 수술을 못 합니다
- 물, 담배, 껌. 음료수. 두유. 사탕
- 노약자. 소아는 무의식적으로 드실 수 있으므로 침상 주위에 먹을 것을 완전 치워 주십시오

2. 환자복만 입어야 합니다.
- 모든 속옷, 양말. 내복. 속바지까지 탈의
- 틀니(치아부착물). 보청기 제거: 분실 하지 않도록 보호자분들이 잘 보관해 주십시오
- 안경, 렌즈 착용금지
- 머리띠, 머리핀, 목걸이, 귀걸이, 반지 등의 장신구
- 손·발톱 메니큐어 등 제거

3. 환자복 주머니도 비워주세요
- 돈(동전), 핸드폰, 소지품, 휴지. 기타물건

4. 색조 화장 금지
- 루즈, 마스카라, 볼터치, 비비크림 금지

5. 긴 머리카락은 양 갈래로 묶어 주세요

* 환자분의 수술 중 감염예방과 안전, 개인 소지품 분실예방을 위해 적극 협조 부탁드립니다.

수술 전 준비사항 안내문

2 신경외과 수술 후 간호

1 수술 후 환자 상태 사정

Case

65세 남성. 수두증(Hydrocephalus)을 진단받고 뇌실-복강 단락술(Ventriculo-Peritoneal shunt) 수술을 받은 뒤 회복실에서 회복을 마치고 병동으로 올 예정이다. 수술 후 환자 간호를 위해 어떤 준비를 해야 할까?

환자가 수술이 끝났네요. 이제 병동으로 올 건가 봐요.

보통 수술을 마치고 회복실에서 일정 시간 환자의 상태를 확인한 후 마취과 의사의 판단하에 퇴실이 결정돼요. 그러면 회복실에서 병동으로 환자의 상태와 투여 중인 약물 등에 대해 간단히 인계한 후 환자가 도착 예정임을 알려주죠. 필요에 따라서 수술 부위에 X-ray 촬영을 하고 병동으로 오기도 해요.

그러면 환자가 병동으로 돌아오기 전에 어떤 것을 준비해야 하나요?

먼저 처방을 통해 수술 후 취해야 할 자세(절대침상안정 혹은 머리를 30도 올리는 자세 등), 약물, 검사를 확인하고 환자에게 투여할 주사약과 수액, 시행해야 할 피검사, 환자 보호자에게 교육할 내용, 그 외에 필요한 EKG & SpO$_2$ monitor, O$_2$ flow, Infusion pump 등을 준비해야겠죠?
그 후 환자가 병실에 도착하면 환자를 사정하고, 처방에 따른 약물 투여와 검사 등의 처치, 교육을 시행하죠.

환자를 사정하는 건 수술 후 환자가 어떤 상태인지를 파악하는 거죠? 어떤 점을 살펴봐야 하는지 알려주세요.

네. 환자의 신경학적 사정과 함께 환자의 전신에 대한 사정을 해요. 배액관의 위치와 종류, 압력 정도, 배뇨관(Foley catheter) 유무와 같은 삽관 상태와 산소 공급 여부, 자가통증조절기(Patient Controlled Analgesia, PCA) 유무 등을 빠르게 파악해 메모를 해두요. 그리고 환자가 마취에서 어느 정도 회복했는지, 통증을 얼마나 호소하는지, 체온 저하로 추워하거나 떨지는 않는지 등의 주호소 증상을 파악해요.

✓ TIP 수술 후 삽입된 관을 파악하기

수술 중 환자에게 많은 양의 수액이나 혈액을 투여하거나 환자의 상태 관찰을 위해 IV line이나 Arterial line(동맥관), Central line(중심정맥관)이 필요할 수 있어요. 수술 중 자세를 고려해서 Jugular(목), Subclavian(쇄골아래), Radial(요골) 등에 삽관을 하게 되죠.

수술 후 환자의 상태 사정 시 말초까지 확인해서 기록해야 하고, 필요치 않다면 의사에게 노티한 후 제거해요. 삽관된 라인으로 수술 후 피검사를 하거나 환자 상태에 따라 다른 약물을 투여하거나 수혈 시에 사용할 수 있으니 잘 파악해 두도록 해요.

! 잠깐 중심정맥관으로 채혈 시 주의 사항

중심정맥관은 쇄골하정맥이나 경정맥을 통해 삽입되고 수술이나 응급 상황같이 많은 양의 수액과 주사를 빠르게 투여할 때 많이 사용해요. 2~3개의 루멘(Lumen, 내강)으로 나뉘어 있고 각각 다른 통로로 이어져 있어 한 번에 여러 약물을 동시에 투약할 수 있어요. 중심정맥관을 통해 채혈도 가능한데 이때에는 각 루멘으로 투여되는 모든 수액을 잠그고, 5cc 이상의 수액을 빼내어 버리고 채혈해야 해요. 수액을 투여 중이거나 채혈 전 수액을 충분히 빼내지 않으면 혈액과 섞여서 희석되어 검사 결과가 부정확하게 나오기 때문이에요. 또 채혈이 끝나거나 수액 투여를 중단할 땐 카테터가 막히지 않도록 생리식염수를 5cc 이상 투입하고 알코올 솜으로 루멘을 소독하고 새 Cap(마개)으로 막아야 해요.

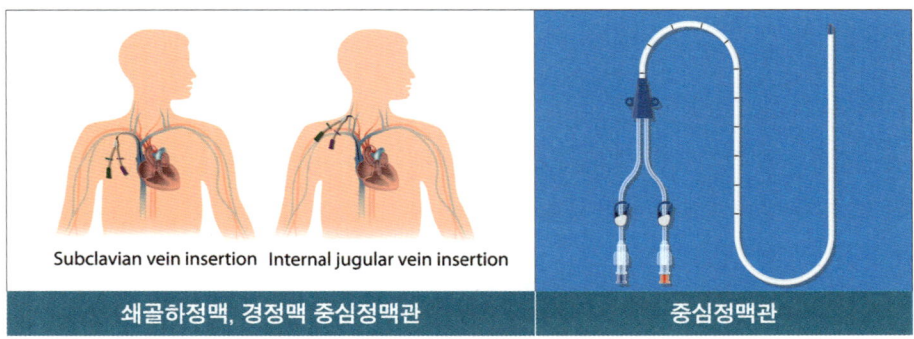

 환자를 사정했으면 이제 처방된 투약과 검사 처치를 해야겠네요.

 가장 기본적인 활력징후(Vital sign)를 측정하고 수술 후 처방된 수액과 주사를 투여해요. 수술 후 처방은 통증 조절을 위한 진통제와 수술 부위 지혈을 위한 지혈제, 객담 배출을 위한 진해거담제, 항구토제 등을 투약하게 돼요.

또 금식때문에 정맥으로 영양공급을 하는 TPN(Total Parenteral Nutrition)을 투약할 수도 있는데 환자의 Line 종류에 따라 중심정맥용 혹은 말초정맥용인지를 잘 확인해야 해요.

중심정맥용과 말초정맥용 TPN은 어떤 차이가 있어서 구분해야 하는 건지 궁금해요.

 중심정맥용 영양제는 두꺼운 중심정맥을 통해 투여하기 때문에 더 높은 농도와 높은 열량을 공급할 수 있죠. 하지만 말초정맥용 영양제는 손이나 팔의 얇은 혈관을 이용하기 때문에 더 낮은 농도와 낮은 열량을 공급하죠. 말초정맥용 TPN은 중심정맥으로 투여해도 되지만, 반대로 중심정맥용 TPN을 말초정맥으로 투여한다면 정맥의 손상이 발생할 수 있어 주의가 필요해요.

 환자가 가지고 있는 정맥관과 처방을 잘 확인해야겠네요. 자가통증조절기를 가지고 있어도 진통제를 투여하나요?

 수술 후 마취에서 깨면서 통증을 느끼고, 회복실에서 병실로 이동하는 과정의 움직임도 통증을 심하게 느끼게 해요. 그래서 진통제를 더 투약하여 환자의 통증을 조절하죠.

✓ TIP 자가통증조절기 부작용

자가통증조절기는 아편유사제를 정맥을 통해 투여하는 방법이에요. 환자 스스로 진통 범위 안에서 혈중농도를 적절하고 일정하게 유지하기가 쉽고 개인이 느끼는 통증을 빠르게 조절할 수 있죠. 통증의 정도가 일정하지 않은 상황(움직이거나 기침할 때, 밤)에서 환자가 스스로 통증을 조절할 수 있으며, 의료진의 많은 시간을 절약할 수 있어요.

부작용으로는 가장 흔하게 오심, 구토가 있고 그 외 가려움증, 진정 효과 및 호흡 억제, 요저류, 의식 혼란, 장운동의 억제, 저혈압 등이 생길 수 있어요. 그래서 자가통증조절기를 사용하는 환자에게는 부작용에 대한 교육이 필수예요. 또한 이러한 부작용 때문에 수술 후 환자가 의식을 완전히 회복하지 못하거나 산소포화도가 떨어지거나 혈압이 저하되면 자가통증조절기 투여를 중단하기도 하죠.

또 뇌수술 환자는 호흡 억제, 의식 저하, 과이완, 신경학적 평가 방해 등의 위험성이 있어 투여하지 않는 경우도 있답니다.

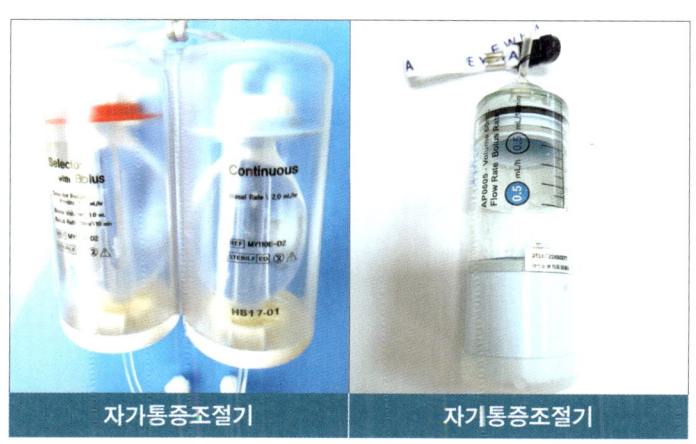
자가통증조절기 | 자가통증조절기

그럼 통증이 좀 조절되고 나서 다른 처치를 하는 것이 좋겠군요.

 네. 대부분의 수술 후 환자가 바로 움직일 수 없기 때문에 환자가 병실로 처음 돌아왔을 때 시트나 환의를 정리하지 않으면 수술 부위가 눌리거나 배액관 등을 제대로 확인할 수가 없어요. 그래서 환자 상태를 사정하면서 환자의 주변 환경도 함께 정리해야 하죠. 그 후에 IV line, 배액관 등 삽관 및 유지 기구에 대해 환자와 보호자에게 설명하며 엉키거나 빠지지 않도록 고정 상태를 확인한 후 정리해요. 배액백은 비운 후에 배액량을 확인할 수 있도록 하고 검사 처방에 따라 채혈을 하며 소변검사를 시행해요.

 환자나 보호자에게 배액관이나 삽관된 기구에 대해서도 설명해야 하나요?

 수술 후에 여러 가지 삽관된 관이나 배액관 등을 가지고 있는데 이를 제대로 설명해 두는 것이 좋아요. 만약 삽관 상태에 대해 알고 있지 않으면 침상에서 배액관이 꺾이거나 빠지는 경우가 종종 있어서 반드시 보호자와 환자가 알고서 조심하도록 설명해야 해요.

또 배액백이 배액관 삽입 부위보다 아래에 있어야 하므로 배액백을 옷에 고정할 때도 배액백이 위로 가지 않아야 한다는 점도 환자와 보호자에게 설명해야 해요.

 확실히 설명하면 더 조심하실 것 같아요. 또 어떤 교육을 해야 할까요?

 가장 먼저 금식을 교육해요. 전신마취 수술 시 장운동의 저하와 기도 흡인 위험성으로 8시간 혹은 수술 당일은 금식을 해야 해요. 갈증 해소를 위해 가글은 가능할 수도 있지만, 수술 후 자세가 절대안정이거나 의식이 명료하지 않은 경우엔 흡인 위험성이 있어 가글도 하면 안 된답니다. 또한 수술 전과 마찬가지로 물이나 껌, 사탕을 포함해 경구로 아무것도 섭취하지 말아야 하고 이후 처방에 따라 물부터 죽까지 순차적으로 식이 진행을 언제 할 것이라고 설명해 주면 더 좋겠죠?

 수술 후 거동은 언제부터 가능한지 궁금해요.

 수술에 따라 배액관이 있는 동안은 절대안정을 유지해야 하는 때도 있으므로 반드시 확인이 필요해요. 뇌실-복강 단락술의 경우에는 두개내압의 감소와 배액을 위해 침상 머리 쪽을 30도 가량 올려주는 것이 좋고 수술 부위가 눌리지 않게 수술 부위 쪽으로 눕지 않도록 설명해야 해요. 척추 수술은 수술 부위 안정과 지혈을 위해 3~6시간의 절대안정 후 체위 변경(Rog rolling, 통나무처럼 옆으로 구르는)이 가능하고, 2~3일 후부터는 보조기를 착용한 상태로 걷는 것이 가능해요.

 수술 후에는 I/O도 확인해야 하나요?

수술 전후로 많은 양의 수액과 주사를 투여하고 또 수술할 때의 출혈 등 체내의 수분 이동이 많으므로 섭취량· 배설량을 정확히 확인하고, 필요시 교정하기 위해 I/O를 확인해야 하죠. 수술 후 환자의 보호자에게 I/O 기록지 작성 방법을 설명하면서 이러한 작성 목적에 대해서도 설명하면 더욱 정확한 결과를 얻을 수 있으므로 자세한 설명이 필요해요. 유치도뇨관(Foley catheter)을 삽관하고 있다면 Urine bag 비우는 방법에 대해서도 함께 교육하고 또한 보호자나 간병인 교대 시 반드시 소변량을 기록하도록 설명해요. 또한 수술실에서 시행한 I/O에서 출혈량, 소변량을 파악할 수 있으니 이를 확인하는 것도 중요해요.

✅ TIP 수술 시 보호자 대기 설명하기

신경외과 수술 시에는 보호자가 필요한 경우가 많아요. 수술 전에는 수술동의서를 작성해야 하고, 수술 중에 환자의 상태 변화나 추가로 설명해야 할 일이 생긴다면 환자는 마취 중이기 때문에 보호자에게 설명해야 하기 때문이죠. 그리고 대부분 바로 거동이 불가능하고 환자의 의식도 명료하지 않기 때문에 가능하다면 보호자가 대기할 수 있도록 설명해 주세요.

 전신마취로 수술을 하고 난 후에는 심호흡을 하는 것도 중요하다고 들었어요.

 맞아요. 수술 시 기도삽관 및 인공호흡기를 사용한 후 폐의 용적이 감소하고 수술하면서 사용한 근육 이완제 등의 약물로 인해 기도분비물이 증가하게 되죠. 이때 적절한 심호흡과 객담 배출이 이루어지지 않으면 폐렴, 무기폐가 발생할 수 있어서 수술 후에는 깊게 숨을 들이마시고 내쉬는 심호흡을 통해서 폐의 확장을 돕고 분비물 배출을 돕는 게 중요해요. 수술 후 환자가 잠들면 평소보다 호흡량도 적어져 적절한 폐환기가 안 되므로 최소 6시간 이상 깨어 있도록 설명해요. 수술 전에 미리 Inspirometer(폐활량계)나 풍선 등을 제공해 수술 후에는 이를 이용해 지속적으로 심호흡을 격려해야 해요.

✅ TIP 수술 후 환자가 목이 아프다고 한다면?

전신마취 수술은 마취제 투여로 의식이 소실되고 기도 폐쇄와 호흡 억제가 발생해요. 그래서 기관 내 삽관을 해서 적절한 산소 공급이 이루어지도록 돕는데, 이 과정에서 삽입된 튜브가 목 안을 자극하게 돼요. 긴 시간 수술을 하거나 경추 수술(수술 부위가 목 앞쪽인 경우)을 한 경우에는 수술 부위 통증과 더불어 인후통도 심하게 나타나요.

심하지 않은 인후통은 금식이 풀리면 따뜻한 물을 마시도록 하면서 1~2일 지속되다가 없어져요. 식사는 가급적 삼키기 쉬운 죽이나 다음으로 제공하고 흡인되지 않도록 주의하며 경구약은 가루약으로 제공하고 산소포화도를 주의 깊게 봐야 하죠.

그러나 침 삼키는 것도 힘들고 쉰 목소리가 나며 목 앞쪽의 붓는 압박감을 호소하는 등 증상이 심각하다면 목 X-ray를 시행해 기도의 개방성 여부를 확인해야 해요. 심한 경우에는 부종 감소를 위해 부신피질호르몬제를 IV로 투여하거나 성대 마비가 의심되므로 의사에게 노티하여 필요시 이비인후과에 협진하여 상태를 보기도 해요.

! 잠깐 뇌수술 후 기침은 금기!

뇌수술 후에는 뇌내압이 상승하지 않도록 하는 것이 중요해요. 뇌내압은 주로 지나친 기침이나 통증 등으로 상승할 수 있어서 이를 조절해야 해요. 특히 뇌하수체 종양제거술은 코를 통해 뇌까지 접근하여 종양을 제거하게 되는데 이 경우 기침, 재채기, 코풀기를 하면 수술 부위의 출혈 및 뇌척수액의 누출이 발생할 수 있어서 절대 하지 않도록 교육해요.

수술 후에 해야 할 것이 많네요. 그럼 그중에서 어떤 걸 제일 먼저 해야 하나요?

환자의 상태에 따라서 우선순위를 정하는 게 중요해요. 예를 들어 수술 후 통증을 심하게 호소하는 상태라면 자가통증조절기를 누르거나 처방된 진통제를 먼저 투여해 통증을 조절한 다음 다른 검사나 교육을 하면 좋겠죠. 또 환자의 혈압이나 산소포화도 등 Vital sign이 불안정한 상태라면 당연히 이에 대한 조치를 먼저 취해야 해요. 물론 환자의 상태 사정도 동시에 이루어져야 하고요.

그렇네요. 하지만 처음 수술 후 환자가 병동으로 돌아오면 무엇부터 해야 할지 많이 당황할 것 같아요.

맞아요. 대부분의 환자는 통증으로 수술 후 설명을 잘 이해하지 못하기도 하고, 보호자는 수술 경과, 주의 사항과 금식 여부 등 궁금한 점에 대해 질문을 많이 할 거예요. 그래서 환자의 증상을 보며 우선순위를 설정하고, 이에 따라 진행될 예정임을 먼저 설명해야 해요. 가능하다면 수술 전에 수술 후 환자의 상태나 진행될 순서에 대해서 미리 설명한다면 좀 더 쉽게 이해할 수 있을 거예요.

그럼 수술 후 환자 간호에서 가장 중요하게 봐야 할 건 무엇인가요?

신경학적 사정이 가장 중요해요. 환자의 의식 상태, 동공 반응, 근력 등 수술 전 환자의 상태와 비교하여 변화한 건 없는지, 수술 전 주호소였던 증상의 변화는 없는지를 확인해요.

왜 신경학적 사정이 가장 중요한가요?

수술 중이나 후에 생길 수 있는 문제를 빠르게 파악해서 대처해야 하기 때문이에요. 수술 후 낮은 확률이지만 감염, 출혈, 혈종, 경련 등의 증상이 발생할 수 있고 특히나 수술 직후에는 이러한 증상의 여부를 자주 확인해요.

 그런데 수술 후에는 환자가 많이 아파하거나 마취에서 완전히 깨어나지 않아 신경학적 사정이 어려울 것 같아요.

 맞아요. 환자가 수술 직후에 통증이 너무 심해서 근력 측정이 어렵다면 현재의 환자 상태를 의사에게 먼저 알린 뒤 시간을 두고 다시 한번 확인해야 해요. 그 사이 통증이 심하면 진통제를 투여하고, 환자가 마취에서 완전히 깨지 못한 경우에는 심호흡과 자극 등의 처치를 한 후 30분 정도 뒤에 환자 상태를 다시 사정해요. 만약 이후에도 의식 호전이 없다면 다시 한번 노티하고, 의식 저하나 근력 저하 등 환자의 현재 증상을 평가할 수 있는 검사를 시행해야 해요.

✅ TIP 수술 전에도 환자 의식이 명료하지 않았다면?

수술 전부터 환자의 의식이 명료하지 않은 상태였다면 수술 후 환자가 마취에서 회복이 된 건지, 의식이 저하된 건지를 판단하기가 어려워요. 다음 내용을 기억해 두고 환자 간호 시 유의하도록 해요.

1. 수술 전 꼼꼼한 신경학적 사정을 해서 기록해 비교하고 자주 사정해야 해요. GCS나 근력 측정 정도로 표현이 어렵다면 "통증 자극에 오른쪽 팔을 가슴 위까지 움직임"처럼 이해하기 쉬운 말로 기록하는 것도 좋아요.

2. 의식 상태를 반영하는 활력징후를 자주 측정해요. 혈압, 맥박, 호흡수, 산소포화도는 환자의 상태뿐 아니라 의식 변화의 징후로도 볼 수 있어요.

3. 지속적인 자극을 줘야 해요. 의식 저하 환자의 경우 심호흡을 할 수 없어 폐합병증의 위험이 높아지므로 가슴 두드리기(Chest percussion), 흡인(Suction) 등 적절한 수준의 자극을 통해 기도분비물 배출을 도울 뿐 아니라 마취에서 회복하도록 도울 수 있어요(이때 지나친 자극은 혈압과 뇌 내압을 증가시키므로 주의가 필요해요).

4. 마약성 진통제의 사용은 의식 저하의 원인이 될 수 있으므로 다른 계열의 진통제를 투여하도록 해야 해요.

 이제 수술 후 간호가 다 끝난 건가요?

 마지막으로 기록이 남아 있어요. 환자의 사정부터 교육, 투약 처치까지의 내용을 기록으로 남겨야 해요. 병원에 따라 기록하는 방법은 다를 수 있지만, 보통 환자의 활력징후, I/O, 환자를 사정한 내용을 간호기록에 입력해요. 또 배액관 및 삽관에 대한 기록, 수술 후 통증, 낙상, 간호과정에 대한 평가를 시행하고, 투약 내용에 대한 처치를 기록하며 수술 부위 소독을 위해 드레싱 리스트에 정리하죠.

✓ TIP 척추 수술 후 보조기

척추 수술 후 1~2일 뒤부터 수술 부위를 지지해 줄 수 있는 보조기를 착용하고 거동해야 하므로 이에 해당하는 보조기를 미리 준비할 수 있도록 알려줘야 해요. 참고로 보조기는 누워 있는 동안은 착용하지 않아도 되니 이 점도 함께 설명하도록 하고요.

대부분의 보조기는 외부 업체를 통해 준비하기 때문에 비용과 절차를 환자에게 설명해야 해요. 신청 방법은 병원마다 다를 수 있어요.

먼저 경추 수술 환자가 착용하는 보조기에는 3가지 종류가 있어요. 다음 표를 통해 알아볼게요.

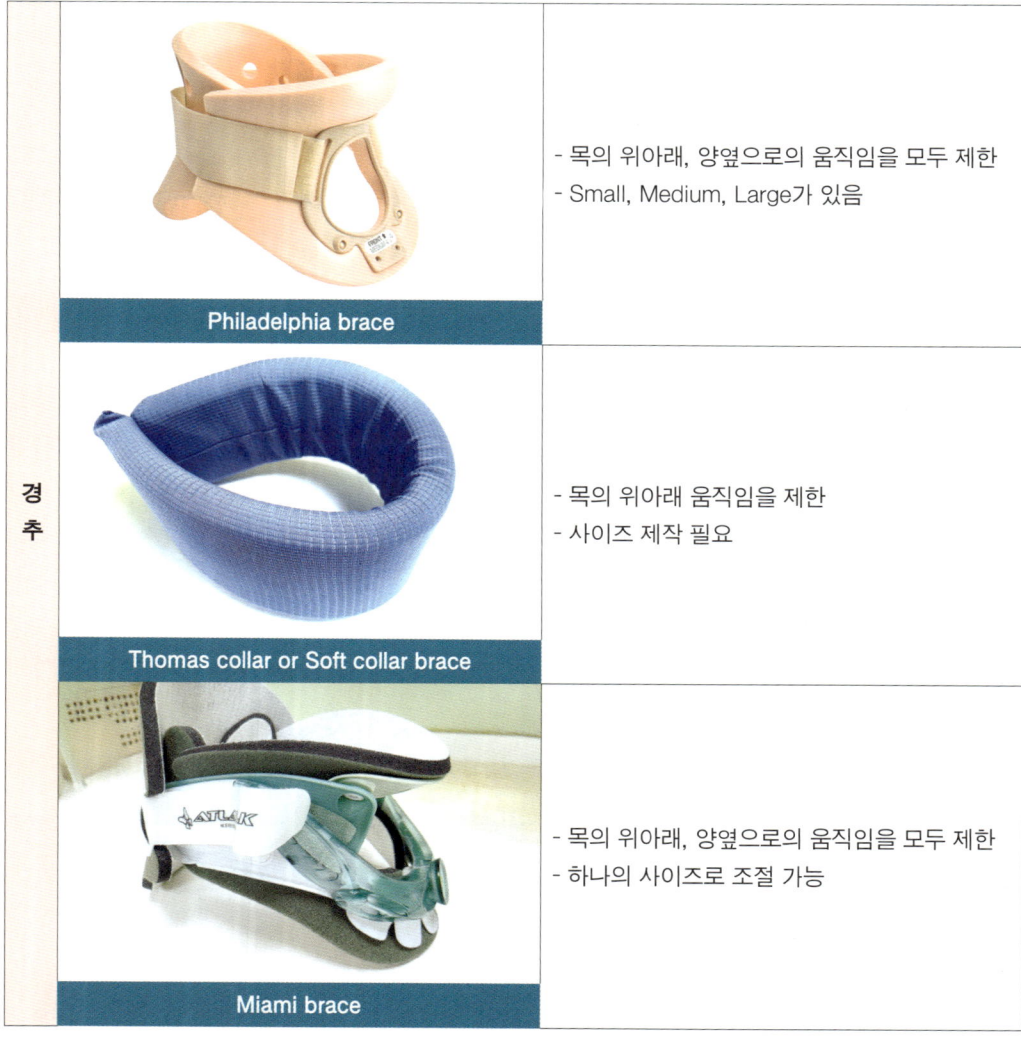

경추	Philadelphia brace	- 목의 위아래, 양옆으로의 움직임을 모두 제한 - Small, Medium, Large가 있음
	Thomas collar or Soft collar brace	- 목의 위아래 움직임을 제한 - 사이즈 제작 필요
	Miami brace	- 목의 위아래, 양옆으로의 움직임을 모두 제한 - 하나의 사이즈로 조절 가능

요추 환자는 척추 수준에 따라 다양한 보조기를 준비해야 해요. 요추에 적용할 수 있는 보조기는 다음과 같아요.

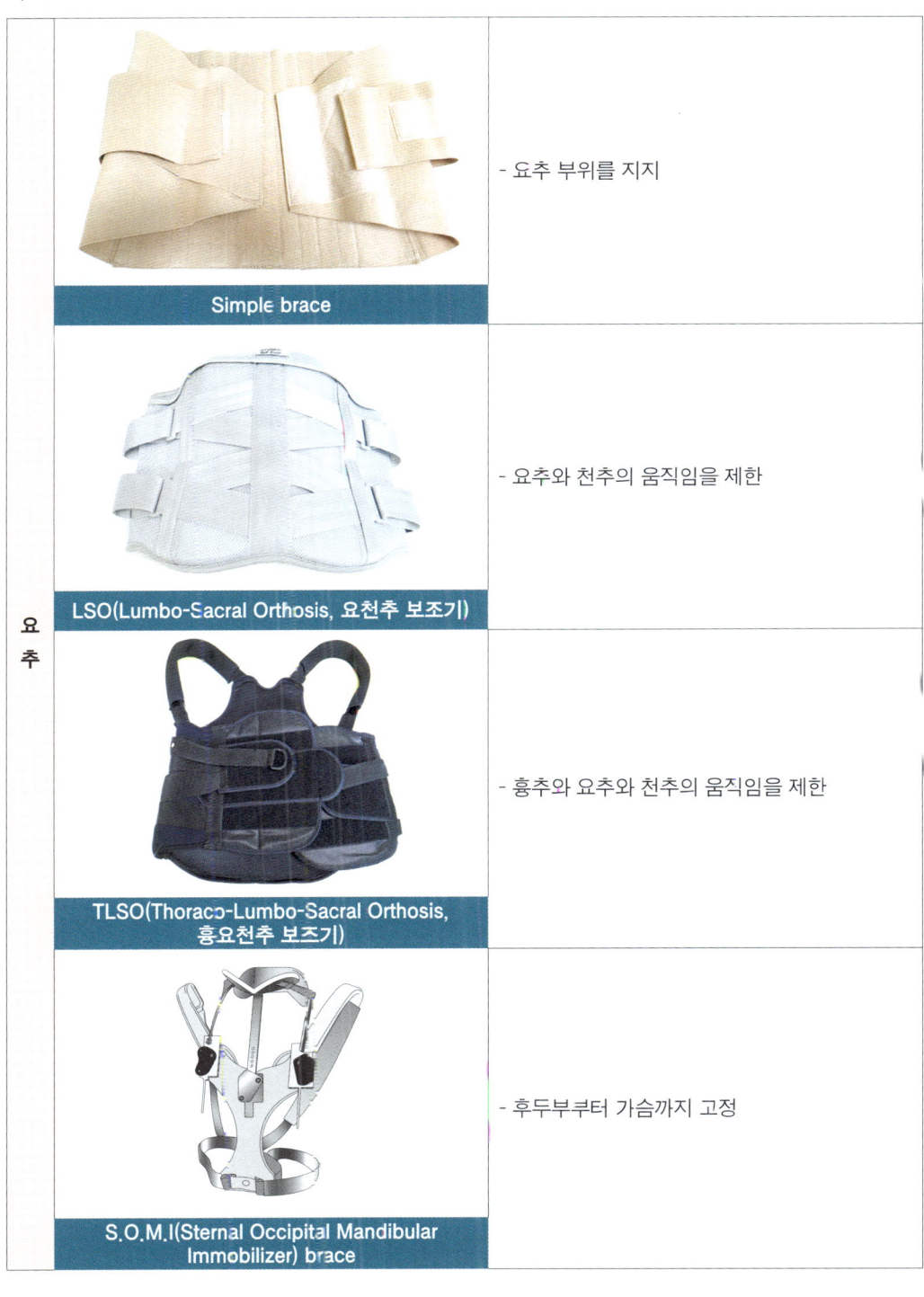

2 수술 후 검사

■ ORDER(척추 환자의 수술 후)

[지시] Check V/S q 6hr

활력징후를 6시간마다 측정하세요.

Check I/O q 24hr

I/O를 하루 한 번 확인하세요.

ABR c flat

머리부터 평평하게 누운 절대침상안정을 취하게 하세요.

NPO

금식하세요.

Check hemovac q 8hr

배액관을 8시간마다 비워주세요.

Keep foley catheter

유치도뇨관을 유지하세요.

Close observation motor, senseory

근력, 감각을 주의 깊게 봐 주세요.

Encourage deep breathing, cough

심호흡과 기침을 격려해 주세요.

[투약 처방]

*NS 1L/bag   1Bag   1회   IV(40gtt)

생리식염수

Acupan 20mg   5Amp   1회   IV(40gtt)

진통제

Cernevit   1VL   1회   IV(40gtt)

비타민제

*Cefazedone kukje 1G   1VL   TID   IV
NS 110mL/1bag   1Bag TID   IV

항생제를 하루 3번 8시간마다 주사하세요.

*Prefephen 1G/100mL   1Bag   BID   IV

진통제 하루 2번 12시간마다 주사하세요.

*Tranexamic acid   1Amp   TID   IV

지혈제 하루 3번 8시간마다 주사하세요.

[검사 처방]

XR chest AP   XR L-spine AP, lateral

가슴, 요추 X-ray 시행하세요.

CBC

PT

aPTT

Electrolyte(Serum)

LFT panel

BUN

Creatinine

Osmolality

Total CO_2

Total Ca

Glucose

Amylase

UA & flow Cytometry Micro Panel

혈액검사와 소변검사를 시행하세요.

➕ 한 걸음 더   척추 환자의 수술 후 주의 사항

척추 수술은 수술 범위를 합쳐서 부르는데 예를 들어 L4-5 수술의 경우 1Level, L2-3-4 수술의 경우 2Level, 3Level 이상 수술한 경우 Long level로 부르기도 해요. Level이 길어질수록 절개 범위가 크고 출혈이 많은 수술이므로 수술이 끝난 뒤에도 배액관에 배액량이 매우 많을 수 있어요. 이런 경우 처방이 8시간마다 확인하라고 났더라도 더 자주 배액관을 비워서 압력이 유지되도록 해야 해요. 또한 헤모글로빈 수치의 저하, 통증, 욕창 등이 발생하는지 환자를 주의 깊게 살펴야 해요.

수술 후에 해야 하는 검사가 처방되었어요. 어떤 항목이 있나요?

 혈액검사(Hb, Platelet, PT), 전해질검사(Electrolyte), 간기능검사(ALT/AST, Albumin), 신장기능검사(BUN, Creatinine), 소변검사, 흉부 X-ray, 수술 부위 X-ray 검사를 시행해요. 필요시 ABGA(Arterial Blood Gas Analysis, 동맥혈가스분석)도 시행할 수 있어요.

 이런 피검사들은 왜 해야 하는지 궁금해요.

 수술 후 환자의 상태를 확인하기 위함이에요. 만약 수술 중 출혈량이 많았거나 수술 중 어떤 약물을 사용했다면 그로 인한 영향을 가장 빠르고 쉽게 확인할 수 있어요. 또한 이러한 검사를 시행한 후 변화가 있다면 필요한 조치를 취할 수 있어요. 예를 들어 수술 시 출혈량이 많았고 Hb 수치가 저하되었다면 P-RBC를 수혈하고, Electrolyte(전해질)이나 Albumin 등이 저하된 경우에는 보충을 위해 주사약을 투약할 수 있죠. 그래서 피검사 결과가 나오면 현재의 결과도 중요하지만, 수술 전의 결과와도 비교해서 확인해야 얼마나 변화가 있는지를 파악할 수 있어요.

> **! 잠깐** **수술 후 환자 채혈이 어려울 때**

수술 후 피검사를 해야 하는데 수술 직후에는 환자의 체온 저하와 출혈로 인한 혈압 저하 등으로 혈관이 수축돼서 채혈을 하기가 어려운 경우가 많아요. 응급 상황이 아니라면 계속해서 채혈을 시도하기보다는 이불을 덮어주는 등 환자의 체온을 올리고 잠시 후 시도해 보는 게 좋아요.

 소변검사가 처방되어 있어요.

 수술 후 배뇨관(Foley catheter)을 가지고 있는 경우가 많고 혈뇨(Hematuria), 농뇨(Pyuria), 단백뇨(Proteinuria) 등을 확인할 수 있기 때문이에요. 간혹 수술 시 조영제를 사용할 수도 있는데 조영제가 소변으로 배설되면 소변의 색이 다르게 나올 수 있으니 미리 보호자에게 설명해서 알 수 있도록 해요.

 흉부 X-ray는 폐를 확인하기 위한 건가요?

 수술 후에 가장 많이 생기는 합병증 중의 하나가 폐질환이에요. 무기폐(Atelectasis), 폐렴(Pneumonia), 폐부종(Pulmonary edema)이 가장 흔하죠. 이러한 질환이 발생했는지를 확인하고 또 발생했다면 더 진행하지 않도록 치료하기 위해서 흉부 X-ray를 촬영해요. 보통 수술 전후나 퇴원하기 전에 시행하기도 하죠.

 수술 부위 X-ray도 시행해야겠네요.

맞아요. 수술 후 부위를 확인할 수 있는 가장 빠르고 쉬운 방법이죠. 금속 기구를 사용한 경우에는 삽입 위치도 확인할 수 있고 수술 전후를 비교할 수 있어요. 수술의 종류나 방법에 따라서 수술을 시행하고 바로 X-ray를 시행하기도 하고 나중에 시행하기도 해요.

뇌수술은 수술 종류에 따라 직후에 CT를 찍기도 하고, 뇌혈관 수술은 뇌경색 여부를 확인하기 위해 MRI를 찍기도 해요. 수술마다 검사가 다를 수 있으니 처방을 통해 미리 확인해 두는 것이 좋아요. 그리고 이동이 필요한 검사인지, MRI처럼 금속 소지가 안 되는 검사와 같이 미리 준비할 사항이 있는지를 확인해 두면 미리 당황하지 않고 빠르게 검사를 진행할 수 있어요.

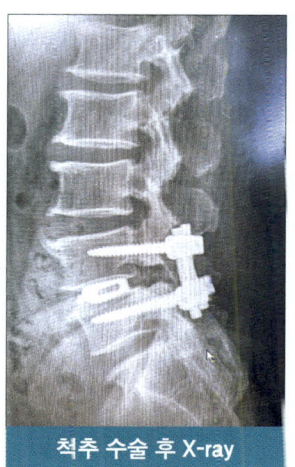

척추 수술 후 X-ray

 ABGA는 어떤 때에 시행하나요?

 산소포화도가 불안정하거나 폐합병증이 의심되는 경우에 시행해요. 수술 중이나 회복 중 산소포화도가 저하된다면 O_2를 적용하게 되는데 이때 검사를 시행해서 O_2의 용량을 결정하죠. 산소의 중단 여부를 결정할 때도 검사하기도 하고요.

3 수술 후 배액관 간호

Case

71세 남성. 흉추 종양(Thoracic spine tumor) 진단하에 종양 제거 수술을 하고 수술 부위에 배액관을 2개를 삽입한 상태로 병동으로 왔다. 두 가지 배액관은 종류도 다르고, 압력도 다르게 유지되고 있다. 수술 후 배액관은 어떻게 관리해야 할까?

 수술받은 후 배액관을 가지고 나오는 것을 본 적이 있어요. 배액관은 왜 가지고 오나요?

 수술실에서 수술 부위를 지혈하고 봉합을 하고 나오지만 모든 출혈을 막거나 내부의 삼출액을 제거할 순 없어요. 그래서 수술 부위에 배액관을 삽입하여 이를 통해서 배액되게 하거나 체내에 고여 있는 삼출액을 배액하고 배액된 내용물을 관찰하기 위해서예요.

 배액관은 어떤 원리로 배액이 되는 건가요?

수술 후 사용하는 배액관은 Hemovac(흔히 Barovac이라고 부름)과 JP drain(Jackson Pratt drain), 이렇게 크게 두 가지 종류가 있고 둘 다 음압을 통해 배액해요. Hemovac은 배액백을 위에서 밑으로 내려눌러서 음압을 가하고, 내부의 스프링이 펴지려는 힘을 통해 배액해요. JP drain은 수류탄 모양의 배액백을 양쪽 옆면에서 압축해서 음압을 가하며 펴지려는 힘을 통해 배액해요. 두 배액관은 각각 가해지는 압력과 용량이 달라요. 보통 출혈이 적고 배액량이 적으면 JP drain을, 많으면 Hemovac을 적용하죠.

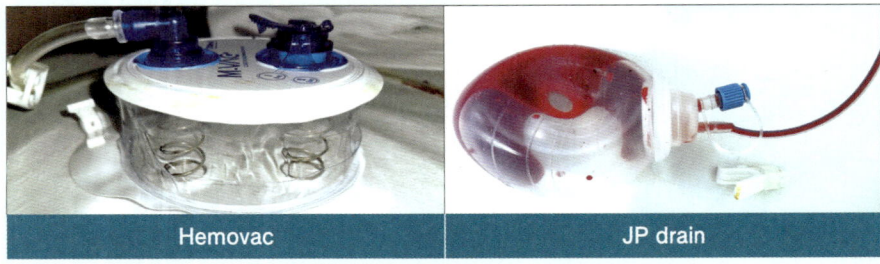

그럼 압력은 어떻게 설정하나요?

압력을 얼마나 가하는지에 따라서 달라지는데 압력의 종류는 크게 Full pressure(가장 큰 압력), Half pressure(반 정도의 중간 압력), No pressure(압력을 전혀 가하지 않는, =Natural drain) 정도로 나눌 수 있어요. 압력은 수술 시 환자의 출혈량과 삽입 부위, 수술 부위 상태에 따라서 정하죠.

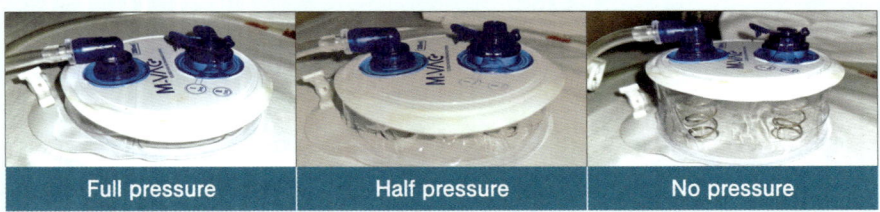

Full pressure는 따로 배액관에 표기를 해 두지는 않으나 Half pressure와 No pressure처럼 다른 압력을 가진 배액관은 배액관에 압력을 표기하여 잘못된 압력을 가하지 않도록 인계를 하는 것이 중요해요. 수술 후에도 나오는 배액량이나 배액 양상을 보고 압력을 변경하기도 하는데 이때도 반드시 변경된 압력을 표기해 두고 인계해야 해요. 그리고 변경한 날짜와 시간도 함께 기록해 놓으면 더 좋겠죠?

이때 배액관에 압력을 적어 놓는 방법도 좋지만, 나중에 또 압력이 변경되어 표기해야 할 경우에는 혼동될 수 있으니 테이프에 적어서 붙이거나 Line에다가 붙이면 더 확실하게 확인할 수 있어요.

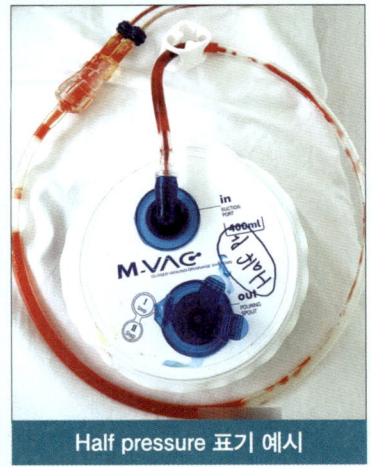
Half pressure 표기 예시

✓ TIP 배액관 압력 확인하기

수술 후 환자가 병동에 올라왔는데 배액관의 압력이 전혀 없는 No pressure의 형태로 오는 경우가 있어요. 이런 경우 배액량이 많아서 꽉 차서 압력이 없는 것처럼 보이는 건지, 배액관 연결 부위에 결손이 생겨 압력이 풀린 건지, 실제로 압력을 가하지 않은 건지를 반드시 확인해야 해요.

1. 배액량 확인 후 비워주기

: 배액량이 많은데 배액관을 자주 비우지 않으면 배액관이 가득 차서 압력이 걸리지 않고 충분히 배액이 될 수 없으니 원래 배액관보다 더 자주 비워야 하는지 확인해야 해요. 원래 8시간마다 양을 측정했다면 이때는 4시간마다 측정하는 게 좋겠죠

2. 배액관 연결 부위 확인하기

: 배액관 연결 부위에 결손이 생긴 것이라면 배액관을 교체하거나 연결 부위를 재확인하고 다시 압력을 걸어서 확인해야 해요.

3. 배액관 압력 확인하기

: 실제 No pressure로 유지하는 배액관이라면 표기하여 인계하도록 해요.

4. No pressure 배액관 고정 확인하기

: No pressure 배액관은 중력에 의해 배액되지 않도록 수술 부위와 배액관이 같은 높이에 있게 고정해요.

배액관이 여러 개 삽관된 상태라면 어떻게 구분하나요?

수술 부위가 넓은 경우나 수술 위치에 따라 배액관을 여러 개 삽입하기도 해요. 이런 경우 삽입된 위치에 따라서 Cervical(경추), Lumbar(요추), Subgaleal(모상건막하), Subdural(경막하) 등으로 표기하기도 해요. 또는 좌우나 위아래 구분에 따라 오른쪽, 왼쪽, 위, 아래로 하기도 하고 비슷한 부위에 있는 경우에는 1번, 2번으로 나누기도 하고요. 배액관의 겉 부분에 크게 표기를 해서 관리하면 혼동을 막을 수 있어요.

배액관에 삽입 위치를 표기해 두면 헷갈리지 않을 수 있겠네요.

맞아요. 또 구분해 놓은 배액관은 의료진 간에 바르게 의사소통할 수 있도록 공유하는 것이 중요해요. 간혹 위치상 구분이 어려울 때는 〈수술기록지〉를 참고하면 삽입된 배액관의 위치나 종류를 파악할 수 있어요. 수술기록지에는 수술의 전체 과정이 상세하게 기록되어 있고 특히 배액관을 삽입한 부위, 종류 등도 적혀 있어서 참고하면 배액관을 파악하기가 쉽죠.

배액관을 가지고 있으면 무엇을 주의해서 봐야 하나요?

첫 번째로 배액 양상을 확인하는 게 가장 중요해요. 배액관을 통해 나오는 삼출물의 색이 어떤지 파악하는 것으로 Fresh bloody(새빨간 붉은색), Dark bloody(어두운 붉은색), Bloody(혈액, 붉은색), Serous(장액성, 연한 노란색) 등으로 표현할 수 있어요.

 배액관을 비우면 이전 삼출물의 색을 확인해야 한다는 거군요. 그런데 이전 배액 양상이 어떤 색인지 정확히 구분하기는 어려울 것 같아요.

 맞아요. 실제로는 더 다양한 양상의 삼출물이 있고 이를 색으로만 표현하고 구두로 인계하기는 어렵죠. 그래서 현재 배액관의 색보다 시간에 따른 양상의 변화 비교가 더 중요해요. 이를 비교하기 위해서 배액관을 비우고 이것을 버리지 않고 남겨두거나 사진을 찍어서 기록했다가 다음 배액관을 비운 후에 전 시간의 삼출물의 색과 비교하는 거예요. 비교 후 변화가 없다면 전 시간의 배액 컵은 버리고 현재의 배액 컵만 남겨두면 돼요.

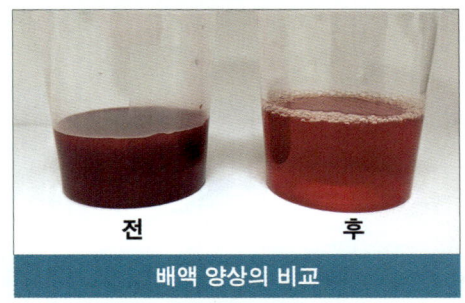
배액 양상의 비교

 그렇군요. 그럼 배액관을 얼마나 자주 비워야 하나요? 그리고 비울 때마다 양상을 비교해야 하나요?

 배액관은 처방에 따라 하루 한 번(24시간마다), 하루 두 번(12시간마다), 하루 3번(8시간마다) 정해진 시간에 비우게 돼요. 그리고 비울 때마다 현재의 배액 양상과 전 시간의 배액 양상을 비교해요. 이때 색뿐만 아니라 양이 늘어나는지 줄어드는지도 함께 확인해야 하죠.

! 잠깐 배액관을 비울 때 주의 사항

Hemovac의 경우, 모양이 납작하고 비워내는 출구가 평평해서 배액 컵에 비울 때 한 번에 전부 비워내기가 어려워요. 또 환자가 움직이면서 배액 컵을 쏟는 경우가 종종 있기도 한데, 이러면 정확한 배액량과 양상을 정확하게 알 수 없어요. 그래서 배액관을 비울 때는 반드시 침대를 평평하게 하고 환자에게 잠시 움직이지 않도록 설명해두는 것이 좋아요.

트레이 위에 배액컵을 놓고 배출구를 배액컵에 가까이 대어 앞으로 기울여서 빼내고, 남은 양은 Hemovac으로 원을 그리듯이 돌려가며 배액을 하면 나머지 양도 잘 배액이 돼요. 배액관을 비운 뒤에는 다시 원래의 압력 걸어주는 것도 잊지 말아야 해요!

배액 양상의 변화는 왜 중요한지 궁금해요.

배액 양상은 현재 수술 부위의 상처 상태를 확연할 수 있는 지표이기 때문이에요. 일반적으로 배액 양상이 Fresh bloody(새빨간 붉은)이고 양도 많다가 점차 Bloody(붉은)로 변하면서 양이 줄어들어요. 하지만 수술 부위에 지혈이 안 되거나 새로 출혈이 생기면 Fresh bloody(새빨간 붉은)로 많은 양이 짧은 시간에 나오죠. 또한 농양이나 염증이 생긴 경우에는 Serous(연한 노란색)로 변하기도 해요. 또 수술 후 뇌와 척수를 감싸고 있는 막의 손상으로 뇌척수액이 누출되면 삼출액과 뇌척수액이 섞여서 배액관으로 나오기 때문에 배액 양상이 맑아지고 많은 양이 나오게 돼요.

그럼 배액 양상이 변화된다면 어떻게 해야 하나요?

배액 양상의 변화를 정확하게 의사에게 노티해야 해요. 수술 부위의 삼출물과 출혈이 줄어들면서 나타나는 변화인지를 구분해야 하고, 이를 확인 위해 배액 컵을 버리지 않고 보관해두라고 하는 거예요. 배액관 색의 변화, 양의 변화, 양이 늘었을 땐 환자의 증상(두통, 혈압 저하)을 확인한 후 의사에게 노티하면 돼요. 양의 변화 없이 삼출물의 색만 약간 흐려졌다면 보통의 현 상태를 유지하기도 하고 혹은 배액관의 압력을 Full pressure(가장 큰 압력)에서 Half pressure(반 정도의 중간 압력)로 바꾸기도 해요.

➕ 한 걸음 더   뇌척수액이 누출된다면?

뇌척수액이 누출되면 배액 양상의 변화와 함께 두통이 있고 움직이거나 고개를 숙이거나 흔들었을 때 두통이 악화되는 증상이 나타나요. 뇌척수액이 누출되면 절대침상안정을 하고 배액관의 압력을 낮추거나 제거를 해서 뇌척수액이 더는 배액되지 않도록 하죠. 이땐 충분한 수분 섭취를 격려하고 두통 및 오심 등의 증상이 심하면 수액을 투여하기도 해요.

만약 증상이 호전되지 않으면 뇌척수액 배액술을 통해 수술 부위로 뇌척수액이 누출되지 않도록 다른 부위로 배액을 해주거나 수술적 치료(손상된 경막 치료)를 하게 돼요. 또한 뇌척수액이 누출되는 경로를 통해 감염될 수 있으므로 감염의 징후(발열, 염증 수치의 변화, 배액 양상의 변화)를 주의 깊게 관찰해야 해요.

또 다른 주의 사항이 있나요?

배액관이 빠지지 않도록 조심해야 해요. 수술 후 2~3일간은 배액관을 삽관한 채로 있는데, 이때 환자가 침대에서 돌아눕거나 움직일 때 배액관을 잘 고정해 놓지 않으면 침상 난간에 걸려서 빠지거나 끊어지는 경우가 있어요. 그래서 배액관에 있는 집게로 환자의 옷에 고정을 해 침상 난간 등에 걸리지 않게 해야 하는 것이 좋아요. 그리고 환자에게 움직일 때는 반드시 배액관을 환자의 옷에 고정하도록 지속적인 교육이 필요해요.

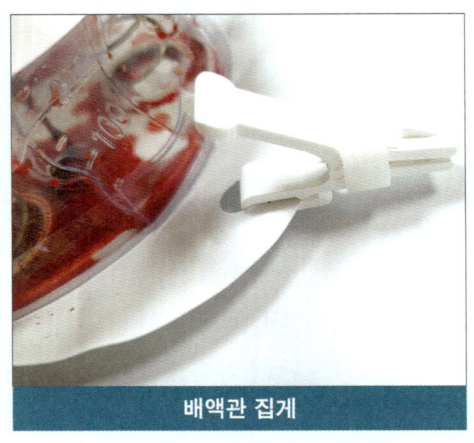

배액관 집게

배액관이 잘 유지되고 있는지 자주 관찰해야겠네요.

그리고 배액관의 중간 부위에 역류를 막을 수 있는 클램프가 있어서 배액관을 비우려고 열 때 나오던 삼출액이 뒤로 역류하지 않도록 해주죠. 하지만 클램프를 잠갔다가 풀지 않으면 수술 부위 내에 삼출액과 혈액 등이 나오지 못하게 되고 멈춰 있는 동안 배액관의 줄에 있던 혈액이 굳어서 배액관이 막힐 수도 있어요. 그래서 배액관을 비운 뒤에는 다시 한번 클램프를 열었는지 꼭 확인해야 해요. 배액관의 클램프는 가급적 배액관의 가까이에 놔서 비운 뒤에도 보이도록 하면 잊지 않을 수 있어요.

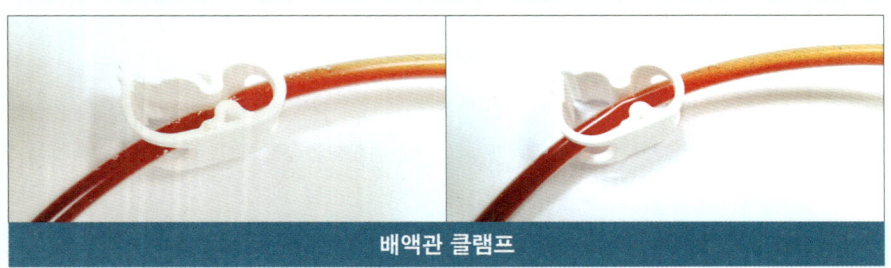

배액관 클램프

배액관은 언제쯤 제거하나요?

수술 후 배액관은 보통 2~3일 동안 삽관을 유지하며 배액 양상을 관찰하게 되고 배액량이 감소하면 제거해요. 처방된 시간마다 배액량을 기록하고, 이를 통해 하루 동안 배액된 총량을 파악해요(예를 들면 전일 아침 6시부터 다음 날 아침 6시까지 나온 전체 양). 보통 이 총량이 대략 50cc 미만이면 배액관 제거를 고려해요.

배액관 제거는 어떻게 하는 건가요? 배액관 제거는 어디서 하는지 궁금해요.

보통 환자의 침상에서 시행해요. 배액관이 삽입된 주변을 소독하고, 배액관을 고정해 놓은 실을 제거한 후에 천천히 당기며 뽑아서 제거해요. 제거 후에는 작은 상처가 남게 되는데 출혈이 많다면 다시 실이나 테이프, 의료용 스테이플러로 봉합할 수도 있어요.

제거된 배액관은 버리는 건가요?

배액된 삼출물이나, 배액관의 끝부분을 이용해 검사를 하기도 해요. 배액된 삼출물의 성분이나 균 배양 여부를 확인하기 위해 검사를 할 땐 무균의 배액 컵으로 삼출물을 옮긴 뒤 검사 용기로 옮겨 담아 검사실로 보내요. 또 배액관의 끝부분을 이용해 검사를 하는 경우에는 제거한 배액관의 끝부분을 잘라서 검사 용기에 담아 검사를 시행해요. 이 검사로는 배액관이 수술 부위에 삽관되어 있었으므로 수술 부위의 감염 여부를 확인할 수 있답니다.

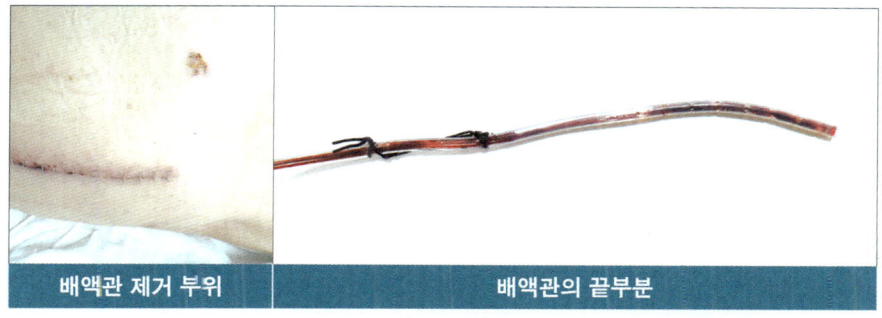

| 배액관 제거 부위 | 배액관의 끝부분 |

배액관을 제거한 뒤에는 어떤 부분을 주의해야 하나요?

배액량이 줄어든 뒤에 제거하기는 하지만 삼출액이나 출혈이 지속될 수도 있어요. 그러면 수술 부위의 상처 회복을 방해하게 되고 심한 경우에는 삼출물이 흡수되지 않고 남아서 수술 부위의 주변을 압박하게 돼요. 그래서 배액관을 제거한 뒤에는 환자의 신경계 사정을 더 주의 깊게 해야 하죠. 특히 앞쪽으로 경추 수술을 한 환자는 부종이 발생할 경우, 기도(Trachea, Larynx, Pharynx)와 인접한 부위가 눌려서 심각한 호흡 문제로 이어질 수 있어요.

환자의 상태를 더 자세히 살펴봐야겠어요.

또 배액관을 제거한 부위도 확인해야 해요. 배액관을 제거한 부위를 봉합하지 않으면 상처를 통해서 출혈이 되기도 하고 배액관을 제거하면서 주변 부위가 자극되어 출혈이 있을 수 있어요. 소량일 때는 시간이 지나면 멈추지만 지속되는 경우에는 다시 봉합해야 하므로 수술 부위를 드레싱한 거즈에 피가 얼마나 묻어 나오는지 확인하고 많이 새어나와 Oozing된다면 노티해야 해요.

+ 한 걸음 더   Milk test

목 앞쪽을 수술한 경우에는 수분 섭취를 시작하기 전에 식도 천공 등을 알아보기 위해 흰 우유와 빨대를 미리 준비하도록 하여 Milk test를 진행하기도 해요. 환자에게 흰우유를 빨대로 마시도록 하고, 배액관으로 우유나 우유가 섞인 색이 배액된다면 천공을 의미하므로 이비인후과의 협진을 통해 응급수술을 해야 해요.

4 수술 후 상처 간호

Case

뇌종양을 진단받고 개두술(Craniotomy)과 종양제거수술(Tumor removal)을 시행한 지 2일이 되어 배액량이 줄어들어 배액관을 제거하였다. 이후 수술 부위의 상처는 어떻게 관리해야 할까?

수술 부위에서 배액관도 제거했네요. 이제 수술 부위의 상처 관리는 어떻게 하면 되나요?

수술한 지 7~14일이 지나면 수술 부위의 상태를 보면서 봉합사를 제거하게 돼요. 제거 전까지는 2~3일에 한 번씩 수술 부위를 소독하면서 관찰하죠.

그러면 그때까지는 입원을 해서 치료를 받나요?

수술 후 신경학적 문제가 없고, 수술 부위의 상태가 양호하다면 봉합사를 제거하지 않아도 퇴원할 수 있어요. 보통 입원 시부터 7~10일간 입원 치료를 받게 되는데 미리 퇴원하게 되면 집 근처의 가까운 병원에서 수술 부위를 소독하고 7~14일 사이에 봉합사를 제거하도록 교육하기도 해요.

✓ TIP 수술 부위 봉합사의 다양한 종류

수술 부위의 피부를 봉합하는 방법은 다양해요. 봉합사에 따라서 제거 여부, 제거 시기, 물에 닿는 정도가 다르니 어떤 봉합사를 사용했는지 알아두고 수술 부위의 적절한 관리 방법을 환자와 보호자에게 교육할 수 있도록 해요.

종류	설명
의료용 본드	- 꿰매지 않고 바르면서 절개 부위를 봉합하는 멸균상태의 피부용 액상 접착제 - 흉터를 최소화하고, 다음 날부터 가벼운 세안 및 샤워 가능 - 제거하지 않아도 됨
상처 봉합 테이프(=Steristrip)	- 흉터 없이 상처의 벌어짐을 막을 수 있음 - 경추 수술 시 봉합사를 제거한 후에 벌어진 상처에 사용 - 일주일 뒤부터 제거하지 않은 채로 샤워 가능 - 저절로 떨어질 때까지 유지
봉합 유지기	- 꿰매지 않고 테이프로 붙여 당겨 수술 부위의 재생을 유도 - 팔, 다리 등의 정형외과 수술 시 사용 - 2주 뒤에 제거
봉합사	- 조직의 봉합, 결찰 및 고정에 사용하는 비흡수성 봉합사 - 가장 흔하게 사용 - 봉합 부위에 따라 1~2주 뒤에 제거
의료용 스테이플러	- 봉합사 없이 조직을 결찰 - 1~2주 내로 스테이플러 리무버로 제거

그러면 봉합사를 제거할 때까지 수술 부위는 씻지 못하나요?

 수술 부위의 상태에 따라 달라요. 수술 부위의 발적이나 염증 소견이 없다면 봉합사를 제거하지 않은 상태에서도 상처 위에 거즈나 소독 제품으로 덮지 않고 물에 닿거나 머리를 감는 것도 가능해요. 그 외에 일반적으로는 거즈로 수술 부위를 소독한다면 봉합사를 제거하기 전까지 물이 닿지 않게 해야 해요. 덮어 놓은 거즈 사이로 물이 들어가면 수술 부위의 상처를 습하게 하고 심한 경우에는 감염으로 이어질 수 있어요. 특히 기계를 삽입한 부위는 더욱 주의가 필요하죠(예: Ommaya, VP shunt, DBS 등).

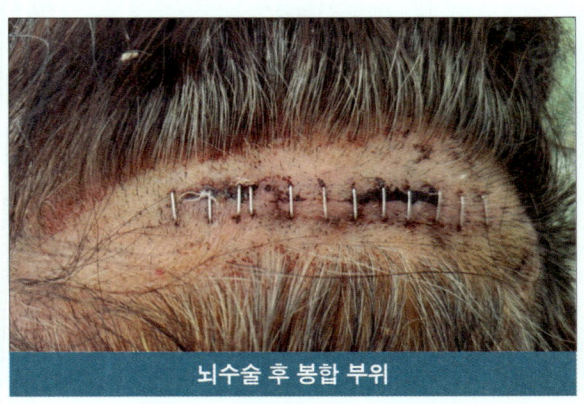

뇌수술 후 봉합 부위

 수술 부위를 관리할 때의 주의 사항은 뭔가요?

 경추나 요추 수술 시에는 봉합사를 제거한 후에 샤워가 가능해요. 하지만 수술 부위의 상처를 자극하지 않게 주의해야 하고, 수술 후 한 달 이내에 사우나실이나 수영장 등 습도와 온도가 높은 곳에 장시간 머물게 되면 상처의 회복이 지연되고 심하면 감염이 생길 수 있으니 주의해야 해요. 또한 보조기를 너무 강하게 착용해서 수술 부위를 자극하지 않도록 해야 하죠.

❗ 잠깐 경추 수술 후 머리에 봉합사가 있을 때

경추 수술을 할 때는 수술실에서 환자의 머리가 움직이지 않도록 머리 양쪽 옆을 고정 하고 수술을 해요. 이후 고정했던 핀을 제거하고 의료용 스테이플러나 봉합사로 봉합한 다음에 3~7일 사이에 제거하죠. 하지만 환자들은 수술 부위가 아닌 머리에 봉합사가 있는걸 생각하지 못하고, 또 머리카락 때문에 잘 보이지 않기도 하므로 수술 후 확인해서 봉합사가 있다면 미리 설명해주는 것이 좋아요.

뇌수술을 했다면 수술 부위를 어떻게 관리하나요?

 봉합사 제거 전에는 수술 부위에 샴푸 같은 화학제품이 직접 닿게 하면 안 돼요. 수술 부위에는 물만 사용하거나 베타딘 성분이 함유된 샴푸로 헹구어 내도록 설명하죠. 또 수술 부위가 자극되지 않도록 드라이기 같은 뜨거운 바람을 직접 닿지 않도록 하고 야외 활동 시에는 햇빛이 직접 닿지 않게 꽉 조이지 않는 모자를 착용하는 것이 좋아요. 가장 중요한 것은 수술 부위에 생기는 문제점을 알고, 문제가 발생했을 때 바로 병원을 방문하도록 교육하는 거예요.

 어떤 문제가 생길 수 있나요?

 퇴원 시에는 수술 부위의 상처가 괜찮았다고 하더라도 추후에 감염, 혈종, 발적, 상처의 벌어짐, 회복 지연 등의 문제가 생기는 경우가 있어요. 그래서 주기적인 소독을 하면서 수술 부위의 지속적인 관찰이 중요해요. 예를 들어 수술 부위가 빨갛게 변하거나 부어오르는 경우, 농양이나 출혈이 관찰되는 경우, 봉합을 유지 중인 상태에서 봉합사가 제거되거나 고열이 있는 경우에는 반드시 병원에 내원하도록 설명해야 해요.

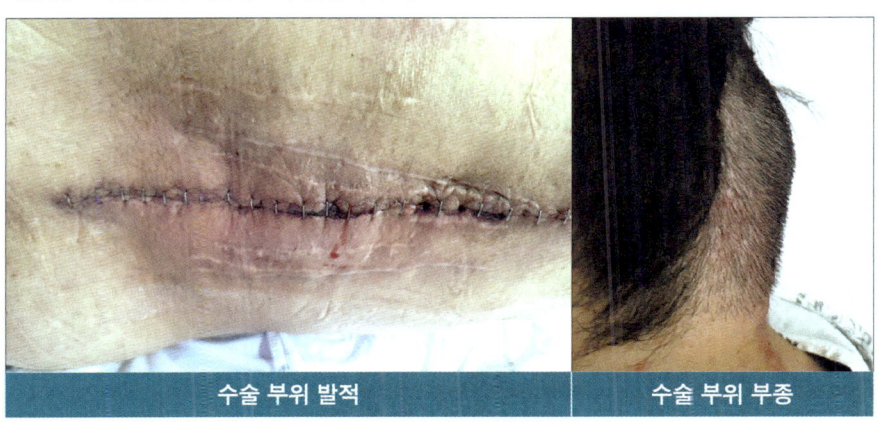

수술 부위 발적 | 수술 부위 부종

 뇌수술 후 수술 부위 쪽 얼굴이 많이 부어 있는 걸 본 적이 있어요. 이런 경우에도 문제가 있는 건가요?

 수술 시 조직이 손상되어 조직액이 증가하고 그로 인해 부종이 생기게 되는데 이는 정상적인 반응이에요. 수술 직후보다 1~2일 후 더 심해지고 뇌수술의 경우, 얼굴 특히 눈 주변으로 부종이 심하게 생기면 눈을 뜰 수 없을 정도로 붓기도 해요. 부종을 감소시키기 위해서는 수술 부위 쪽으로 누워서 잠들지 않도록 하며, 침대 머리 쪽을 높여 주고 차가운 찜질을 (수술 부위에 직접적으로 닿지 않도록) 해주면 며칠 내로 금방 사라질 거예요.

[PART 2] 신경외과 수술 및 시술

5 수술 후 주의 사항

Case

75세 여성으로 뇌동맥류를 진단받고 뇌동맥류 클립 결찰수술을 받았다. 중환자실에서 2일간 치료를 받고 병동으로 올라왔는데 수술 전의 의식 상태는 명료하고 지남력도 있었으나 현재 지금이 1990년이고 여기가 집이라고 말한다. 이럴 땐 어떤 간호를 제공해야 할까?

수술 후에 섬망이 생긴 경우를 본 적이 있어요. 섬망은 왜 생기나요?

먼저 섬망(Delirium)에 대해서 알아볼게요. 섬망은 갑자기 의식과 주의력이 흐려지고 인지기능이 저하되는 상태를 말하는데 주로 약물이나 질병, 환경의 변화로 발생하기도 해요.

섬망이 잘 발생하는 환자가 따로 있나요?

고령일수록 발생률이 증가하고, 뇌질환이나 감염성 질환, 수면제나 진정제 등 특정 약물의 과도한 복용이나 흡연, 음주 등의 금단 시에 더 잘 발생하기도 해요. 또 중환자실의 경우에는 격리된 특수한 상황과 밤낮이 구별되지 않는 환경 등으로 인해 섬망이 더 자주 발생하죠.

주로 어떤 증상이 나타나는지 궁금해요.

가장 흔한 증상으로는 수면장애와 공격적 행동, 환각이나 망상 증상이 나타나는 경우가 많아요. 반대로 무기력하게 활동이 저조해지기도 해요. 이러한 증상은 주로 저녁이나 야간에 더 심해지죠. 타인을 때리거나 병원 밖으로 나가려고 하거나 침상에서 낙상하기도 하고 삽관되어 있는 주사나 배뇨관, 배액관 등을 제거하는 모습을 보일 수도 있어요.

이런 증상이 발생하면 무엇부터 해야 하나요?

우선 가장 중요한 것은 환자와 의료진의 안전이에요. 환자가 섬망으로 인해서 손상을 입거나 타인에게 해를 끼치지 않게 하는 게 중요하죠. 우선 의사소통으로 상황이 진정될 수 있으면 보호자를 상주하도록 하여 익숙한 환경을 제공하는 것이 좋고, 과도한 자극을 제한하며 낮 시간에 활동을 격려하고 밤에 수면을 취하도록 돕는 것이 중요해요.

하지만 섬망 증상이 심해서 의사소통으로는 행동이 조절되지 않으면 당황스러울 것 같아요.

공격적인 증상이 나타나면 환자와 의료진을 보호하기 위해 신체보호대를 먼저 적용할 수 있어요. 신체보호대 적용 시에도 환자로부터 해를 입지 않도록 주의하고 원내에 보호요원 등의 도움을 받는 것이 좋아요. 또 의사에게 알린 뒤 약물을 투여하기도 하는데 주로 Haloperidol, Quetiapine, Risperidone 등을 사용해요.

✓ TIP 신체보호대 적용 시 주의 사항

신체보호대란 환자의 신체 움직임을 제한하기 위한 물리적 기구로써 환자의 낙상 및 자해 예방, 발관 위험, 타인에게 해를 가하지 않게 하기 위해 적용해요.

적용할 때는 환자, 보호자에게 동의서를 받아야 하고 의사의 처방이 필요해요. 8시간마다 적용 유지에 대한 필요성을 평가하고, 2시간마다 환자의 적용 부위 피부, 순환 상태를 확인하는 평가가 필요하죠. 하지만 응급 상황일 때는 동의서 작성 없이 우선 적용할 수 있고, 추후 24시간 내에 동의서와 의사의 처방을 받기도 해요.

신체보호대는 환자와 의료진의 안전을 위한 최후의 수단으로 사용되며 최소한의 시간만 적용해야 해요.

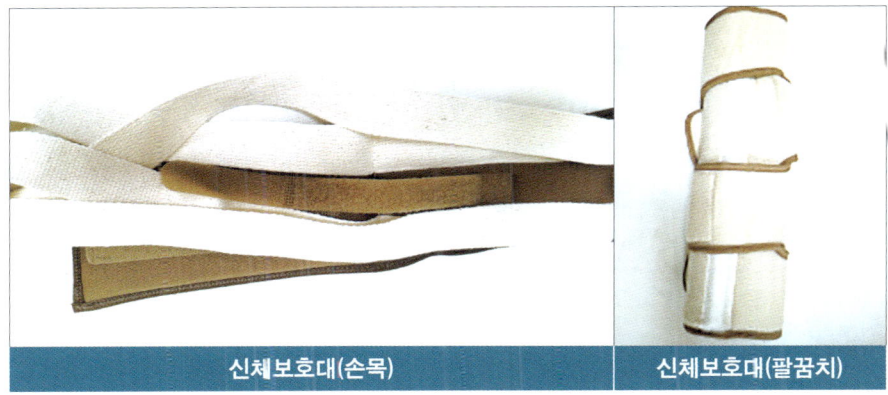

신체보호대(손목) | 신체보호대(팔꿈치)

 수술 후 섬망이 생긴 것과 의식의 변화를 어떻게 구별할 수 있는지 궁금해요.

 섬망은 일시적이고 하루에도 기복이 있어 변화가 심해요. 또한 지남력 등 인지기능의 저하가 있지만, 질문에 대답하거나 지시에 따라 움직이는 활동 등의 문제는 없어요. 수술 후 뇌질환의 문제로 의식 저하가 나타났다면 근력, 동공 반응의 이상 등도 함께 나타나니 한 가지의 문제보다는 신경계 전체에 대한 평가를 한다면 구별할 수 있을 거예요.

 그렇다면 섬망은 금방 좋아지나요? 나중에 치매가 될까 봐 보호자분이 걱정하시더라고요.

 서서히 진행하는 치매와는 다르게 섬망은 증상이 갑자기 발생하고 대부분은 2~3일 내에 증상이 없어지며 호전돼요. 간혹 장기간 지속되면 정신건강의학과의 협진을 통해 약물치료를 하기도 하죠.

섬망이 생기면 낙상의 위험성도 높아질 것 같아요.

 맞아요. 꼭 섬망 때문이 아니더라도 수술 후 환자는 낙상 위험성이 높아요. 수술 후 여러 가지 삽관과 배액관으로 인해 활동의 제약이 생기고, 투여하는 수액과 약물의 증가로 소변량도 늘어나기 때문에 밤에 화장실을 가는 횟수도 증가하죠. 또한 의식이나 근력이 저하되는 경우도 많아서 수술 후에 낙상 사고가 일어날 가능성이 커요.

 낙상이 발생하지 않게 하려면 어떻게 해야 하나요?

 낙상 예방 활동을 지속적으로 하는 게 가장 중요해요. 입원 시와 라운딩 시에 설명해 주거나 특히 낙상 고위험 약물(이뇨제, 수면제, 산동제)을 투약 중인 환자에게는 한 번 더 설명해주는 것이 좋겠죠?

 어떤 내용으로 낙상 교육을 해야 하는지 알려주세요.

 먼저 침상의 난간은 반드시 올리고 침대를 고정해야 해요. 또 의식이 명료하지 않거나 근력 저하가 있다면 반드시 보호자와 함께 거동하도록 해야 하죠. 밤 동안 행동 조절이 안 된다면 신체보호대 적용도 고려할 수 있어요. 낙상 패드를 사용하고요. 밤에 낙상 사고가 가장 많은 만큼 침대 위에 조명을 사용하도록 하고 잠들기 전에 화장실에 다녀오도록 설명하는 것도 중요하죠.

! 잠깐 수술 후 처음 걸을 때는 낙상 주의!

수술을 받은 다음 1~2일 후 처음 걷기 시작할 때에 낙상 사고가 가장 많이 일어나요. 수술 후 장시간 누워 있다가 갑자기 일어나면 어지럼증을 많이 느끼고 넘어질 수도 있어요. 이럴 땐 침상에서 일어나 난간을 잡고 있거나 침상에 앉아서 5분 이상 있다가 움직이도록 하고 반드시 보호자와 함께 이동하도록 설명해야 해요.

또 척추 수술 환자는 다리나 발의 근력이 저하된 경우가 많은데 슬리퍼를 신고 움직이다가 걸려서 넘어지기도 하죠. 그래서 수술 후 이동할 때는 운동화를 신도록 설명하고, 움직이는 연습을 위한 보조기구(Walker) 등을 적극 활용해서 낙상 위험성을 줄일 수 있어요.

Case

고혈압으로 약물 복용 중인 70세 남성. 척추전방전위증을 진단받아 후방요추간융합수술 (Posterior Lumbar Interbody Fusion, PLIF)을 받았다. 수술 직후 산소포화도가 89%, 혈압 80/40mmHg로 측정되었다. 어떤 간호가 필요할까?

수술 후 혈압과 산소포화도가 떨어졌어요. 수술 중 출혈 때문인가요?

수술 범위가 크고 출혈량이 많았다면 수술 후에 혈압이 저하될 수 있고 추후에도 배액량이 계속 많으면 혈압이 떨어질 수 있어요. 그 때문에 수술 직후에는 활력징후를 측정하는 것이 매우 중요하죠.

그리고 수술 시 출혈량이 많거나 수술 후에도 배액량이 많다면 혈압 저하가 있을 수 있어요. 고혈압 약물을 투여하던 환자는 반드시 혈압을 측정한 후에 약물 투여를 하도록 해야 해요. 또 고혈압약 외에도 심혈관계 약물 중에는 혈관 확장제가 많으니 심각한 저혈압일 때는 약들을 투여할지 말지를 의사에게 확인한 후에 투약해야 하죠.

그럼 이제 어떻게 해야 하나요?

수액과 수혈을 통해서 손실된 혈액량을 보충하고 혈압을 올리는 것이 중요해요. 먼저, 수술 후 시행한 Hemoglobin 결과를 확인하고 수술실에서의 출혈량, 현재 배액량 등을 파악해서 의사에게 노티하죠. 이후에 금기가 아니라면 양쪽 다리를 올려 심장으로의 혈액 복귀를 돕고 심전도도 모니터링해요. 그리고 약물과 수혈을 위한 20G 이상의 혈관을 추가로 확보해 놓는다면 수혈이나 약물이 처방 날 때 더 빠르게 준비할 수 있어요. 또 IV line을 잡을 때는 수혈을 위한 혈액형 검체도 함께 준비하면 좋겠죠?

아하, 수혈을 할 수도 있겠군요. 출혈이 있을 땐 어떤 혈액제제를 수혈하나요?

혈압 저하와 함께 Hemoglobin 저하가 있다면 Packed RBC 수혈을 해요. 수혈이 처방 나면 혈액형검사와 예기항체검사가 필요하므로 앞서 채혈한 검체로 혈액형검사를 하는데 혈액형검사는 24시간 이내, 예기항체검사는 72시간까지 유효하죠. 이는 병원마다 규정이 다를 수 있으니 확인해 보아야 해요. 혈액이 준비되면 수혈을 시작하고 혈압이 많이 저하되었다면 권고되는 수혈 시간을 지키지 않고 의사 처방에 따라 더 빠른 속도로 투여하죠.

➕ 한 걸음 더 응급 수혈

일반적인 수혈 시 ABO typing(혈액형검사), Antibody screening(예기항체검사) 검사를 한 다음에 대략 2시간 후에 혈액이 준비돼요. 하지만 출혈량이 많거나 대량 출혈이 지속되고 있다면 의사의 판단하에 응급·초응급 수혈을 진행할 수 있어요. 응급 수혈은 혈액형검사가 완료되는 30분 내로 혈액이 준비되고, 초응급 수혈은 바로 혈액 준비가 가능해요. 하지만 일반적인 경우보다 안전을 위한 검사 과정이 생략되는 만큼 응급 상황 시에만 고려되어야 하죠(병원마다 지침, 방법, 검사가 다르니 참고하세요).

그럼 수액은 어떻게 투여하나요?

혈액 손실로 인한 체액량 저하 시엔 0.9% NS(Normal Saline, 생리식염수)로 투여하고 초기엔 많은 용량을 한 번에 투여해 혈압을 올리기도 해요. 의사의 처방에 따라 NS full dropping해서 투여한 후에 혈압을 지켜보며 시간당 투여하는 용량을 결정하죠. 그럼에도 혈압이 오르지 않으면 승압제를 사용하기도 해요. 승압제는 단독 라인으로 투여되어야 하고 말초혈관 사용 시엔 정맥염이 잘 발생하므로 20G 이상의 IV line을 사용하거나 중심정맥관으로 투여를 권장해요.

수액이나 승압제를 투여하고 나면 혈압에 변화가 있는지를 계속 잘 지켜봐야겠네요.

맞아요. 혈압이 다시 오르는지 자주 측정해야 해요. 또한 수액과 혈액이 많이 투여된 만큼 소변량도 잘 나오는지 I/O를 주의 깊게 봐야 하고, Chest X-ray를 통해 흉수(Pleural effusion), 폐부종(Pulmonary edema) 등이 발생하는지도 확인해야 하죠.

흉수나 폐부종이 생길 수 있다면 호흡곤란이 오는지 산소포화도도 함께 봐야겠네요. 산소포화도가 저하되면 산소를 공급하면 되겠죠?

맞아요. 체액량이 과다하게 되면 폐부종 등으로 인해 산소포화도가 저하되기고 하고, 수술 후 적절한 환기가 안 될 때도 산소포화도가 저하돼요. 그러면 산소를 공급해야 하는데 보통 Nasal prong, Mask를 통해 공급하고 심호흡도 함께 하도록 교육하는 것이 좋아요.

3 신경외과 시술 간호

1 요추천자

Case

뇌종양 제거 수술 후 6일이 지난 환자가 고열, 두통이 지속되어 중추신경계 감염을 의심해 검사를 진행하고 있고, 오늘은 요추천자를 시행할 예정이다. 어떤 준비를 해야 할까?

 요추천자에 대해서는 배운 적이 있어요. 뇌척수액 검사를 하는 거죠?

 맞아요. 뇌척수액은 뇌에서 만들어져서 뇌와 척수 사이를 순환해요. 외부로부터 뇌와 척수를 보호하는 역할을 하고 뇌수막(지주막)으로 싸여 있어요. 이런 뇌척수액 검사를 하려면 허리 척추의 뼈 사이를 바늘로 찔러 뇌척수액이 흐르고 있는 공간인 뇌수막을 천자하여 뇌척수액을 채취해야 하죠. 보통 허리(요추) 부위를 천자하기 때문에 요추천자라고 불러요.

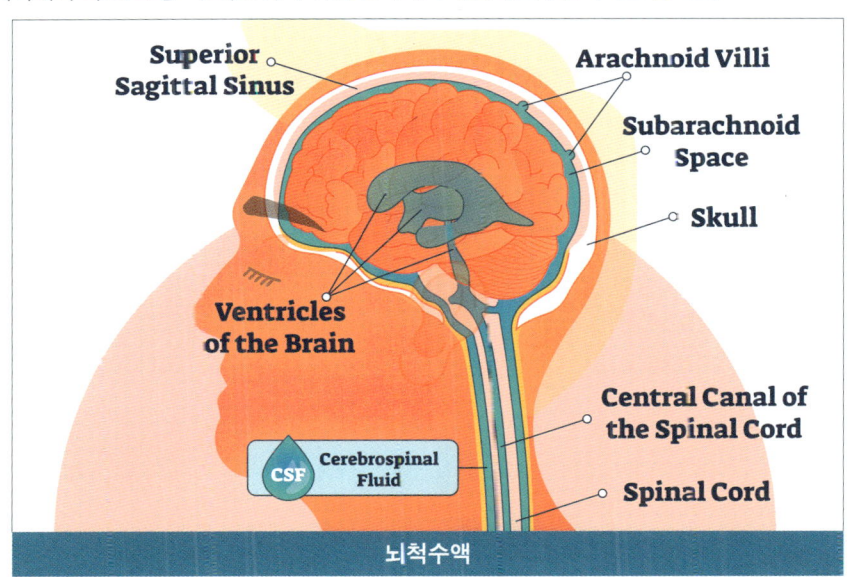

 왜 요추 부위에서 천자를 하는지 궁금해요.

 뇌척수액을 얻으려면 뇌수막을 천자해야 하는데, 이때 다른 부위의 손상을 최소화하며 천자할 수 있는 곳이 요추이기 때문이죠. 척수가 요추 1~2번까지 위치하기 때문에 척수의 손상을 막기 위해 그 아래쪽인 요추 3~5번 사이를 천자해요.

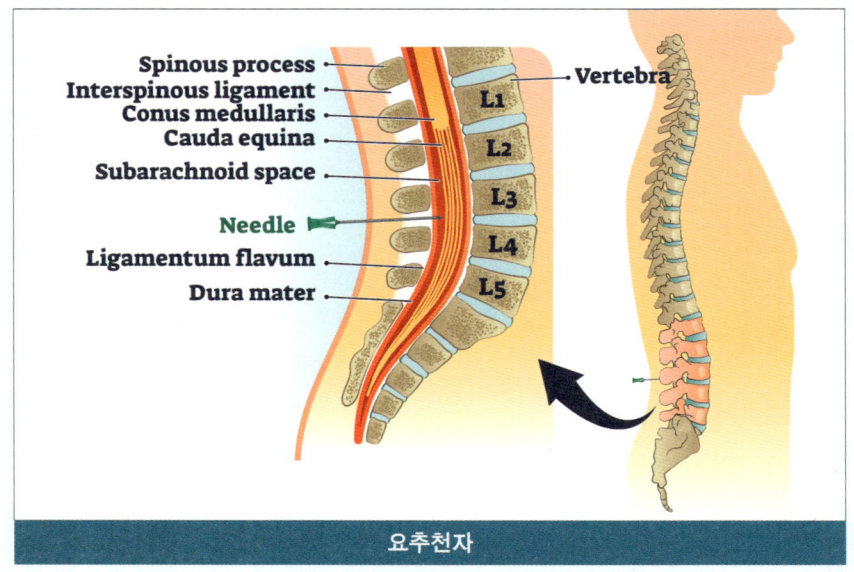

요추천자

다 이유가 있는 거였군요. 그럼 뇌척수액 검사는 어떤 경우에 하나요?

뇌나 두개강 내의 출혈, 암, 감염과 같이 중추신경계에 영향을 미치는 질환이나 상태를 진단하기 위해서 시행해요. 주로 염증성질환인 뇌수막염을 진단할 때 가장 많이 시행하죠. 그 외에도 뇌내압(IntraCranial Pressure, ICP) 측정, 척수강 내 약물 투여, 척추마취 시에 하게 돼요. 지주막하출혈(SubArachnoid Hemorrhage, SAH)의 진단이 CT상 불확실한 경우에 보조수단으로 시행하기도 하고, 뇌수막 공간 안에 암이 전이되었는지를 확인하는 병리학 검사에도 시행되고 있어요.

✓ TIP 지주막하출혈 시 뇌척수액 검사

지주막하출혈은 지주막 아래 뇌척수액이 흐르는 공간에 출혈이 생기는 것을 말하는데요. 보통 Brain CT 검사로 진단하지만, 출혈이 경미해서 CT 결과로 진단이 어려운 경우에는 뇌척수액 검사를 진단의 보조 수단으로 시행하기도 해요.

요추천자를 시행해 뇌척수액을 채취한 시간 순서에 따라 1, 2, 3번으로 구분하여 검체를 3회 채취하고, 채취한 뇌척수액 안의 RBC를 확인해요. 원래 뇌척수액 안에는 RBC가 없지만, 지주막하출혈이 생기면 뇌척수액에도 피가 섞여 있기 때문에 1, 2, 3번의 검체에서 전부 RBC가 확인되고 뇌척수액의 색도 붉게 관찰되죠. 지주막하출혈이 없다면 처음 1번에서는 천자로 인한 출혈로 피가 나올 수 있지만 2번, 3번으로 갈수록 RBC가 줄어들어요. 이렇게 세 번의 검사로 진행되어 '3 Bottle test', '3 Tap test'로 불리기도 한답니다.

➕ 한 걸음 더 오마야 저장소(Ommaya reservoir)

경막내로 투여하는 항암제는 투약할 때마다 요추천자를 시행해서 약물을 투약해야 해요. 이렇게 자주 항암제를 투여해야 할 때는 머리에 오마야 저장소(Ommaya reservoir)를 삽입하는 수술을 할 수 있어요. 흔히 혈관 내로 삽입하는 케모포트와 비슷하게 뇌실 내로 포트를 삽입하는 것으로, 머리 피부 아래에 삽입해서 뇌실까지 이어져 있어요. 항암제 투여 외에도 뇌척수액 검사도 할 수 있고요. 케모포트처럼 피부 매립형이라 생활에도 지장이 없고 요추천자를 반복해야 하는 어려움도 줄일 수 있어요.

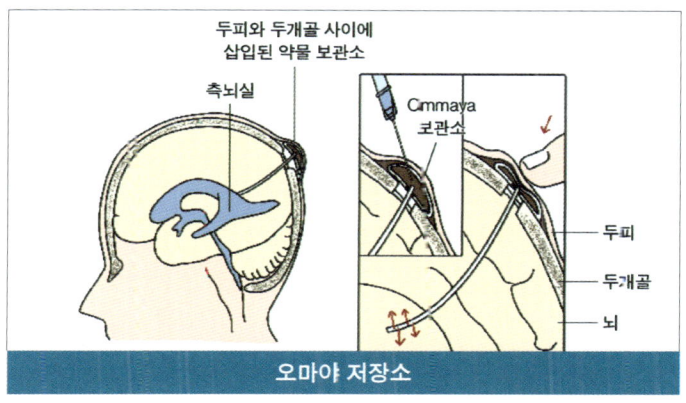

오마야 저장소

 뇌척수액 검사를 통해 어떤 걸 알 수 있나요?

 뇌척수액 검사 결과로 알 수 있는 소견을 다음 표로 정리해 보았어요.

검사명	정상범위	의미
CSF apperance	맑고 투명	- 탁한 색: 감염 소견 - 황색증(Xanthochromia): 두개내 출혈
SG	1.007	
PH	7.35	
WBC	0~5/μL	- 증가: 감염(세균성 뇌막염, 바이러스성 뇌막염), 염증성질환(다발성 경화증) 등
RBC	0/μL	- 증가: 외상성 천자, 두개내 출혈
Protein	15~45mg/dL	- 증가: 감염, 염증, 종양, 출혈 등 - 감소: 뇌척수액 누출
Glucose	50~80mg/dL	- 증가: 바이러스성 뇌막염 - 감소: 세균성 뇌막염, 결핵성 뇌막염, 진균성 뇌막염 등
압력	7~18 cmH$_2$O	- 증가: 두개내압 상승(종양, 출혈, 수두증 등) - 감소: 두개내압 감소(CSF 누출, 탈수 등)

요추천자가 침습적인 시술이고 뇌척수액을 채취하는 거라 금기사항도 있을 것 같아요.

 혈소판 감소로 인해 지혈이 잘 안되거나 뇌 안의 압력이 상승했을 때는 급격한 뇌척수액의 제거로 뇌탈출이 일어날 수 있기 때문에 금기예요.

 뇌탈출이 일어날 수도 있군요. 또 어떤 때에 시행할 수 없나요?

 이 외에도 천자 부위의 피부병변이 있거나 요추천자를 위한 적절한 자세 유지가 안 될 때는 시행할 수 없죠.

 그럼 요추천자를 못 할 땐 어떻게 하나요?

 뇌척수액 검사를 할 수 없을 때는 다른 검사 결과를 참고해 진단하고 치료를 결정해야 해요. 혈액검사로 여러 감염 및 염증의 상태를 알 수 있고, CT와 MRI 등의 영상검사로도 신경계 질환에 대한 정보를 얻을 수 있어요. 그 외에도 뇌파검사, 신경학적 사정도 참고할 수 있고요.

 시술 전에 무엇을 준비해야 하나요?

 우선 시술에 대한 동의서 작성이 필요해요. 모든 침습적 시술 전에 시술을 시행해야 하는 이유, 하지 않을 때 예상되는 일, 시술 과정, 시술 후 생길 수 있는 부작용에 대해서 설명하고 동의를 얻어야 해요. 의식이 없는 환자라면 보호자에게 설명해야 하므로 동의서 작성을 위해 보호자가 함께 있어야 하죠.

❗ 잠깐 시술 전 Time out은 필수!

Time out은 안전하고 정확한 수술 및 시술을 진행하기 위해 출입 전, 마취 전 모든 의료진이 모여 환자의 인적 사항과 수술 부위 및 수술명 등을 확인하는 것을 말해요.

시술 시에도 Time out을 하는데 요추천자처럼 처치실에서 환자를 시술할 때는 참여하는 간호사와 의사가 Time out을 시행해요. 의무기록으로도 Time out을 시행했음을 남기고 있으므로 반드시 확인해야 하죠.

침습적 시술·검사 체크리스트

등록번호: 12345	진료과: 신경외과	병실: 7200
성명: 나환자	성별/나이: F/78	담당교수: 나교수
시술·검사일: 20○○-06-24	시술·검사명: 요추천자	

I. 시술 전 확인

1. 환자 확인을 하였습니까?	☐ 예	☐ 아니요
2. 시술·검사명을 확인하였습니까?	☐ 예	☐ 아니요
3. 시술·검사 동의서를 받았습니까? 동의서를 확인하였습니까?	☐ 예	☐ 아니요
4. 시술·검사 부위를 의무기록, 동의서, 방사선 촬영 결과 등을 통해 확인하였습니까?(표시 제외 대상도 포함)	☐ 예	☐ 아니요
5. 시술·검사 부위를 정확하게 표시하였습니까?	☐ 예 ☐ 시술실 표식 ☐ 제외 대상	
6. 진정 시술 시 치아 상태	☐ 흔들리는 치아 ☐ 틀니(의치) ☐ 고정 치아(임플란트) ☐ 정상 ☐ 해당 없음	
확인자 서명	간호사:	

II. 시술·검사 전 확인 - 시술·검사실 입실 시

1. 환자 확인을 하였습니까?	☐ 예	☐ 아니요
2. 시술·검사명을 확인하였습니까?	☐ 예	☐ 아니요
3. 시술·검사 동의서를 받았습니까? 동의서를 확인하였습니까?	☐ 예	☐ 아니요
4. 시술·검사 부위를 의무기록, 동의서, 방사선 촬영 결과 등을 통해 확인하였습니까?(표시 제외 대상도 포함)	☐ 예	☐ 아니요
5. 시술·검사 부위를 정확하게 표시하였습니까?	☐ 예 ☐ 시술실 표식 ☐ 제외 대상	
6. 진정 시술 시 치아 상태	☐ 흔들리는 치아 ☐ 틀니(의치) ☐ 고정 치아(임플란트) ☐ 정상 ☐ 해당 없음	
확인자 서명	간호사: 의료기사:	

III. Time out - 침습적 시술·검사 직전 팀원들이 모두 모여 구두 확인	
1. 팀 구성원 이름과 역할을 확인하였습니까?	☐ 예 ☐ 아니요
2. 환자 확인을 하였습니까?	☐ 예 ☐ 아니요
3. 시행할 시술·검사명을 확인하였습니까?	☐ 예 ☐ 아니요
4. 체위 또는 시술·검사 부위(표시 포함)을 확인하였습니까?	☐ 예 ☐ 아니요
5. 시술·검사에 사용할 장비, 기구 또는 재료 준비를 확인하였습니까?	☐ 예 ☐ 아니요
확인자 서명	시술·검사의: 간호사: 의료기사:

IV. Sign out - 시술·검사 후 환자 퇴실 전(또는 시술·검사 직후) 구두 확인	
1. 시행된 시술·검사명을 확인하였습니까?	☐ 예 ☐ 아니요
2. 사용된 기구, 거즈, 바늘, 스펀지 등의 개수를 확인하였습니까?	☐ 예 ☐ 아니요
3. 검체(검체명, 검체종류, 수량)를 확인하였습니까?	☐ 예 ☐ 아니요
4. 점검이 필요한 의료장비(고장 등) 여부를 확인하였습니까?	☐ 예 ☐ 아니요
확인자 서명	시술·검사의: 간호사: 의료기사:

 병동에서 시술을 한다면 직접 준비물도 챙겨야 할 텐데 어떤 게 필요한가요?

 준비물은 멸균 세트(Kelly, 유공포, Bowel을 포함), 부분마취제(Lidocaine), Syringe, 멸균 장갑, 요추천자 바늘(Spinal needle), Manometer, 뇌척수액 검체 용기, 거즈, 테이프가 필요해요. 그리고 멸균 세트가 오염되지 않도록 열고 그 안에 소독용 클로르헥시딘, 베타딘과 준비물을 무균적으로 넣으면 준비가 끝나요.

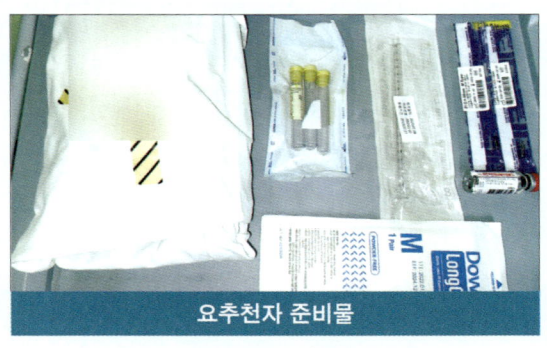

요추천자 준비물

그럼 검사는 병실 침상에서 진행되나요?

 보통 병실이나 처치실에서 진행돼요. 검사를 위해 환자의 자세를 유지하고 멸균 세트 등을 침대 옆에 놓고 이용해야 하므로 주로 공간이 넓은 처치실에서 더 많이 시행해요.

 이제 준비가 다 되었어요. 이제 시술을 시작하나요?

 시술 준비가 완료되었다면 환자에게 화장실을 다녀오도록 설명하고 처치실에서 시술 예정이라면 침대로 이동해요. 필요한 준비물을 침상 옆에 준비하고 필요한 진통제 혹은 진정제를 투약한 후 요추천자에 필요한 자세를 잡도록 해요.

! 잠깐 요추천자 시술 전 해야할 일

1. 절대침상안정 설명하기

요추천자 후 시술 부위의 출혈 및 뇌척수액 누출을 예방하기 위해서 3~6시간의 절대침상안정이 필요해요. 이 시간에는 대소변도 침상 내에서 시행해야 하므로 환자가 많은 불편함을 느낄 수 있어요. 그래서 시술 전에는 반드시 화장실을 다녀오도록 설명해야 해요.

2. 필요시 금식하기

비위관(Levin tube)을 통해서 경관유동식을 투여하는 환자라면 최소 1~2시간 이내의 금식이 필요해요. 반드시 금식이 필요한 시술은 아니지만, 시술 시 자세가 복부의 압력을 증가하게 해서 액체로 된 경관유동식을 투여한 직후에는 구토와 흡인으로 이어질 수 있어요. 따라서 시술이 예정되었다면 미리 식사 시간을 조정해야 해요.

3. 미리 Suction 하기

기관절개관(Tracheostomy)을 가지고 있거나 Suction을 자주 하는 환자는 시술 전 Suction을 미리 시행하고, 산소포화도가 저하되지 않는지 모니터링도 필요해요. 바늘로 허리를 천자하는 침습적이고 위험한 시술이기 때문에 환자가 움직이지 않고 옆으로 누운 자세를 유지하는 것이 매우 중요한데 Suction을 하면 기침도 하고 몸이 움직일 수 있기 때문이에요.

 요추천자 시 검사는 어떻게 진행되나요?

 먼저 환자는 옆으로 누운 상태에서 양 무릎을 가슴 쪽으로 끌어당기고, 고개는 배꼽을 바라보는 자세를 취해야 해요. 하지만 시술 시간이 20분 이상 소요될 수 있고 시술 도중 움직일 수 없으므로 환자가 시술하는 동안 지속할 수 있는 만큼의 자세를 취해야 하죠.

왜 이런 자세를 취해야 하는 거죠?

 등이 앞쪽으로 구부러져야 척추뼈 사이의 공간이 벌어져서 요추천자 바늘이 들어갈 공간이 넓어지기 때문이에요. 간혹 척추관협착증 등 척추질환이 있거나 척추 수술을 한 경우에는 척추뼈 사이로 바늘이 잘 들어가지 않아서 시술이 어려울 수 있어요. 시술 전 요추 X-ray를 시행해 시술할 부위를 확인하기도 해요.

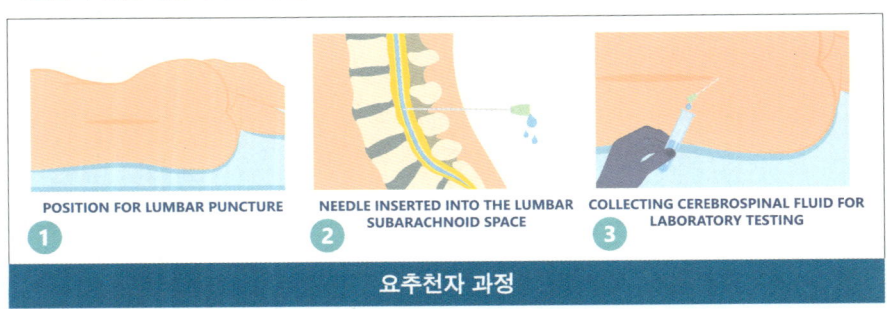

요추천자 과정

✓ TIP 의식이 저하된 환자를 요추천자 할 때

환자의 의식이 없거나 명료하지 않으면 시술 전 준비가 필요해요. Coma처럼 의식이 없는 경우 요추천자 시의 자세를 유지할 수 없어서 환자의 자세를 잡아줄 의료진이나 보호자가 필요해요. 그래서 시술이 예정되었다면 필요한 의료진 간에 미리 시간을 조율하는 등 준비를 하고 원활히 검사가 진행되도록 해야 해요.

또 만약 환자가 Irritable하거나 협조가 되지 않는다면 시술을 진행할 때 진정 약물의 투여가 필요할 수 있어요. 시술 시 긴 바늘이 척추 안에 삽입되므로 움직이지 않고 같은 자세를 유지하는 것이 중요한데, 협조가 어렵다면 시술 시 위험할 수 있기 때문에 진정시키는 약물(Midazolam, Pocral 등)을 투여해 환자가 시술 시 움직이지 않도록 해야 하죠. 진정 약물 투여를 할 땐 진정의 과정 및 위험성에 대한 동의서와 진정 전 환자 상태를 평가하는 기록지를 작성하고, 진정 후 회복 시에 환자 모니터링 등이 필요하므로 시술 전 미리 의사에게 노티하고 준비해야 해요.

 너무 무리해서 자세를 취하면 환자도, 의료진도 시술 중간에 힘들 수 있겠네요. 자세를 잘 취했다면 다음엔 어떤 과정이 이어지나요?

 환자 자세가 취해지면 시술 부위의 피부를 노출시키고 요추천자 바늘을 삽입할 부위를 확인해요. 그리고 통증을 감소시키기 위해 국소마취제(Lidocaine)를 시술 부위에 주사하고 시술 부위를 중심으로 넓게 원을 그리면서 소독해요. 소독된 부위 위로 동그랗게 구멍이 뚫린 소독포(유공포)를 덮고 시술 부위에 요추천자 바늘로 천자해요.

 그럼 바늘이 삽입되었으니 이제 뇌척수액이 나오나요?

네, 경막이 천자되면 바늘을 통해 뇌척수액이 나와요. 필요에 따라 Manometer를 요추천자 바늘에 연결해서 뇌내압을 먼저 측정하기도 하는데 Opening pressure라고 하며 이는 의무기록에 꼭 기록해야 하는데 검사가 끝난 뒤에는 잊을 수 있으므로 반드시 메모하거나 미리 기록해 둬야 해요. 그다음으로, 검사에 필요한 만큼 뇌척수액을 배액하고 배액된 양도 기록해야 하죠.

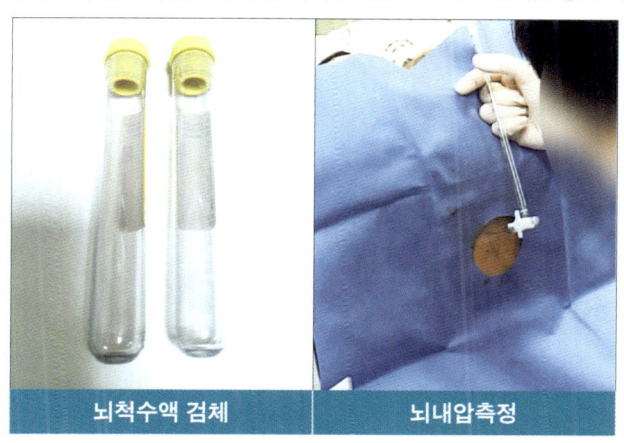

뇌척수액 검체 | 뇌내압측정

❗ 잠깐 검사에 필요한 뇌척수액 양을 미리 알기

뇌수막염이 의심되면 진단과 원인균을 알기 위해서 뇌척수액으로 여러 가지 검사를 시행해요. 적게는 2가지 종류(Analysis, Culture)부터 많게는 20가지가 넘는 검사가 필요해서 많은 뇌척수액이 필요할 수 있어요. 만약 채취한 검체 양보다 더 필요할 때는 검체가 부족하다고 다시 요추천자를 시행하기는 어렵겠죠? 그래서 검사 전 뇌척수액이 얼마나 필요한지 파악하고 검사 시 필요한 만큼 뇌척수액을 채취해야 해요. 처방난 검사를 확인 후 모르는 검사나 자주 시행하지 않는 검사라면 해당 검사실에 연락해서 필요한 검체의 양, 검체를 넣을 용기를 알아놓으면 더 정확하게 준비할 수 있어요. 그리고 추후 검사를 위해 검체를 미리 더 채취해 둘 수 있으니 혹시 검체가 남더라도 버리지 말고 꼭 보관해야 해요. 이때 미생물 검사는 냉장 보관을 하면 검사 결과가 달라질 수 있으니 반드시 실온 혹은 냉장 보관의 여부를 확인해야 해요.

검사명	검사 시 필요한 최소 용량
CSF analysis	2cc
CSF culture, Gram's stain	2cc
AFB culture	2cc
LDH, Micro-album n	2cc
India Ink preparation KOH mont Fungus culture	2cc
Meningitis bacteria penel	2cc

시술 시 또 무엇을 미리 준비해 놓으면 좋은가요?

 뇌척수액의 Glucose와 환자의 BS(Blood sugar, 혈당)를 비교하여 검사 결과를 확인하므로 미리 혈당측정기도 준비해요. 또 간혹 환자가 자세를 제대로 유지하지 못하거나 척추질환이 있어서 요추천자를 한 번에 시행하지 못하는 경우도 많아요. 이럴 땐 다른 두께의 요추천자 바늘로 변경하거나(주로 21~23G 사용) 혹은 여러 개를 사용하기도 하므로 옆에 미리 여분의 바늘이나 멸균 장갑, 소독 물품을 준비해 놓으면 좋죠.

또 배액량이나 압력 등 잊어버리기 쉬운 결과를 미리 기록해 놓는다면 시술이 끝난 후에도 정리를 빠르게 할 수 있어요.

 검체를 다 받으면 검사는 끝난 건가요?

 네. 이제 요추천자 바늘을 빼고 소독한 후 바늘로 찔렀던 부분을 거즈로 지혈해야 해요. 시술 부위에 거즈를 대고 그 위에 의료용 테이프를 붙여요. 이때 거즈를 약간 두껍게 해야 똑바로 누웠을 때 시술 부위를 압박해 지혈이 더 잘될 수 있어요.

 검사 후에는 절대침상안정이 필요하다고 하셨는데 이와 관련해서 환자에게 설명해야 할 것이 있나요?

 시술 후 출혈이나 뇌척수액 누출을 예방하기 위해서 3~6시간은 베개를 베지 않는 평평한 상태에서 절대침상안정을 해야 해요. 이때 머리를 들어 올리면 뇌내압력이 낮아져 두통이 생길 수 있기 때문이죠. 절대침상안정이 끝나면 시술 부위에 출혈이 있는지를 한 번 더 확인한 후에 움직이도록 설명해요. 그 외에도 허리·다리 통증, 감각이상, 배뇨곤란 등이 발생하면 반드시 알리도록 교육해야 한답니다.

➕ 한 걸음 더   경막외 자가 혈액 봉합술(Epidural blood patch)

뇌척수액 검사 후 뇌척수액의 누출이 의심된다면 경막외 자가 혈액 봉합술을 시행할 수 있어요. 먼저 척수강조영술(Myelography)을 시행해 뇌척수액의 누출 여부를 확인한 후 경막외 공간에 자신의 혈액을 무균적으로 주입하여 뇌척수액의 누출 부위를 덮어서 누출을 막는 시술 방법이에요.

 그 후에는 움직여도 되나요?

 움직이는 건 가능하지만 시술 당일에는 허리를 많이 구부리거나 쪼그려 앉는 등 시술 부위에 압력이 가해지지 않도록 하고 시술 부위에 물이 닿지 않도록 설명해요. 드레싱은 다음 날 시술 부위의 출혈 여부를 한 번 더 확인하고 소독한 후에 제거할 수 있고, 그 후에 샤워도 가능해요.

2 요추천자 배액술

Case

3개월 전부터 인지기능 저하와 배뇨장애, 보행장애가 생긴 80세 여성 환자. Brain MRI를 시행하였고 수두증(Hydrocephalus)으로 진단받아 입원하였다. 금일 요추천자 배액술을 시행할 예정이다. 어떤 준비를 해야 할까?

수두증은 머리에 물이 차는 건가요? 어떤 질병인지 궁금해요.

수두증은 뇌실에 비정상적으로 많은 양의 뇌척수액이 축적되어 여러 증상을 일으키는 병이에요. 뇌척수액의 생성과 흡수, 흐름에 불균형이 생기면 수액이 과도하게 많아지고 점차 뇌실 내 압력이 높아져요. 그럼 뇌실이 커지고 뇌압이 상승돼 두통, 오심, 구토, 졸림 등이 나타날 수 있고 보행장애, 요실금 등의 증상이 나타나게 되는 거죠.

✓ TIP 치매와 비슷한 증상이 나타나는 수두증

수두증은 주로 뇌출혈, 특히 지주막하출혈 이후의 합병증으로 많이 나타나요. Brain CT에서 뇌실이 점점 커지거나 환자의 의식이 저하되면서 발견되기도 하죠. 그 외에도 인지기능 저하, 보행장애 등 치매와 비슷한 증상이 나타나 치매 진단을 위해 영상검사(Brain CT, Brain MRI)를 시행했을 때 뇌실이 커져 있는 수두증을 발견하는 경우도 있답니다. 완치가 힘든 치매와 달리 수두증은 뇌압이 상승돼 나타나는 증상이므로 치료하면 증상도 함께 없어져요. 참고로 노인의 경우에는 뇌척수액이 천천히 증가해 뇌압은 상승하지 않는 정상압 수두증(Normal Pressure Hydrocephalus, NPH)도 나타날 수 있어요.

수두증을 치료하는 방법에는 어떤 것이 있는지 알려주세요.

뇌실-복강 단락술(Ventriculo-Peritoneal shunt, V-P shunt)을 시행할 수 있어요. V-P shunt는 뇌실에서부터 복부까지 얇은 관을 삽입하여 머리의 뇌척수액을 복강으로 빼내는 수술이에요. 하지만 수술을 시행하기 전에 단락술이 현재 나타난 신경학적 증상을 호전시켜 줄 수 있는지 확인이 필요해요. 왜냐하면 무증상인 수두증도 있고, 무증상일 때는 수술이 필요하지 않을 수도 있기 때문이에요.

그럼 수술이 증상을 호전시켜 줄 수 있는지는 어떤 검사로 알 수 있나요?

요추천자 배액술을 시행해서 확인해요. 요추천자와 비슷하지만 요추천자가 일회성으로 바늘을 찔러 검체만 빼내는 것이었다면 배액술은 요추천자를 시행한 다음에 얇은 관을 삽입해 배액백으로 뇌척수액을 지속적으로 빼는 시술이에요.

 뇌척수액을 배액해서 증상의 호전 여부를 확인하는 거군요?

 네. 시술 후 인지기능의 저하, 보행장애 등이 호전되었는지를 확인하고 호전이 되었다면 뇌실-복강 단락술 시행 여부를 결정하게 되죠. 하지만 요추천자 배액술을 할 수 없거나 환자의 상태가 불안정하여 요추천자 배액관을 유지하기 힘들다면 요추천자로 뇌척수액을 하루에 30~50cc씩, 2~3일 배액해 보고 증상의 호전 여부를 확인하기도 해요.

그 외에도 경막 마취 시 천자된 부분으로 뇌척수액이 누출되거나 코를 통해 뇌하수체 종양을 제거한 뒤 코에서 뇌척수액이 누출될 때에도 누출을 줄이기 위해서 요추천자 배액술을 시행해요.

✓ TIP 수두증 환자의 신경학적 증상 평가

뇌실-복강 단락술을 결정하기 위해선 신경학적 증상의 호전 여부를 판단하기 위한 객관적인 검사가 필요해요. 증상이 다양하여 평가 방법도 다양하답니다.

시술 전 검사를 시행한 뒤, 시술 후 같은 평가를 하고 비교해서 호전 여부를 판단하죠. 그중 가장 많이 사용하는 평가 방법 3가지를 알아볼게요. 다음 검사 외에도 환자와 보호자가 느끼는 주관적인 평가도 중요하므로 함께 고려해야 해요.

1. MMSE, GDS, K-MoCA

: 인지기능을 평가하는 항목이고 흔히 치매검사라고 불러요.

- MMSE(Mini Mental State Exam, 간이정신상태검사): 30점 만점에 24점 이상이면 정상
- GDS(Global Deterioration Scale, 중등도 분류 검사): 1~7점
- K-MoCA(Montreal Cognitive Assement: 인지평가): 30점 만점에 23점 이상이면 정상

2. 보행평가(Gait analysis)

: 환자의 걸음을 평가하기 위해 다리에 센서를 부착하고 시행하는 검사로 재활의학과에서 많이 시행해요.

3. Up and Go Test(Timed Up and Go Test, TUG)

: 환자의 균형, 보행 능력, 낙상 위험을 평가하기 위한 간단한 검사로 시술 전후 Test를 시행하여 보행 능력이 향상되었는지를 평가해요.

4. 신경학적 사정(GCS score)

: 뇌출혈 환자의 급성 수두증은 의식 저하가 동반되므로 GCS 사정을 비교하여 호전 여부를 평가하기도 해요.

그렇다면 준비도 요추천자 때와 비슷한가요?

 요추천자 때처럼 시술 동의서와 Time out이 필요하고, 준비물은 요추천자보다 더 많이 필요해요. 배액관을 삽입하고 빠지지 않도록 봉합해야 하므로 봉합 시 필요한 멸균세트(Needle holder, Tissue forcep, 가위), 봉합사, 요추천자 배액 키트, 배액백을 준비해요. 그리고 배액관 삽입과 유지로 인한 감염을 예방하기 위해 항생제를 투약하기도 하죠.

요추천자도 무균적으로 이루어져야 하지만 요추천자 배액술은 카테터를 환자의 체내에 삽입해야 하므로 무균술에 더욱 주의해야 해요. 더 많은 시술 도구와 준비물도 침대 위에서 다루어야 하므로 환자의 몸 전체를 덮을 수 있는 세트(무균포, 의사 가운, 모자, 마스크)를 준비해야 하고요.

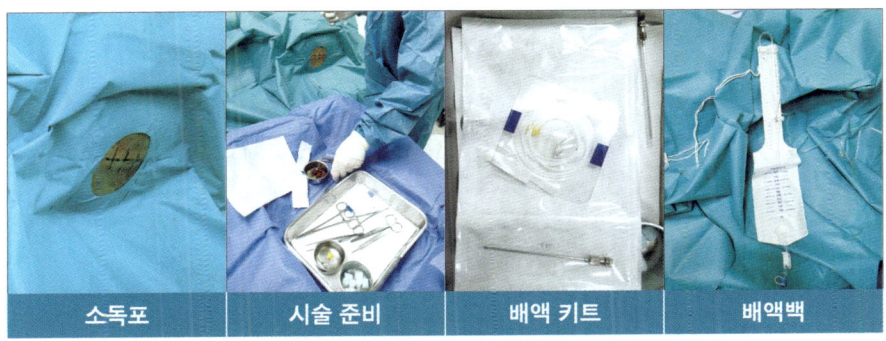

소독포 | 시술 준비 | 배액 키트 | 배액백

 시술은 어떤 과정으로 진행되나요?

 요추천자를 하는 것까지는 과정이 똑같아요.

뇌척수액이 나오면 바늘 속으로 얇은 배액관을 밀어 넣어 척수강 내로 삽입하고, 척수 손상을 방지하기위해 요추 2번을 넘어가지 않는 선에서 일정 길이 이상 삽입이 되면 바늘은 제거하고 배액관만 남겨 둬요. 그 후 배액관을 배액백과 연결하고 관이 빠지지 않도록 피부와 봉합을 하면 끝이에요. 배액관을 삽입한 후에는 잘 삽입되어 있는지 요추 부위 X-ray를 찍거나 뇌척수액이 배액되는 것으로 확인하죠.

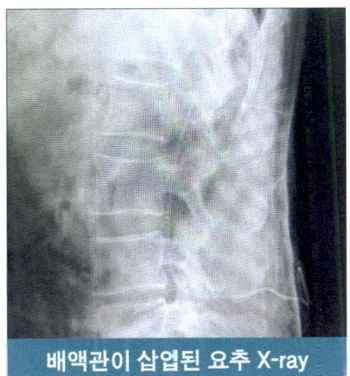

배액관이 삽입된 요추 X-ray

 척수강에 배액관이 들어 있으면 시술 후에 관리할 때도 특히 조심해야 할 것 같아요. 배액은 얼마나 하게 되나요?

배액량은 수두증 정도에 따라서 결정하게 되고 보통 한 듀티 근무시간(8시간)에 50~70cc를 배액해요. 배액은 환자가 침대에 누워 있는 절대안정 상태에서 환자의 몸 위치를 기준으로 배액백을 몸보다 아래로 낮추면 많이 배액되고, 배액백을 몸보다 높이 올리면 천천히 배액돼요. 배액백에 연결되어 있는 줄을 수액 폴대에 걸어 놓고 줄을 당기거나 놓아서 높이를 조절하죠. 그래서 배액백에서 수액이 떨어지듯 뇌척수액이 떨어지는 속도를 보고 배액백의 높낮이를 조절하여 배액량을 조절할 수 있어요. 그 외에도 배액관을 Infusion pump에 연결해서 시간당 정해진 양을 배액할 수도 있죠. 단 배액백이 환자의 허리 높이보다 아래로 내려가면 뇌척수액이 너무 많이 나와서 뇌탈출 및 뇌출혈이 발생할 수 있으니 꼭 주의해야 해요.

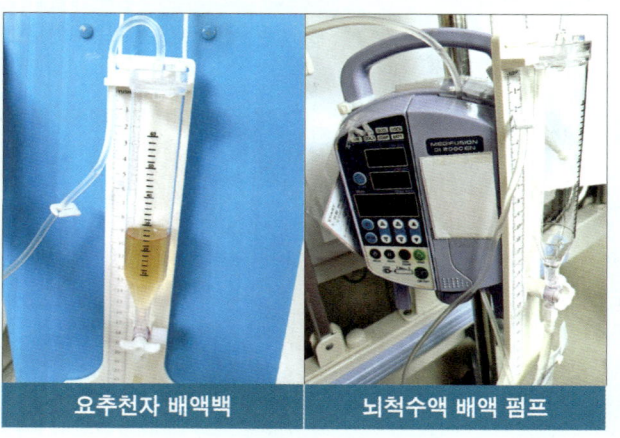

요추천자 배액백 | 뇌척수액 배액 펌프

! 잠깐 뇌척수액 배액량 자주 확인하기!

뇌척수액이 배액되는 양은 배액백의 높이에 따라 조절되기 때문에 적당한 높이를 맞춰야 해요. 그리고 환자의 자세(오른쪽이나 왼쪽으로 눕는 방향)에 따라서도 배액되는 속도가 달라질 수 있으므로 배액 상태를 수시로 확인하는 것이 매우 중요해요. 너무 천천히 나오면 관이 막히기도 하고, 너무 빠르게 나오면 뇌압이 낮아져 뇌탈출이 일어날 수도 있어요. 그러므로 시간당 어느 정도를 배액해야 하는지 미리 계산하고 매시간 확인해야 하죠.

예를 들어 8시간 동안 70cc를 배액해야 한다면 식사를 하기 위해 배액관을 잠그는 1시간 정도를 제외하고 시간당 10cc씩 배액해야 하므로 매 시간 10cc씩 배액되는지를 확인해요. 만약 배액 속도가 느리다면 높이를 낮추고, 빠르다면 높이를 높여 속도를 조절해야 하죠.

배액관을 가지고 있는 동안은 계속 절대안정을 해야 하나요?

맞아요. 환자의 몸이 평행하게 누워 있는 상태에서 배액백의 높이 조절을 통해 배액을 하는데 갑자기 앉거나 일어난다면 중력에 의해 뇌척수액이 빠르게 많은 양이 한꺼번에 나오게 될 수 있어요. 그럼 뇌내압이 낮아져 뇌허탈이 일어날 수 있기 때문에 반드시 절대안정이 필요해요.

단, Infusion pump로 뇌척수액을 배액할 때는 시간당 정해진 양만큼 배액되도록 Pump로 조절하고 있으므로 환자가 앉거나 일어나서 걸어 다녀도 과배액되지 않는 장점이 있어요. 하지만 반대로 환자의 뇌척수액이 많이 줄어든 상태에서도 Pump로 계속 배액될 수 있어서 반드시 환자의 상태를 확인하며 배액 방법을 선택해야 하죠.

식사할 때나 화장실 갈 때는 어떻게 하나요? 어쩔 수 없이 몸을 일으켜야 할 텐데요.

식사를 하거나 필요에 따라 환자가 이동해야 할 때는 배액관을 잠가 배액되지 않도록 한 후에 앉거나 이동할 수 있어요. 그래서 식사 시에나 이동 시에는 반드시 배액관을 잠가야 함을 환자와 보호자에게 교육해요. 또한 배액백을 위로 올려 뇌척수액이 환자 쪽으로 역류한다면 감염이 생길 수 있으므로 배액 물이 역류하지 않도록 관을 비우고 잠가야 하죠.

잠근 후에는 천천히 움직이도록 설명하고, 배액관을 약하게 잠근 경우에는 뇌척수액이 계속 나올 수 있으므로 꼭 두 가지의 클램프를 다 잠그고 환자가 이동할 때에도 뇌척수액이 나오는지 한 번 더 확인하면 좋겠죠? 하지만 반대로 환자가 다시 침상에 누운 뒤에는 두 가지 클램프를 다 풀어야 배액이 되므로 배액이 안 된다면 클램프가 다 풀렸는지를 다시 확인해요.

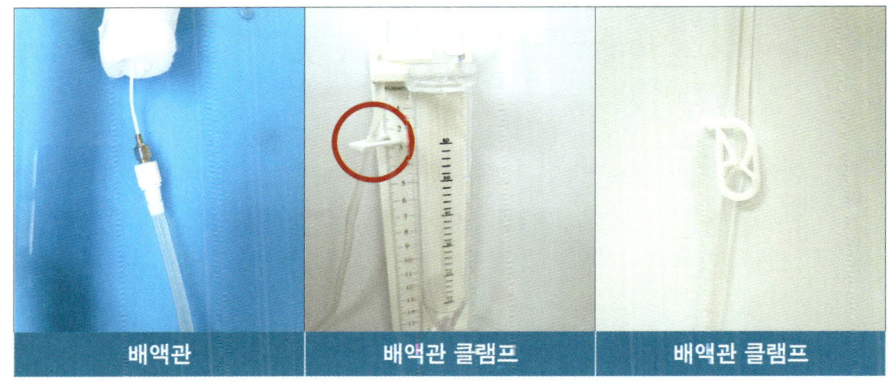

| 배액관 | 배액관 클램프 | 배액관 클램프 |

또 어떤 점들 주의해야 하는지 알려주세요.

요추천자 배액관은 매우 얇아서 환자가 삽입할 때 느끼는 통증이 적은 대신 관이 끊어지거나 꺾이는 경우가 많아서 관리에 주의가 필요해요. 그리고 수두증 환자의 특성상 의식이 명료하지 않은 경우가 많고 스스로 관을 당겨 제거하는 일도 많으니 환자의 손이 닿지 않는 쪽에 두거나 필요시 신체보호대를 적용하는 것이 좋아요. 또한 배액관의 중간 부위에 3-way가 연결돼 있는데 배액관을 정맥관으로 착각하여 주사하지 않도록 매우 주의해야 하고, 이 부분을 거즈로 감아 중간 부위가 빠지지 않도록 해야 해요.

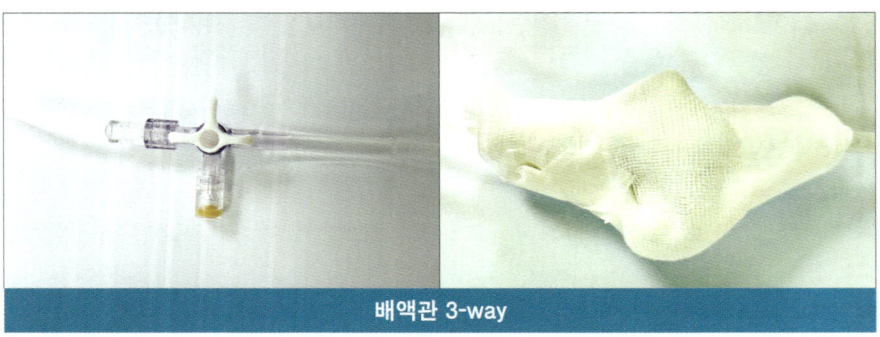

배액관 3-way

그렇군요. 그럼 배액관 삽입 부위의 소독은 어떻게 하나요?

1~2일에 한 번씩 소독하고, 배액관을 가지고 있는 동안은 감염 여부를 확인하기 위해 뇌척수액 검사도 주기적으로 시행해요. 주로 CSF analysis를 시행해서 WBC의 증가 시엔 감염 여부를 알 수 있는데 배액관의 중간 부위에 위치한 3-way를 통해 무균적으로 검체를 채취해서 검사를 시행할 수 있답니다.

환자가 뇌척수액 배액관 삽입 시술을 하고 의식 수준이나 보행 능력이 많이 향상되었다면 이제 어떻게 하나요?

그렇다면 이제 수술을 결정하고 배액관을 제거하게 된답니다. 보통 2~3일 유지하면서 뇌척수액을 배액하고 환자의 상태를 평가해요. 제거 시에는 배액관을 고정하던 봉합사를 제거한 후 관을 천천히 당겨서 빼고 삽입했던 부위로의 뇌척수액 누출을 막기 위해 다시 봉합해요. 봉합한 부위는 주기적으로 소독하고 7~10일 후 봉합사를 제거해요.

✓ TIP 뇌척수액 배액관 제거 시 주의 사항

뇌척수액 배액관을 제거할 때 뇌척수액의 감염 여부를 확인하기 위해 뇌척수액 검사와 제거한 배액관 끝부분(Tip)을 잘라서 미생물 배양검사를 할 수 있어요. 만약 이 검사에서 균이 배양된다면 뇌척수액 감염을 의미하므로 검사할 때 오염되지 않도록 멸균 가위로 잘라야 하고 끝부분이 가늘고 길기 때문에, 검체 용기에 넣을 때도 주변 부위에 닿지 않도록 주의해야 해요.

3 뇌혈관조영술

Case

6개월 전부터 간헐적인 두통이 있었던 50세 남성. 혈관조영 MRI를 시행하였고, 뇌동맥류를 진단받아 뇌혈관조영술(Cerebral angiography)을 시행할 예정이다. 뇌혈관조영술은 왜 하는 것이고 검사 전에는 어떤 준비와 간호를 해야 할까?

뇌혈관조영술은 어떤 검사인지 궁금해요.

뇌혈관의 모양, 구조, 상태를 파악해서 혈관의 이상 여부를 판단하고 뇌혈관의 상태를 진단할 수 있는 가장 정확한 검사예요. 그래서 뇌혈관질환인 뇌동맥류, 모야모야병, 뇌동정맥 기형, 경동맥 협착증 등을 진단할 때 시행하죠. 오른쪽 대퇴동맥 혹은 오른쪽 요골동맥을 통해 카테터를 삽입한 후 조영제를 투여해 혈관을 촬영하는 방법으로 진행돼요.

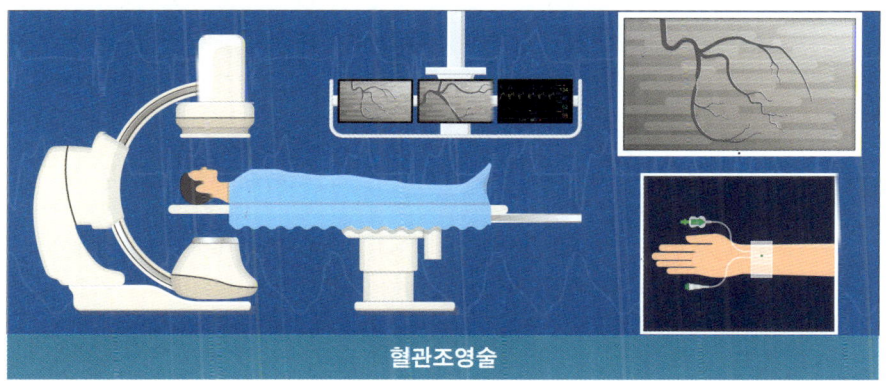
혈관조영술

! 잠깐 뇌혈관조영술의 여러 이름

뇌혈관조영술은 흔히 Cerebral angiography로 부르는데 그 외에도 다양한 이름으로 불려 간혹 어떤 검사인지 헷갈리는 경우가 많아요. 다음과 같은 검사가 있으니 참고로 알아두도록 해요.

- 4 Vessel(=4vv) or 6 Vessel(=6vv) angiography: 조영술로 보는 혈관 개수에 따라 구분

    *4 Vessel(좌·우 경동맥, 좌·우 추골동맥), 6 Vessel(4 Vessel+좌·우 외경동맥)

- DSA: Digital Subtraction Angiography, 디지털 감산 혈관조영술

- TFCA: Trans Femoral Cerebral Angiography, 대퇴동맥을 통한 뇌혈관조영술

- TRCA: Trans Radial Cerebral Angiography, 요골동맥을 통한 뇌혈관조영술

그런데 이미 CT나 MRI를 통해서 뇌동맥류를 진단받았는데 또 뇌혈관조영술을 하는 이유는 뭔가요?

 뇌혈관조영술이 CT나 MRI보다 뇌혈관 상태를 정확하게 판단할 수 있는 검사이기 때문이에요. 뇌혈관조영술 검사를 하면 뇌동맥류의 위치나 모양, 크기를 가장 정확하게 측정할 수 있고 3D로 영상 제작도 가능하죠. 혈관 모양에 따라 시술이나 수술 여부를 결정하기 때문에 반드시 필요한 검사랍니다.

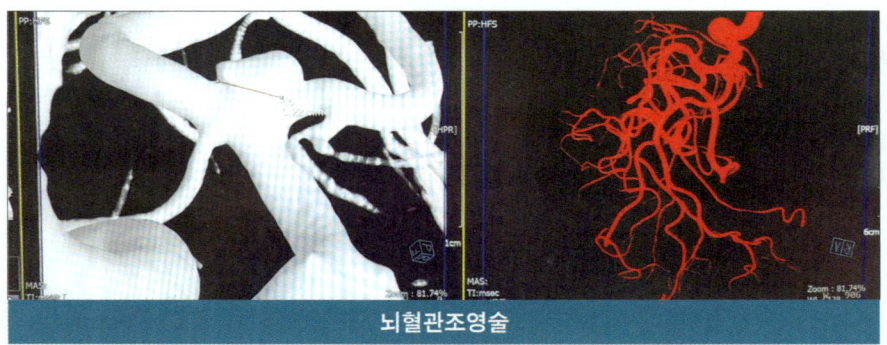

뇌혈관조영술

 그럼 검사 전 어떤 준비를 해야 하나요?

 시술 전후로 처치가 필요해 보통 입원 후 검사를 시행해요. 검사 시 CT보다 많은 조영제가 투여되기 때문에 조영제에 영향을 미치는 신장기능검사(BUN, Creatinine)를 포함해서 전해질(Electrolyte), 간기능검사(Liver function test), 흉부 X-ray 검사 등으로 기본적인 환자 상태의 평가가 필요하죠.

✓ TIP 조영제 사용 전 신장기능검사 수치가 높다면?

조영제를 사용하는 검사 후 발생하는 신독성(Contrast Induced Nephropathy, CIN)은 신부전, 당뇨, 고령 환자에게 많이 발생해요. 그래서 신장기능이 좋지 않은 환자라면 조영제를 사용하는 검사 전후에는 신독성을 예방하기 위한 약물을 투여해야 해요.

1. 수액을 충분히 투여해 조영제 배출을 돕고 신장의 허혈성 손상을 예방해요.

처방에 따라 보통 검사 몇 시간 전부터 Normal saline 수액을 빠른 속도로 투여하고, 검사 후에도 3시간 이상 수액을 투여하며 충분한 수분 섭취를 격려해요.

2. Acetylcysteine(뮤테란)을 투여해요.

흔히 알려진 진해거담제의 용도 외에도 활성산소를 제거해서 신독성의 예방이 가능해요. 처방 및 환자 상태에 따라 다를 수 있지만 보통 경구약으로 3캡슐씩 검사 전후로 2회 투여하거나 주사로 2Ampule씩 검사 전후에 12시간마다 2회 투여해요.

조영제가 투여되어야 하니 검사할 때 IV도 확보돼 있어야겠네요.

 네. 검사 전후 필요한 약물을 투여하고 검사 후 조영제의 빠른 배출을 위해 수액 투여가 필요해서 IV line을 확보해야 해요. 18~20G 이상의 Line이 필요하고 시술하는 부위에는 IV line이 있으면 안 되죠. 보통 오른쪽 요골동맥(팔)이나 오른쪽 대퇴동맥(서혜부)을 통해 시술이 진행되니 왼쪽 팔에 혈관을 확보하는 것이 좋아요. 간혹 팔의 동정맥루를 통해 투석을 하거나 림프절제로 한쪽 팔의 수액 투여가 금기된 경우에는 시술 부위가 변경될 수 있으니 미리 검사실과 의사에게 알려야 하죠.

 금식도 해야 하나요?

 금식은 시술 시 발생할 수 있는 여러 가지 상황을 대비하기 위해 하는 때도 있고, 하지 않는 경우도 있으니 병원의 검사 규정에 따라야 해요. 하지만 하지 않는 경우에도 조영제 사용으로 인한 오심, 구토, 흡인 예방을 위해 소량의 식사를 하고 간식은 피하도록 설명해야 해요. 경관유동식을 투여하는 환자는 흡인의 위험성이 더 높으니 금식을 하는 것이 안전하고요.

 시술 부위에는 어떤 준비가 필요한가요?

 혈관 내로 카테터를 삽입하는 검사이기 때문에 검사 중 혹은 후에 혈관의 문제(폐색, 색전 등)를 확인하기 위해서 시술 전에 동맥의 박동(Pulsation) 상태를 확인해야 해요. 먼저 대퇴동맥으로 시술할 때는 서혜부의 대퇴동맥과 발등의 족배동맥(Dorsalis pedis artery)을 확인하고, 족배동맥은 빠른 촉지 및 같은 부위의 비교를 위해 촉지 부위에 유성펜으로 동그라미 표시를 하기도 하죠. 요골동맥도 촉지를 해서 박동 상태를 확인해요. 시술 전후에 동맥의 박동 상태의 정도를 확인하고 변화가 있다면 혈관 내의 이상소견을 시사하므로 혈관조영 CT, 초음파 등을 통해 추가 평가가 필요해요. 동맥을 표시한 후에는 감염 위험성을 줄이기 위해 시술 부위 제모도 준비해야 해요.

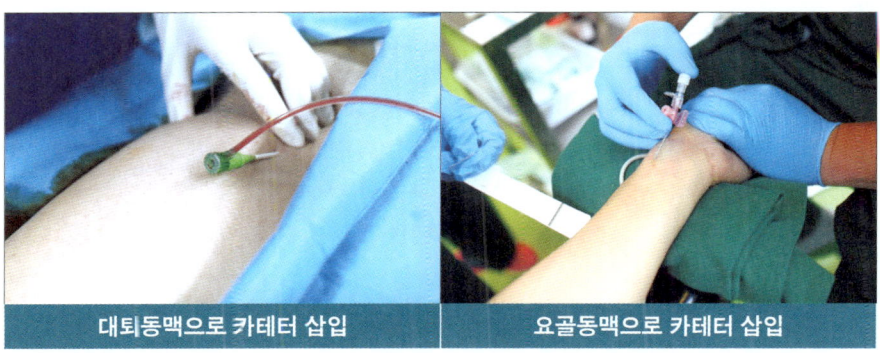

대퇴동맥으로 카테터 삽입 | 요골동맥으로 카테터 삽입

[PART 2] 신경외과 수술 및 시술

제모는 어떻게 하나요?

 대퇴동맥을 통해 시술할 때는 피부상재균을 통한 감염을 예방하기 위해서 서혜부 제모가 필요해요. 면도기를 쓰기도 하나 피부 손상, 출혈 위험성이 있어 제모 크림을 사용하기도 하죠. 서혜부의 대퇴동맥 맥박이 촉지되는 것을 확인하고 동맥 근처를 5~10cm 지름의 크기로 제모하면 되는데, 간혹 환자가 스스로 하기 원하는 경우도 있어요. 그럴 때 반드시 전체의 면도가 아님을 꼭 설명해야 해요. 보통 오른쪽 대퇴동맥으로 시술하지만, 혈관 상태에 따라 우측 시술이 불가능하다면 왼쪽 대퇴동맥으로 시행할 수도 있으니 양쪽 서혜부를 모두 제모해 둬야 해요.

 시술하기 전에 투여할 약이 있는지도 궁금해요.

 시술 전에는 뇌경색 예방을 위해서 항혈전제(아스피린, 플라빅스 등)를 투여할 수 있어요. 시술 시 혈관 내에서 카테터가 이동하면서 혈관 벽에 쌓여 있던 찌꺼기들이 떨어져 나와 얇은 혈관을 막으면 뇌경색을 일으킬 수 있어서 2~5일 전부터 항응고제를 복용하기도 해요. 하지만 뇌출혈 환자가 검사를 시행하거나 다른 이유로 이미 항응고제를 복용 중일 때 또는 출혈 위험성이 높은 경우에는 복용이 금기이니 미리 환자의 상황을 파악해서 알고 있어야 해요.

 시술 며칠 전에는 항응고제를 투여할 수 있다는 거군요. 그럼 시술 직전에는 어떤 약을 투여하나요?

 항생제와 진통제를 투여하기도 해요. 항생제는 침습적인 시술로 인해 예기치 못한 감염의 발생을 예방하기 위해 투여하고, 피부반응 검사를 시행한 후에 투여하죠. 진통제는 시술 시의 통증 예방을 위해서 투여하고요. 시술 부위에 국소마취 주사제로 국소마취를 하지만 카테터의 굵기가 굵어 대퇴동맥 천자 시 0.5cm가량 절개한 후 카테터를 삽입하게 되어 통증이 있을 수 있기 때문이에요.

 이제 시술 전 준비는 끝난 건가요?

 마지막으로 가장 중요한 동의서 작성이 있어요. 시술의 과정과 위험성, 부작용 등에 대해서 의사에게 설명을 듣고 서명을 받아야 해요. 혈관조영술은 신경외과에서 가장 많이 하는 시술이지만 적은 확률로 혈관 파열이나 뇌경색 등의 큰 부작용이 있는 만큼 동의서 설명과 작성이 매우 중요해요. 그리고 시술 전 처치 및 간호상태확인표 작성까지 완료하면 시술 전 준비는 끝이에요.

Case

뇌동맥류을 진단받은 50세 남자 환자가 대퇴동맥으로 뇌혈관조영술을 시행한 후 병동으로 올라왔다. 검사 후에는 어떤 것을 주의 깊게 봐야 할까?

뇌혈관조영술 검사 후에 환자가 병동으로 왔어요.

환자가 검사 후 병동으로 오면 시술 부의 동맥의 박동(Pulsation)을 측정하고, 출혈을 확인해요. 활력징후를 측정하고, 처방 난 주사약을 투약하고 그 외에 주의해야 할 사항을 설명해야 하죠.

확인할 내용이 많군요. 우선 절대침상안정이 필요하죠?

맞아요. 큰 혈관인 대퇴동맥을 천자하여 시술했기 때문에 3~6시간 절대침상안정을 하면서 카테터를 삽입했던 부위의 지혈이 잘되어 출혈이 없는지 확인하는 게 가장 중요해요. 만약 다리를 구부리면 서혜부의 대퇴동맥 압력이 높아지고 출혈 위험성이 있으므로 시술 부위의 다리는 펴고 있어야 해요.

절대침상안정을 하고 있으려면 많이 힘들 것 같아요.

최근 지혈을 돕는 자료나 약품의 사용으로 시술 후 절대침상안정 시간이 많이 줄어들기는 했지만, 항혈전제를 오래 복용했거나 시술할 때 출혈이 많은 경우나 지혈이 잘 되지 않으면 더 오랜 시간 절대침상안정이 필요해요. 지혈을 위해 시술 부위에 Sand bag을 적용하기도 하고요.

절대침상안정을 하는 시간은 지혈 상태에 따라 달라질 수 있겠네요. 그럼 요골동맥으로 시술했다면 절대침상안정은 하지 않아도 되는 거죠?

요골동맥은 대퇴동맥과는 다르게 시술 부위만 눌러 지혈이 가능하기 때문에 절대침상안정이 필요하진 않아요. 하지만 시술 후 발생할 수 있는 부작용을 확인하기 위해 침상안정(Bed Rest, BR)을 하고 시술 부위를 심하게 구부리거나 힘을 주지 않도록 주의해야 해요.

요골동맥 지혈 기구에는 어떤 것이 있는지 궁금해요.

지혈 기구의 종류가 다양해졌는데 탄력 있는 밴드나 압박하는 기구를 사용해요. 탄력밴드로 감아서 지혈을 했다면 시간에 따라 지나치게 압박되지 않도록 느슨하게 풀어줘야 해요. 그 외에 공기를 넣어 압력을 가해 지혈을 하는 기구는 1시간마다 전용 주사기를 통해 압력을 천천히 제거해 주어야 하고요.

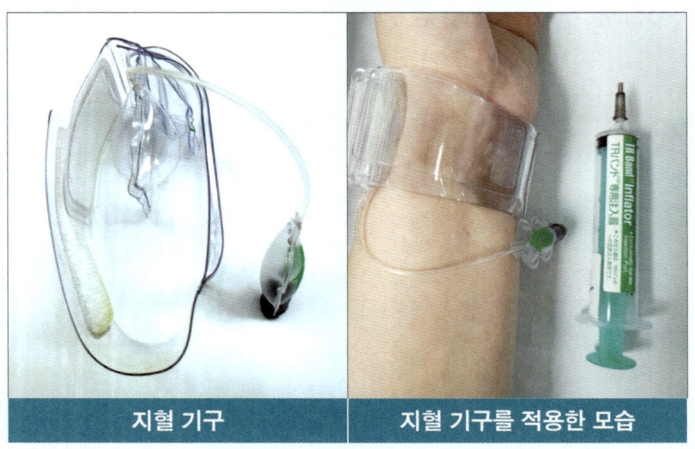

| 지혈 기구 | 지혈 기구를 적용한 모습 |

시술 부위를 잘 관찰해야 하는 것은 확실히 알 것 같아요. 시술 후에는 또 어떤 간호를 제공해야 하나요?

시술 후에는 가장 먼저 활력징후(Vital sign)를 측정해야 해요. 활력징후는 환자에게 나타나는 여러 증상을 가장 잘 반영해 주는 지표이기 때문이죠. 시술 후 처음 몇 시간 동안은 30분~1시간마다 활력징후를 측정해야 만약 출혈이 발생해도 맥박과 혈압의 변화를 바로 알 수 있어요. 또 이때마다 환자의 시술 부위를 관찰하고 출혈 여부도 확인해야 해요. 그리고 시술 시 사용한 조영제의 빠른 배출을 위해 수분 섭취를 격려하고 배뇨 여부도 확인해야 한답니다.

시술 후에 배뇨는 왜 확인해야 하는지 궁금해요.

시술 전후에 조영제를 배출하기 위해서 많은 양의 수액을 투여하고 물도 많이 마신 상태라 소변이 많이 보게 되는데 절대침상안정 상태에서는 소변을 보는 게 힘들어요. 그래서 시술 전 반드시 화장실에 다녀오도록 먼저 설명해야 하고, 시술 후에는 침상에서 배뇨할 수 있도록 소변기 등을 제공하여 도울 수 있어요. 소변으로 인해 복부팽만감이 심해지거나 6시간 이상 소변을 못 볼 경우에는 간헐적 도뇨(Nelaton catheterization)를 시행하기도 해요.

시술 후에는 어떤 부작용이 있을 수 있나요?

가장 많이 발생하고 위험한 부작용은 출혈이에요. 동맥은 크고 압력이 높아 출혈이 발생하면 짧은 시간 안에 많은 양의 피가 나오기 때문에 아주 주의 깊게 봐야 해요. 주로 항응고제나 항혈전제를 오랜 기간 복용하거나 혈소판 수치가 저하된 경우, 시술 후 절대침상안정을 잘하지 못했을 때도 출혈이 잘 발생할 수 있죠.

출혈이 있으면 혈압도 저하되고 환자 상태가 불안정할 것 같아요. 출혈이 있는지는 어떻게 알 수 있나요?

 요골동맥으로 시술한 경우에는 출혈이 있으면 시술 부위가 바로 눈에 보여 쉽게 알 수 있지만, 대퇴동맥으로 시술한 경우에는 출혈이 있어도 바로 알아차리기가 어려워요. 대퇴동맥에서 출혈이 있으면 서혜부 안쪽을 따라 피가 흘러 환의와 시트에 묻기도 하죠. 그래서 환자에게 시술 부위에서 축축하거나 흐르는 느낌이 나거나 엉덩이와 시트가 젖는 느낌, 어지러운 증상 등이 생기면 바로 말하도록 교육해야 해요.

 출혈을 발견하고 나면 무엇부터 해야 할지 당황스러울 거 같아요.

 가장 먼저 시술 부위 위에 거즈를 놓고 손으로 강하게 눌러 압박하고 활력징후 및 전반적인 환자 상태와 현재 상황을 의사에게 노티해요. 압박할 때는 너무 강하게 눌러 대퇴동맥 전체를 막지 않아야 하고 혹시 다리 저림 등을 호소하는지도 확인해요. 15~20분간 손으로 눌러서 지혈이 되면 모래주머니 등을 올려놓고 더 긴 시간 절대침상안정을 해야 하죠. 만약 출혈이 닿아 혈압이 저하될 때에는 혈액검사(Hemoglobin, Hb)를 하고 수혈을 진행하기도 해요.

 출혈 말고 다른 증상이 어떻게 나타날 수 있는지도 궁금해요.

 큰 출혈 외에도 시술 부위 주변으로 멍이 들거나 시술 부위에 동그랗게 혈종이 생길 수 있어요. 그게 계속 커지거나 넓어지지 않는다면 천천히 흡수되어 회복되기 때문에 특별한 처치는 필요하지 않아요. 그 대신 이를 환자에게 관찰하도록 설명하고 변화가 있다면 알리도록 해야 해요.

> ⚠️ **잠깐** 시술 부위 출혈 여부는 수시로 확인!

대퇴동맥으로 시술한 후 카테터를 삽입했던 부위는 거즈와 테이프로 압박해서 드레싱을 하고 오기 때문에 시술 부위가 잘 보이진 않아요. 또 출혈이 있어도 환자가 장시간 똑바로 누운 자세로 있어 감각이 저하되고 출혈 여부를 느끼지 못하거나 증상이 없는 경우도 많죠. 출혈이 발생하면 짧은 시간 안에도 많은 양의 피가 나오고, 확인이 늦어지면 심한 경우에는 저혈량성 쇼크가 올 수도 있어요.

그래서 시술 후 활력징후를 측정할 때마다 반드시 시술 부위를 확인하는 게 중요해요. 출혈이 증가하면 환자의 엉덩이 주변 부위로 피가 흘러나오기 때문에 이불을 치워서 환자의 누워 있는 침상 주변도 자세히 봐야 해요. 이런 내용은 환자와 보호자에게도 꼭 설명해서 자주 확인하도록 해야 해요.

 조영제를 사용하는 검사이니 조영제 사용으로 인한 부작용도 생길 수 있을 것 같아요.

피부의 두드러기, 가려움증, 발적 등이 가장 흔한 조영제 부작용 증상이고 대개 수액 투여 후 시간이 지나면 호전되지만 필요시 항히스타민제를 투여하기도 해요. 증상이 심하면 기도가 부어 호흡곤란이 생길 수 있고, 기도 확보를 위해 기도삽관과 산소 투여가 필요할 수 있기 때문에 두드러기가 얼굴과 목 주변에 생기는지, 호흡에 문제가 없는지를 자주 확인해야 하죠. 조영제 부작용은 시술 직후에 나타나기도 하고 몇 시간이 지난 후에 나타나기도 하므로 환자가 검사 후 바로 퇴원한다면 병원에 내원해야 하는 주의 사항에 대해서 자세하게 설명하고 대처할 수 있도록 해야 해요.

또 어떤 부작용이 있을 수 있나요?

간혹 카테터가 움직이면서 혈관의 벽을 손상하여 출혈이 생기거나 혈전이 떨어져서 혈관을 막아 뇌경색이 생길 수도 있어요. 이것이 구음장애, 미세운동 저하(예를 들어 핸드폰 버튼을 잘못 누르거나 오타 발생), 극심한 두통, 의식의 변화 및 근력 저하 증상이 있는지도 잘 관찰해야 하는 이유이죠. 그래서 시술 후에는 의식 상태의 사정도 반드시 해야 해요.

뇌경색이 발생해 노티를 했다면 처방을 준비해야 할까요?

먼저 뇌경색을 확인하기 위해 MRI 검사를 진행하고 뇌경색이라면 수액(Normal saline, Volulyte: 혈장량을 증가시켜 혈액순환을 촉진함)을 공급하고 항응고제·항혈전제를 투약해야 하므로 IV line을 확보하고 검사실로의 이동을 준비하면 되겠죠?

또한 시술 후 동맥의 박동(Pulsation)을 측정하고 시술 전과 비교하여 변화가 있는지를 확인해야 해요. 만약 요골동맥으로 시술했다면 알렌 테스트를 시행해 요골동맥의 혈관 상태를 확인하는 게 중요하답니다.

✓ TIP 알렌 테스트

알렌 테스트는 동맥의 폐색을 확인하는 검사예요. 요골과 척골동맥을 동시에 누른 상태에서 손을 쥐었다 폈다 한 뒤 요골동맥은 누른 채 척골동맥만 손을 떼서 손바닥의 색이 돌아오는지를 보는 방법으로 확인할 수 있어요. 손을 뗐을 때 10초 이내로 손의 색이 돌아오지 않는다면 동맥의 이상소견을 나타내므로 요골동맥을 통한 ABGA나 혈관조영검사를 시행하면 안 돼요.

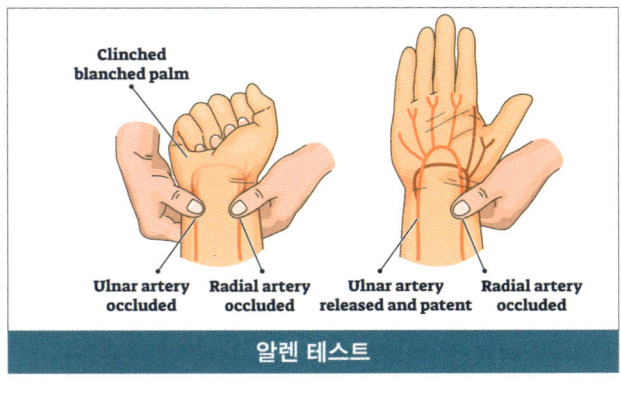

알렌 테스트

그럼 환자는 시술 후에 언제부터 움직일 수 있나요?

 절대침상안정 시간이 끝나고, 한 번 더 시술 부위를 확인한 후 출혈이 없다면 움직일 수 있어요. 하지만 시술 부위를 과하게 구부리거나 무거운 물건을 들거나 힘을 주는 등 과도한 움직임은 제한하도록 하고 거동 후 출혈이 다시 발생할 수 있으므로 주의 사항을 잘 교육해야 해요. 특히 외래에서 시술 후 퇴원하는 경우에 당일은 절대 운전을 하지 않도록 교육을 하는 것이 중요해요. 운전 시 오른쪽 발로 액셀과 브레이크를 밟는 행동도 시술 부위에 힘을 주는 과도한 움직임이 될 수 있어요.

✔ TIP 시술 후 절대침상안정 시간

절대침상안정 시간은 검사실에서 정해지기도 하는데, 시술 시 출혈량이 많았거나 출혈 경향이 높다면 더 많은 시간의 절대침상안정이 필요해요. 이럴 때는 검사실에서 환자의 상태를 전화로 인계해 주거나 시술 간호기록에 남겨 주므로 확인할 수 있어요.

 시술 부위의 상처는 어떻게 관리해야 하는지도 알고 싶어요.

 대퇴동맥으로 시술했다면 시술 부위에 압박드레싱(거즈 여러 장을 두껍게 겹친 다음 테이프로 강하게 누름)을 하거나 지혈 도구를 적용하고 와요(Safeguard: 동맥의 천자 부위를 부풀려진 풍선으로 지혈, Mynx: 동맥의 천자 부위를 지혈섬유스를 이용하여 지혈).

압박드레싱은 하루 정도 유지하고 소독하면서 혈종과 출혈이 없다면 거즈를 제거하죠. 만약 시술 후 바로 퇴원할 수 있는 상태라면 절대침상안정 시간이 끝난 뒤 압박드레싱을 제거하고 소독하면서 시술 부위의 출혈 여부를 확인하고 마찬가지로 출혈이 없다면 다음 날 거즈를 제거하도록 설명하면 돼요. 요골동맥으로 시술한 경우, 지혈 기구나 압박밴드는 당일에 제거하고 소독하며 출혈 여부를 확인하고 작은 거즈나 밴드를 붙여요.

 환자가 퇴원할 때는 어떤 내용을 교육해야 하나요?

 우선 시술 부위에 압력이 가해지는 행동(쪼그려 앉거나 무거운 물건을 들거나 화장실에 오래 앉아 있거나 강하게 기침을 하는 등)은 제한하도록 설명해야 해요. 그리고 시술 부위는 하루 정도 물이 닿지 않도록 하고 24시간 후부터 샤워가 가능함을 설명해요. 샤워 후에는 상처 부위를 잘 건조시키고 출혈이나 상처가 벌어지지 않는지 관찰해야 해요. 또 시술 부위가 붓거나 고름이 나오거나 고열이 있는 경우에는 바로 병원에 내원하도록 설명해요.

[PART 2] 신경외과 수술 및 시술 **103**

PART 3
신경외과 질환별 수술 간호

1. 지주막하출혈 수술: 뇌동맥류 결찰술 및 색전술 • 106
2. 경막하출혈 수술: 천공배액술 • 127
3. 뇌종양 수술: 개두술, 정위적 수술 외 • 137
4. 뇌하수체 종양 수술: 경접형동 접근 종양제거술 • 151
5. 파킨슨병 수술: 뇌심부자극술 • 163
6. 모야모야병 수술: 직접/간접 우회로 형성술 • 172
   (직접/간접 문합술)
7. 수두증 수술: 뇌실-복강 단락술 • 180

1 지주막하출혈 수술: 뇌동맥류 결찰술 및 색전술

Case

고혈압, 고지혈증으로 약물치료 중인 59세 남성. 음주 후 극심한 두통을 호소하다가 화장실에서 구토한 후 쓰러진 채 발견되었다. 의식이 없는 상태로 119를 통해 ER로 내원하였고 Brain CT상 뇌동맥류 파열로 인한 지주막하출혈로 진단받아 응급으로 뇌동맥류 클립 결찰술을 받고 병동으로 오게 되었다. 수술 후에도 여전히 극심한 두통을 호소하는데 어떤 간호가 필요할까?

지주막하출혈은 어떤 질병인가요?

지주막하출혈(SubArchnoid Hemorrhage, SAH)은 뇌를 싸고 있는 수막 중의 하나인 지주막 아래 공간에 출혈이 생기는 것을 말해요. 약 80%는 뇌동맥류의 파열로 발생하고 그 외 뇌동정맥 기형의 출혈, 외상, 혈액 응고 기전의 이상 등으로도 발생해요.

지주막하출혈은 동맥이 파열되는 것이기 때문에 동맥의 높은 압력으로 많은 양의 혈액이 지주막하강으로 빠르게 유입되어 두개내압이 급격하게 증가해요. 그래서 의식장애가 발생하며 발병 시 약 30%는 사망하고, 30%는 치료 후에도 신경학적 장애를 남길 만큼 뇌출혈 중에서 중증도가 가장 높은 질환이에요.

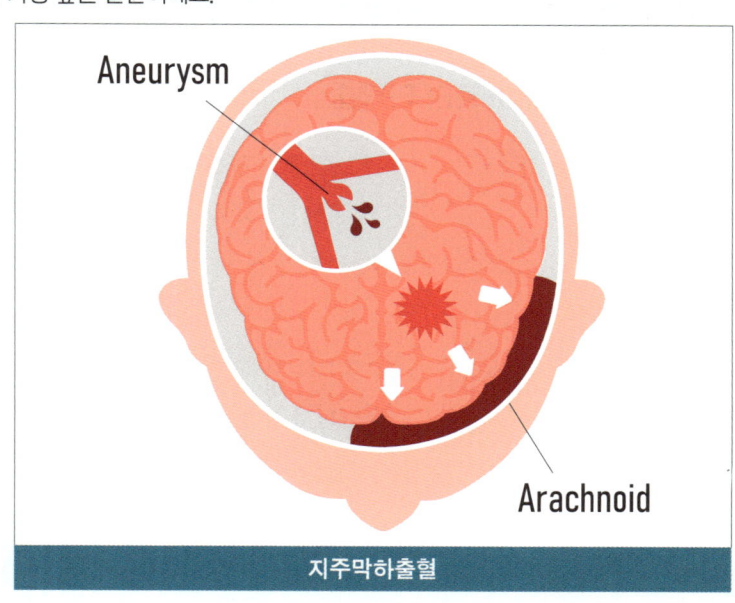
지주막하출혈

➕ 한 걸음 더 뇌출혈의 종류

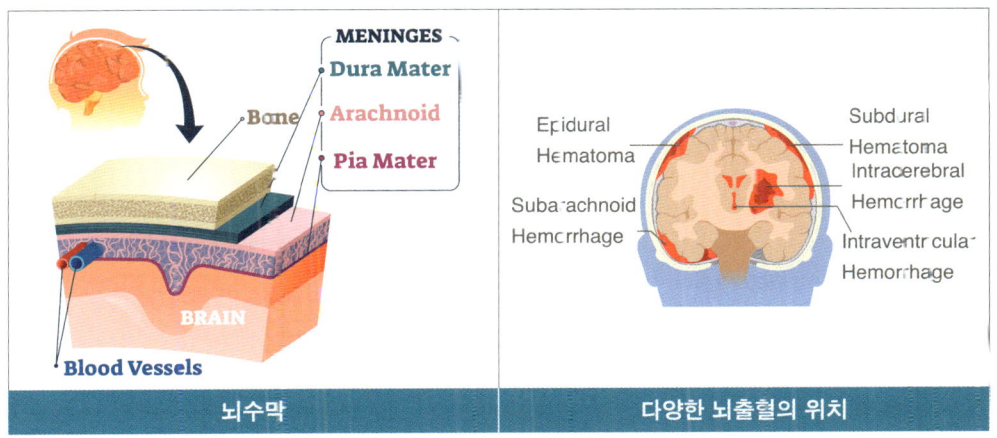

| 뇌수막 | 다양한 뇌출혈의 위치 |

뇌를 보호하는 3층의 수막은 바깥쪽부터 경막(Dura mater), 지주막(Arachnoid), 연막(Pia mater)으로 이루어져 있어요. 이 중에서 어디에 출혈이 발생하느냐에 따라서 뇌출혈을 분류해요.

1. 지주막하출혈(SubArachnoid Hemorrhage, SAH) : 지주막 아래 공간의 출혈

2. 경막하출혈(SubDural Hemorrhage, SDH): 경막 아래 공간의 출혈

3. 경막외출혈(EpiDural Hemorrhage, EDH): 두개골과 경막 사이 공간의 출혈

4. 뇌실내출혈(IntraVentricular Hemorrhage, IVH): 연막 아래 뇌실질 내의 출혈

5. 뇌내출혈(IntraCranial Hemorrhage, ICH): 뇌 조직 안의 출혈

뇌동맥류가 파열되면 지주막하출혈이 되는군요. 그렇다면 뇌동맥류는 어떻게 생기나요?

뇌동맥류란 혈관 벽의 약해진 부분이 주머니 모양으로 부풀어 오른 것을 말해요. 주로 혈액 공급이 많아 압력이 높고 혈관이 나뉘는 분지 부분에서 많이 발생하는데 전교통동맥(Anterior Communication Artery, A-com=ACA), 내경동맥(Internal carotid artery), 후교통동맥(Posterior Communication Artery, P-com=PCA)에서 많이 발생해요. 또 이러한 굵은 뇌동맥이 모여 있는 뇌 바닥 쪽을 윌리스 고리라고 부르는데 뇌동맥류 대부분이 이곳에서 발생하죠.

파열되기 전의 뇌동맥류는 대부분 증상이 없어서 뇌출혈이 발생한 후 발견되는 경우가 가장 많아요. 그 외에는 동맥류가 주변 신경 구조를 압박하여 두통, 안검하수 등이 발생하여 검사하거나 우연히 검진을 통해서 발견되기도 해요.

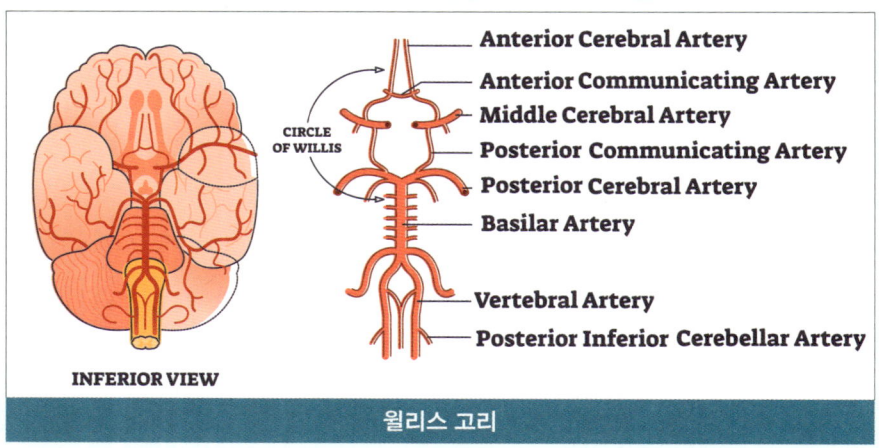

윌리스 고리

➕ 한 걸음 더 다양한 뇌동맥류의 모양

동맥류의 모양은 여러 형태로 발생해요. 가장 흔하게 알려진 주머니 모양의 낭상동맥류(Saccular), 넓게 퍼지는 모양의 방추상 동맥류(Fusiform)와 해리성 동맥류(Dissection) 등이 있죠. 형태에 따라서 치료의 방법이 달라지기 때문에 동맥류의 모양, 위치, 크기를 정확하게 파악하는 것이 매우 중요한데 이는 뇌혈관조영술로 확인할 수 있어요.

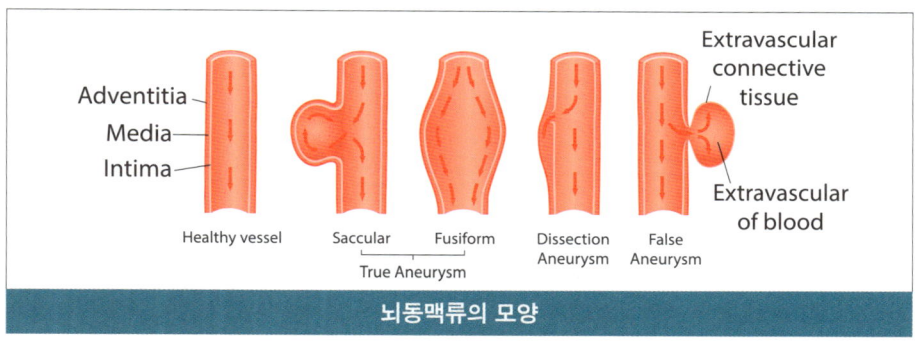

뇌동맥류의 모양

지주막하출혈이 생기면 어떤 증상이 생기나요?

흔히 '생애 한 번도 경험하지 못한 가장 극심한 두통'이라 할 만큼 심한 두통과 구토가 주증상이고 의식장애가 발생해요. 그리고 출혈이 뇌막을 자극하여 징후가 나타나게 되는데 경부강직(Neck stiffness), 케르니그 징후(Kernig sign), 부르진스키 징후(Brudzinski sign)가 나타나요. 주로 갑작스러운 혈압 상승이 발생하는 겨울이나 환절기에 많이 발생하고 흥분하거나 스트레스를 받는 상황에서 많이 발생해요.

➕ 한 걸음 더 뇌막 자극 징후

지주막하출혈이나 뇌수막염 등 뇌막을 자극하는 질병을 알아보는 증상이 있어요.

1. **경부강직(Neck stiffness)**
: 똑바로 누워서 머리를 앞으로 구부리면 저항과 통증 발생

2. **케르니그 징후(Kernig sign)**
: 똑바로 누워서 무릎을 직각으로 구부린 자세에서 무릎을 펴려고 하면 무릎을 구부리는 근육이 연축되어 통증이 있고 펴지지 않음

3. **부르진스키 징후(Erudzinski sign)**
: 똑바로 누워서 머리를 앞으로 구부리면 고관절과 무릎이 함께 구부러짐

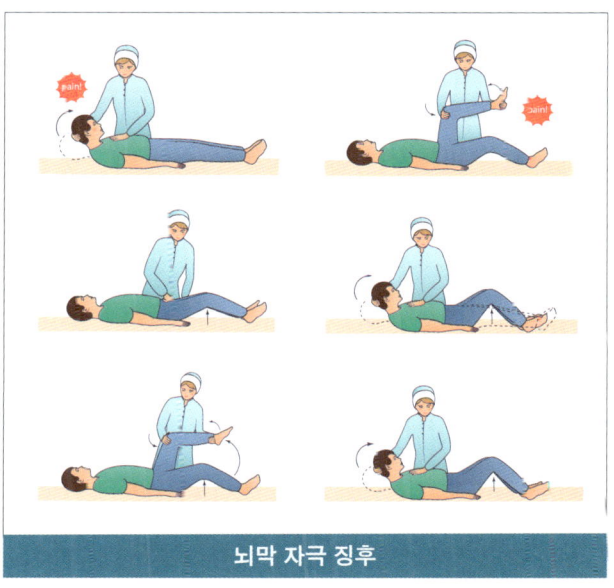

뇌막 자극 징후

 그럼 지주막하출혈은 어떻게 진단하나요?

 두부 CT 촬영으로 진단할 수 있어요. CT는 뇌출혈을 가장 빠르게 발견할 수 있는 비침습적 방법으로 적은 비용으로 짧은 시간 내에 진단할 수 있다는 장점이 있죠. 그래서 두통을 호소하거나 의식 저하로 응급실을 내원하는 환자에게 먼저 시행하는 검사 중 하나예요.

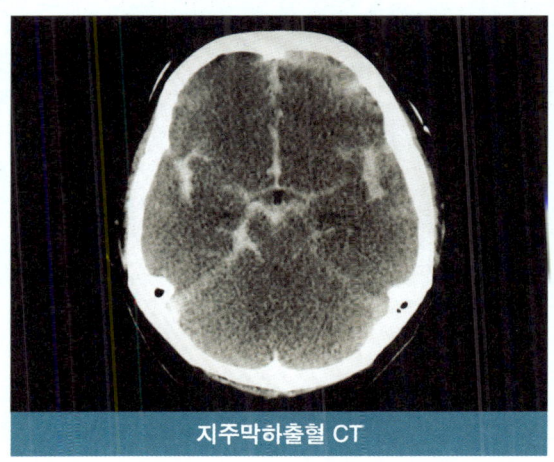

지주막하출혈 CT

 CT 말고 다른 검사 방법도 있나요?

뇌출혈 후 시간이 지나거나 출혈량이 적으면 CT로 확인되지 않을 수도 있어요. 이때에는 보조 수단으로 요추 천자 검사를 시행해 뇌척수액 안의 출혈 여부를 확인하고 진단할 수 있죠.

✓ TIP 지주막하출혈 검사

지주막하출혈(SubArachnoid Hemorrhage, SAH) 발생 시 CT 결과로 진단이 어려운 경우 뇌척수액 검사를 보조 수단으로 시행하기도 해요. 요추 천자를 시행해 뇌척수액을 시간 순서대로 1, 2, 3번으로 구분하여 3회 채취하고, 채취한 뇌척수액 검체 안의 RBC를 검사해요. 원래 뇌척수액 안에는 RBC가 없지만 지주막하출혈이 있을 땐 뇌척수액에도 피가 섞여 있기 때문에 1, 2, 3번의 검체에서 전부 RBC가 확인되고 뇌척수액의 색도 붉게 관찰돼요. 지주막하출혈이 없다면 처음 1번에서는 천자로 인한 출혈로 피가 나올 수 있지만 2번, 3번으로 갈수록 RBC의 양이 적게 관찰되어요. 이렇게 3번의 검사로 진행되어 '3 Bottle test', '3 Tap test'로 불리기도 해요.

 두부 CT와 뇌척수액 검사 등으로 지주막하출혈이 확진되었다면 그다음에는 어떤 과정이 필요한가요?

 지주막하출혈로 진단되면 출혈의 원인을 찾는 추가 검사가 필요해요. 대부분 뇌동맥류나 동정맥 기형 등 혈관의 파열로 발생하는데, 초기에 시행하는 두부 CT로는 혈관 상태를 알 수 없기 때문에 혈관조영술(Cerebral angiography), 혈관조영 CT(CT angiography) 등의 검사를 시행해야 해요.

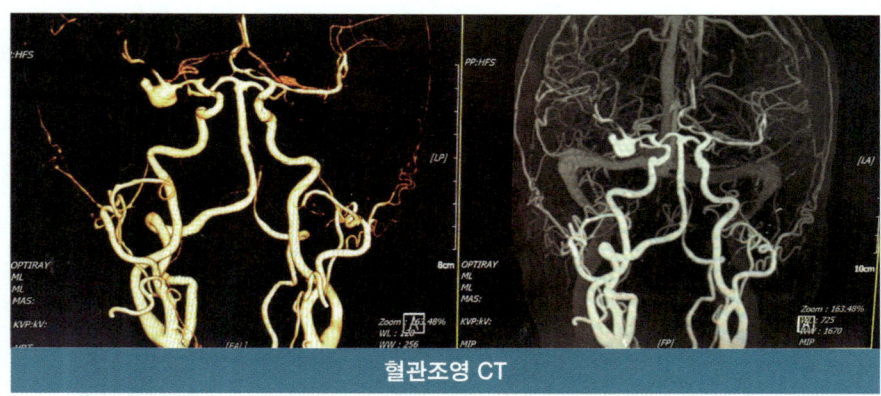

혈관조영 CT

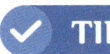 **TIP** 신경외과에서의 CT 검사

두부 CT는 신경외과에서 가장 많이 시행하는 검사예요. 뇌출혈 발생 이후 출혈 양상을 확인할 때, 또는 의식이 변할 때 우선적으로 시행되는데 몇 가지 사항을 알아두면 검사를 쉽고 빠르게 진행할 수 있어요.

1. CT 시행 주기를 파악해요.

뇌출혈이 증가하는지 알기 위해서는 CT 촬영이 필수적이에요. 처음 뇌출혈 진단 이후 급격한 증가 여부를 알기 위해 첫 검사 후 4~6시간 뒤, 3일, 7일 등의 주기로 시행하고, 특히 초기일 때는 반드시 정해진 시간에 맞춰 시행해야 하죠. 뇌출혈의 증가 시엔 응급수술이 필요할 수 있으므로 검사 후엔 바로 의사에게 노티해야 해요.

2. CT 검사실 전화번호와 위치를 알아야 해요.

의식 변화로 인해 CT를 진행할 땐 빠르게 시행하는 게 가장 중요해요. CT 처방이 나면 검사실에 전화로 환자의 상황을 알려 바로 검사할 수 있도록 하고, 의료진 동반하에 검사실로 이동해야 하죠. 이때 전화번호와 위치를 알고 있으면 검사를 더 빠르게 진행할 수 있어요.

3. 조영제 사용 여부를 확인해야 해요.

CT 촬영은 혈관 내로 조영제를 투여하며 시행하는 CT와 조영제를 사용하지 않는 CT가 있어요. 조영제를 사용하는 CT는 병원마다 Contrast, Contrast enhance, Enhance, Dye 등 여러 이름으로 불려요. 조영제를 사용하면 구조를 더 명확하게 볼 수 있어 주변 조직 간의 차이를 비교할 수 있죠. 그래서 뇌출혈이나 뇌수술 후 시행하는 CT는 조영제를 사용하지 않는 검사를 하고 뇌혈관 질환, 뇌종양, 뇌농양 등일 때는 조영제를 사용하는 검사를 시행해요.

조영제 사용 CT를 시행할 때는 검사 전 조영제 동의서 작성, 금식 여부, IV 확보(혈관 위치, IV 카테터의 종류: 18G~20G) 등을 확인해 미리 준비해야 해요. 또 투석을 하거나 Creatinine이 높은 신장질환자는 조영제가 신독성을 일으키므로 검사가 제한되거나 조영제 배출을 위해 미리 약물 처치가 필요하죠. 당뇨로 Metformin 제제를 먹는 환자도 젖산산증(Lactic acidosis)이 생길 수 있어 24시간 전후로 약을 중단해야 해요.

 지주막하출혈이 발생했을 때 어떤 것을 중요하게 봐야 하나요?

 뇌출혈 환자는 혈압이 높으면 출혈이 증가하거나 멈췄던 출혈이 재발할 수 있기 때문에 혈압을 높지 않게 조절하는 것이 매우 중요해요. 이때 흔히 수축기 혈압(Systolic Blood Pressure, SBP) 기준 140mmHg 이하를 목표로 혈압을 자주 측정하고 혈압강하제를 투여하는 등의 적극적인 조치가 필요해요. 그래서 초기 응급 상황에서 Vital sign은 1시간마다 측정하고 혈압이 높다면 혈압강하제를 주사로 투여해야 하죠.

 꼭 주사제로 투여해야 하는 건가요? 경구 혈압약을 복용하면 안 되는지 궁금해요.

경구 혈압약은 복용한 후 효과가 나타나기까지 오래 걸리고, 응급 상황이나 의식 저하가 있는 경우에는 흡인의 위험이 있으므로 경구로 복용하기가 어려워요. 그래서 IV line을 통해 주사로 투여하여 즉각적으로 혈압을 저하시키는 약물을 사용해야 하는 거랍니다.

주로 어떤 약을 사용하나요?

주로 사용하는 약물로는 Perdipine 10mg/10mL(성분명: Nicardipine hydrochloride), Labesin 100mg/20mL(성분명: Labetalol hydrochloride)이 있어요. 초기에는 혈압이 목표 혈압보다 높은 경우 Perdipine 1~2mg을 IV로 Bolus 투여하고, 혈압을 다시 측정하여 혈압이 낮아졌는지 확인해요. 만약 이후에도 계속 혈압이 높다면 지속적으로 투여해야 하죠. Perdipine을 Normal saline 혹은 DW 수액에 섞어 Infusion pump로 Continuous하게 투여하고 목표 혈압에 도달하도록 용량을 조절하며 투여해요.

! 잠깐 혈압강하제 사용 시 주의 사항

혈압강하제는 매우 자주 사용하는 약물 중 하나이고 또 혈압을 조절하는 만큼 매우 신중한 투여가 필요한 약물이에요. 혈압강하제 사용 시 꼭 확인해야 하는 것을 알아볼까요?

1. 용량 주의

Perdipine은 1mg/1mL로 약물의 mg과 mL의 용량이 같지만 Labesin은 5mg/1mL로 용량이 다르므로 처방약 혈압강하제가 어떤 약물인지 확인하고 반드시 처방이 mg인지 mL인지 확인한 후에 투약해야 해요. 혈압강하제는 응급 상황에서 구두처방(의사가 구두로 내리는 처방)으로 사용하기도 하므로 구두처방 시에는 구두처방의 원칙(받아 적고, 다시 읽고, 확인)을 지켜서 투여할 수 있어야 해요.

2. 맥박 확인 후 투여

Calcium channel blocker인 Perdipine은 많이 투여하면 맥박을 상승시켜 빈맥이 나타날 수 있어요. 그리고 Beta blocker인 Labesin은 맥박을 저하시키는 작용이 있어 서맥이 있는 경우에는 투여하지 않아요. 그러므로 혈압강하제를 사용하기 전에는 환자의 맥박을 먼저 확인한 후에 투여하도록 해요.

3. 약물은 빠르게 투여

혈압이 높으면 약물을 빠르게 투여하여 혈압을 낮춰 주는 것이 중요한데 환자의 IV line 중간에 연결된 3-way를 통해 약물을 투여하면 약물이 수액의 속도에 따라서 천천히 들어가게 돼요. 그래서 약물 투여 후에는 20~30초 동안 수액의 속도를 높이거나, IV와 가까운 곳에서 약물을 투여하거나, Saline flushing을 해서 혈압강하제가 빨리 투여될 수 있도록 해요.

4. 정맥염 주의

Perdipine은 말초혈관으로 투여하면 정맥염이 잘 발생하기 때문에 지속적으로 투여하는 환자의 경우에는 IV를 자주 관찰해야 해요.

5. 혈압 자주 측정

혈압강하제를 지속적으로 투여할 땐 Vital sign을 자주 측정해야 해요. 혈압은 환자의 상태에 따라서 자주 변하는데, 지속적으로 약물이 투입되면 혈압이 너무 낮게 떨어지는 경우가 있어요. 그래서 통증이나 의식 상태에 따라 자주 혈압을 측정하여 약물의 용량을 조절하는 것이 중요해요.

뇌출혈 발생 시 두통 때문에 혈압이 올라갈 수도 있을 것 같아요.

맞아요. 극심한 통증에 의해서도 혈압이 올라갈 수 있어요. 그래서 통증이 심하면서 혈압이 상승했을 땐 일단 진통제부터 투여한 후 통증이 감소되면 혈압을 재측정하기도 해요. 모든 뇌출혈에서 두통이 동반되는데, 특히 지주막하출혈은 통증이 매우 심하고 1~2주까지 통증이 지속되는 경우도 있어요. 그래서 경구약, 주사약, 패치형 진통제 등을 다양한 방법으로 투여하기도 하죠.

그 외에도 자주 사용하는 약물에는 어떤 것이 있나요?

뇌출혈로 인해 뇌압이 상승하면 두통, 구토, 의식 저하가 나타나죠. 이런 뇌압 상승을 조절하기 위해서 뇌압하강제를 사용하고, 주로 Mannitol(성분명: Mannitol), Cerol(성분명: Fructose)을 투여해요. 이는 삼투압성 이뇨제로서 혈관 내 삼투압을 높이고 뇌세포에 있는 수분을 혈관으로 끌어들여 소변으로 배출해서 뇌부종과 뇌압을 낮춰 주는 효과가 있어요.

그 외에도 뇌출혈로 인한 경련이 발생할 수 있어 예방적으로 항경련제를 투여하고 지혈제, 항구토제를 자주 사용해요. 급성기에는 대부분 약을 주사제로 투여하고, 환자의 컨디션에 따라 약을 점차 줄이거나 경구약으로 전환해서 투여하죠.

! 잠깐 Mannitol 투여 시 주의 사항

뇌압하강제인 Mannitol을 투여할 땐 주의해야 할 사항이 많아요.

1. Full dropping

Mannitol은 삼투압을 빠르게 높여 뇌세포의 수분이 혈관 내로 이동하도록 돕기 때문에 천천히 투약하면 효과가 없어 Full dropping으로 빠르게 투여해야 해요. 또한 Mannitol은 약 효과가 빠르게 나타나고, 약효 지속 시간이 짧기 때문에 4~6시간마다 투여해요. 투여 후 15~30분 내에 효과가 나타나고 4시간 정도 지속돼요.

2. IV insert site 관찰

약물을 빠르게 투여하기 위해 투여 전 IV의 개방성 여부를 확인해야 해요. 투여 후에는 빠르게 투여하던 약물이 끝나면서 혈액이 역류하기도 하는데 시간이 오래 지날 경우 혈액이 응고되어 혈관이 막히기도 하므로 약물 투여가 끝난 후에는 수액 속도를 조절해서 IV line에 혈액이 남지 않도록 해요.

3. 다른 수액의 속도 조절 금지

Mannitol은 빠르게 투여되기 때문에 약물이 투여되는 동안 같은 Line의 다른 약물은 상대적으로 속도가 느려지거나 일시적으로 멈춰요. 그래서 이때 다른 약물의 투여 속도를 조절하면 실제 투여 속도보다 빠르게 조절되거나 속도를 조절할 수 없게 돼요. 다른 약물과 함께 투여할 때는 먼저 다른 약물의 속도를 조절해 놓고 마지막으로 Mannitol을 투여해야 하죠.

4. 혈중 전해질과 삼투압 관찰

Mannitol은 신장에서 수분과 나트륨의 재흡수를 방해해요. 그래서 저나트륨혈증과 고칼륨혈증을 유발할 수 있어요. 또한 이미 혈중 삼투압이 높은 경우(Osmol >320mmol/L)에는 신장 손상을 유발할 수 있으므로 투여를 중단해야 해요. 그래서 Mannitol을 투여할 때는 전해질(Electrolyte), 신장기능(BUN, Creatinine), 삼투압(Osmolity) 혈액검사를 자주 시행하고, 검사 결과의 변화를 주의 깊게 봐야 해요.

5. 중단 시에는 천천히

삼투압성 이뇨제를 중단할 때는 용량을 줄여서 천천히 중단해야 해요. 갑자기 중단하면 뇌압하강으로 뇌척수액 생성을 촉진하여 반동성 뇌압상승(Rebound IICP)이 발생할 수 있어요. 예를 들면 초기에 Mannitol 100mL을 6시간마다 4번 투여하다가 80mL, 60mL로 용량을 감량하거나 4회, 3회, 2회로 횟수를 줄여서 중단하죠.

6. 결정(Crystal) 주의

Mannitol은 낮은 온도(20℃ 이하)에서 보관하면 결정이 생길 수 있어요. 그래서 투여하기 전 약물의 상태를 확인하고 결정이 보이면 투여해선 안 돼요.

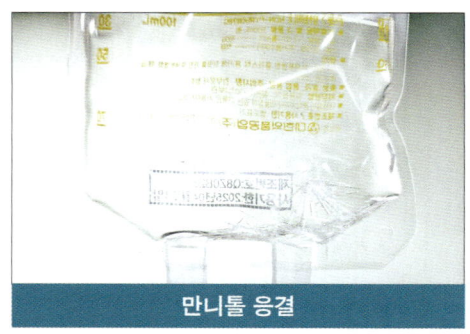
만니톨 응결

뇌출혈 후 절대침상안정을 하라고 하는데 왜 해야 하는 거죠?

자극을 최소한으로 하기 위해서예요. 그리고 머리 쪽 침상을 30도 정도로 올려두면 뇌척수액의 정맥순환계 유입을 증진하여 정맥배액을 촉진하기 때문에 뇌압을 낮출 수 있어요.

다른 주의 사항도 있는지 궁금해요.

의식 저하가 있으면 소변을 보기가 어렵고 뇌압하강제나 혈압강하제 등 투여하는 주사약이 많기 때문에 유치도뇨관(Foley catheter)을 삽입하는 것이 좋아요. 적절한 섭취량과 배설량을 알기 위해서 I/O도 측정해야 하죠. 또한 과환기(Hyperventilation)는 뇌압을 낮추는 효과적인 방법으로 산소포화도가 정상범위라 해도 산소 공급을 하고, PaO_2 80mmHg 이상, $PaCO_2$ 25~35mmHg로 유지하며 저탄산혈증을 유도해 뇌혈류량과 두개내압을 감소시켜요. 이 외에도 배변 시 힘을 줄 때도 뇌압이 올라갈 수 있으므로 변 완화제를 투여하고 경부의 과도한 굴곡이나 회전은 금지해야 해요.

➕ 한 걸음 더   두개내압상승(Increased IntraCranial Pressure, IICP)

뇌 조직은 두개골이라는 딱딱한 뼈 안의 한정된 공간 속에 있어요. 따라서 출혈, 종양 등이 생겨 부피가 증가하면 더 늘어날 공간이 없기 때문에 뇌 안의 압력이 증가하게 돼요. 주로 뇌부피(종양, 출혈), 뇌순환량, 뇌척수액(수두증)의 증가로 뇌압이 상승하게 되는데 뇌압이 계속 상승하면 다른 부위가 압박돼 두개강 밖으로 나오는 뇌헤르니아(뇌탈출)가 발생해요.

이런 땐 약물치료(Mannitol, 기뇨제 등), 저체온 요법(체온을 낮게 유지해서 뇌의 대사율을 낮추고 산소 요구량도 낮춤)을 하거나 알맞은 자세(Head up 30도 유지, 정맥배액을 촉진해서 뇌압을 낮춤)를 취하게 할 수 있어요. 그러나 증상 완화가 안 된다면 수술로 두개골을 절제하여 한정된 공간을 열어주거나 뇌척수액을 배액되게 하거나 종양이나 출혈을 제거해 압력을 낮춰주는 방법을 시행해요.

 지주막하출혈이 발생하면 치료는 어떻게 하나요?

 출혈의 원인을 파악하고 그에 따라 치료 방침을 결정해야 해요. 대부분의 원인이 되는 동맥류 파열로 발생한 지주막하출혈의 수술은 파열된 뇌동맥류로 혈액이 가지 않도록 하는 것을 목적으로 시행돼요. 주로 뇌동맥류 결찰술(Aneurysm clipping)과 뇌동맥류 색전술(Coil embolization), 이 두 가지가 방법이 있어요. 먼저 뇌혈관조영술을 시행해서 동맥류의 크기, 위치, 모양 등을 확인하고 이에 따라서 치료 방법을 결정하게 돼요.

 그렇군요. 뇌동맥류 결찰술은 어떻게 진행되는지 알고 싶어요.

 먼저 뇌동맥류 결찰술에 대해서 알아볼까요? 뇌동맥류 결찰술은 두개골을 절개해 동맥류에 직접 접근하여 동맥류의 목 부분을 클립으로 결찰하는 수술을 말해요. 그래서 개두술 & 동맥류 결찰술(Open Craniotomy & Aneurysm Clipping, O/C & A/C)이라고도 하죠. 재발이 거의 없고 확실한 치료 방법이지만 개두술을 해야 하는 부담과 회복 기간이 색전술에 비해서 긴 것이 단점이예요.

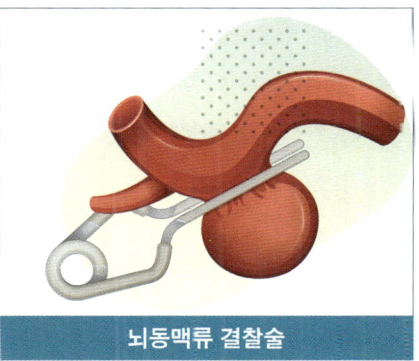

뇌동맥류 결찰술

➕ 한 걸음 더   Craniotomy vs. Craniectomy

개두술(Craniotomy)과 두개골 절제술(Craniectomy)의 차이를 알아볼게요.

뇌는 두개골이라는 뼈가 보호하고 있기 때문에 반드시 두개골을 절개해야 뇌 안쪽으로 접근할 수 있어요. 그래서 뇌수술을 위해 필요한 만큼 두개골을 절개하고, 수술이 끝난 뒤에 다시 두개골을 붙여주는 수술을 개두술이라고 해요.

두개골 절제술은 뇌압이 높을 때 압력을 낮추기 위해 두개골의 일부분을 절제해 뼈를 없애주는 수술을 말하고요. 수술 직후에는 뼈를 제거하여 열린 공간으로 뇌가 돌출되고, 보통 4~6주 이내에 뇌압이 낮아져 수술 부위가 들어가면 다시 뼈를 넣어 붙여주는 두개골성형술(Cranioplasty)을 시행하죠.

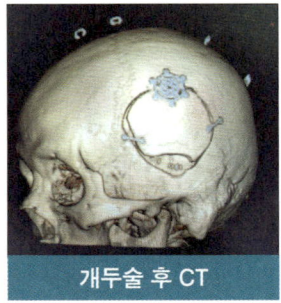

개두술 후 CT

그래서 절제된 모양에 맞춰 인공뼈를 제작해서 사용하기도 하고 제거한 뼈를 냉동 상태로 보관하였다가 다시 넣기도 해요(냉동 보관이 어렵고, 또 보관했던 뼈를 사용하는 경우에 감염의 위험성이 있어 최근에는 인공뼈의 사용이 증가함).

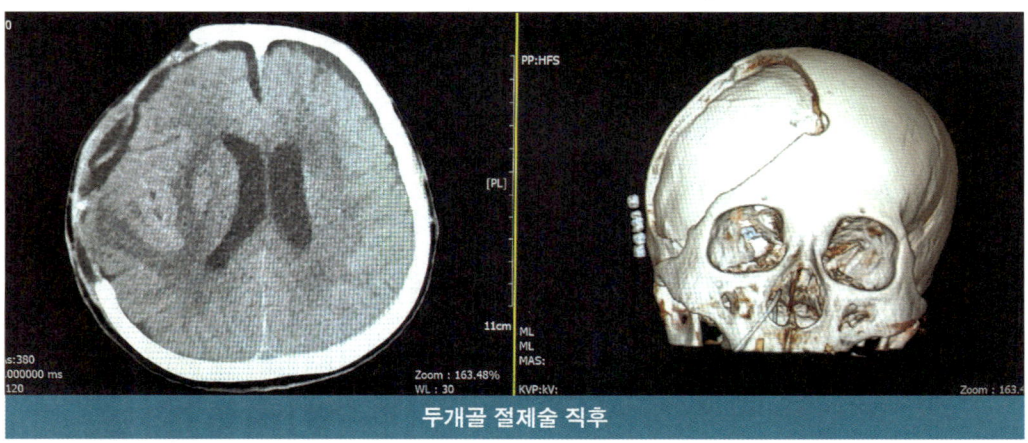

두개골 절제술 직후

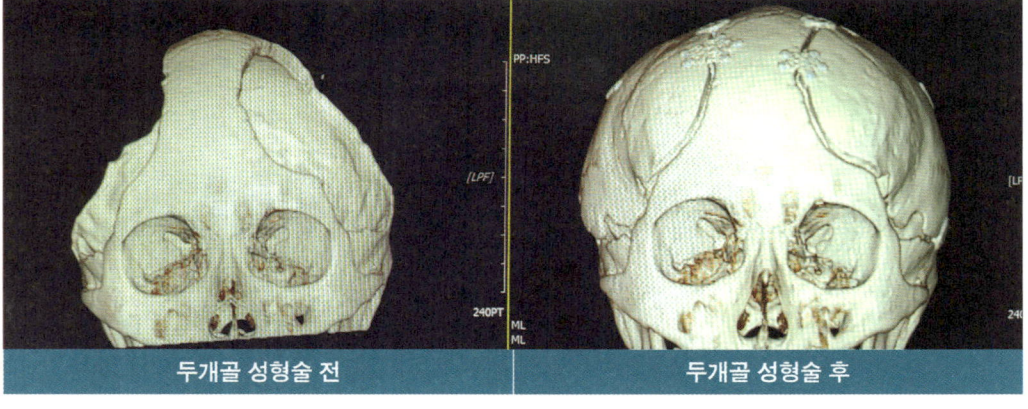

두개골 성형술 전 | 두개골 성형술 후

수술 전 준비 사항에는 어떤 게 있나요?

 파열되지 않은 뇌동맥류는 병동으로 입원하여 전신마취 수술 준비를 마친 뒤 수술에 들어가요. 하지만 파열된 동맥류는 응급 상황에서 수술이 진행되기 때문에 응급수술에 준하서 준비해야 해요.

일반적으로는 혈액검사, 심전도, 흉부 X-ray 등을 통해 환자 상태를 확인한 후 전신마취에 미치는 영향에 대한 평가가 이루어지지만, 응급 상황일 때는 모든 검사를 시행할 수 없기 때문에 준비되지 않은 상황에서 수술을 시행하고, 발생할 수 있는 위험성에 대해 인지 동의서를 추가로 받기도 해요. 그 외에 수술동의서, IV line, 금식(마지막 식사 시간 확인 필요), 수술 부위의 피부 준비를 확인해야 하죠.

 수술 후에는 어떤 걸 주의 깊게 봐야 할까요?

 수술 직후에는 의식 사정과 활력징후 측정이 매우 중요해서 1~2일은 중환자실 치료가 필요하고 추후 상태가 안정되면 일반병동으로 전실해요. 전실 후에는 환자의 의식 사정과 함께 수술 후 소지하고 있는 삽관(배액관, 배뇨관, 중심정맥관, 동맥관, 말초정맥관)을 잘 관리하고, 수술 후 합병증 예방을 위해 심호흡, 조기이상, 낮 시간 동안의 활동을 격려해 주도록 해요.

✓ TIP 수술 후 잠이 많아진 환자?

수술 후, 특히 중환자실 치료를 받고 병동으로 오면 환자가 밤낮이 바뀌거나 혹은 하루종일 잠을 자는 경우가 있어요. 중환자실에서 밤과 낮의 패턴이 바뀐 경우 낮 시간에 활동을 격려해 수면 패턴을 교정하도록 하면 돼요. 그러나 종일 계속 잠자는 증상은 항경련제를 사용해서 발생하기도 해요.

뇌수술 시에는 경련을 예방하기 위해 항경련제를 사용하는데 항경련제를 사용하면 졸음, 피로, 무력감 등이 많이 나타나요. 환자가 지나치게 많이 자면 항경련제의 종류나 용량을 변경하거나, 경련의 위험성이 높지 않은 경우엔 약을 중단하기도 해요. 수술 후 환자가 계속 잠을 잔다면 의식 저하인지, 약물 때문인지, 밤 동안 잠을 못 자서인지 여러 원인에 대해 사정하는 것이 중요해요.

 뇌동맥류 코일색전술은 어떤 수술인가요?

 뇌혈관조영술과 비슷한 방법이지만 전신마취하에 시행하는 수술이에요. 혈관 내로 카테터를 삽입한 후 백금으로 만들어진 가는 코일을 뇌동맥류 내로 넣어서 그 안으로는 혈액이 흐르지 않을 때까지 채워요. 즉 코일로 뇌동맥류를 막는 방법이죠.

[PART 3] 신경외과 질환별 수술 간호

뇌동맥류 코일색전술은 어떤 장단점이 있나요?

요골동맥이나 대퇴동맥을 통해 수술을 진행하므로 뇌동맥류 결찰수술에 비해 합병증이 적고 회복기간도 짧으며 개두술에 대한 부담이 적은 것이 장점이에요.

그러나 코일로 막아 놓은 동맥류 안으로 다시 혈액이 흐르거나 코일이 동맥류 밖으로 내려오는 등 재발의 가능성이 있고, 혈관 내 상태를 확인하기 위해 주기적으로 뇌혈관조영술 혹은 영상검사를 시행해야 해요. 또 혈관 내로 삽입되는 카테터로 인한 혈전 생성을 예방하기 위해서 항혈전제를 오랜 기간 복용해야 하는 것도 단점이에요. 항혈전제의 종류, 복용 기간 등은 코일색전술의 방법, 스텐트 삽입 여부 등에 따라 결정돼요.

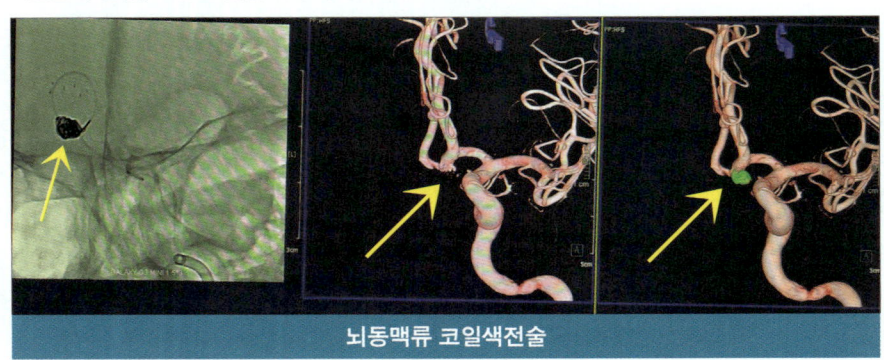
뇌동맥류 코일색전술

✓ TIP 뇌동맥류 코일색전술

뇌동맥류 코일색전술에 대해 환자분들은 이런 점을 궁금해해요. 다음 내용을 알아두고 환자와 보호자에게 설명할 때 활용해 보세요.

1. 수술? 시술?

흔히 코일색전술을 시술이라고 표현하기도 해요. 머리를 여는 개두술에 비해서 과정이 짧고, 뇌혈관조영술과 비슷한 과정으로 이루어지기 때문이죠. 하지만 수술하는 시간 동안 움직임을 최소화해야 하므로 전신마취하에 시행하는 수술로 구분하는 경우가 더 많아요.

2. 수술실? 시술실?

환자가 수술하러 이동한다고 하면 흔히 수술실로 간다고 생각하기 쉬운데 코일색전술은 일반 수술실이 아닌 특수 시술실에서 진행되기도 합니다. 뇌혈관조영술처럼 혈관 내로 카테터를 넣고 이를 영상으로 찍으면서 수술을 진행하므로 영상장비가 있는 곳에서 시행해야 하기 때문이에요. 코일색전술을 하는 경우에는 환자를 이동하기 전에 한 번 더 이동 장소를 확인하도록 해요.

3. 수술 후 탈모

코일색전술을 시행하는 동안 지속적으로 방사선이 발생하는 영상장비로 머리를 촬영하고 뇌혈관조영술에 비해서 더 오랜 시간 방사선에 노출되죠. 그래서 수술 후 갑작스럽게 머리가 많이 빠지는 경우도 있어요. 하지만 영구적인 탈모는 아니고 시간이 지나면 다시 회복돼요.

4. 항혈전제 복용

일반적인 수술을 할 때는 출혈을 예방하기 위해서 5~7일 전부터 항혈전제나 항응고제를 중단해야 하죠. 하지만 코일색전술은 시술할 때나 시술 후 카테터로 인한 혈전생성을 예방하기 위해서 수술 전에도 반드시 항혈전제를 복용해야 해요. Aspirin, Clopidogrel을 복용하고 약물이 효과적으로 작용하는지 알아보는 저항성 검사 ARU(Aspirin Reaction Units, <550), PRU(P2Y12 Reaction Units, 40~60%)를 시행하기도 하죠. 단 약물을 5일 이상 복용 후 검사해야하고 저항성이 높은 경우 다른 항혈전제를 사용하기도 해요.

➕ 한 걸음 더 혈관 내 수술 종류

혈관 내 수술은 이름도 다양하고 방법도 여러 가지예요.

1. **Coil embolization**: 동맥류 내로 백금 성분의 코일을 삽입하여 막는 방법

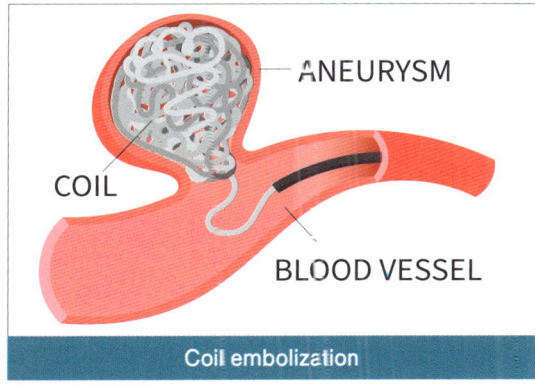

2. **GDC(Guglielmi Detachable Coil)**: Coil embolization의 한 종류

3. **SAC(Stent Assisted Coiling)**: 동맥류의 목(입구)이 넓은 경우에 삽입된 코일이 아래쪽으로 내려올 수 있어 동맥류 아래쪽에 스텐트를 함께 삽입하는 방법

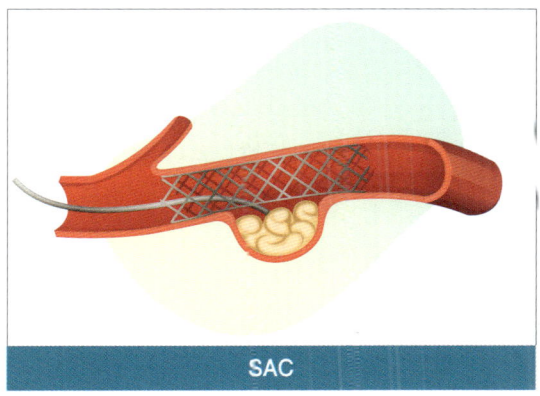

4. **Flow diverter, Pipeline insert**: 동맥류 아래 부분에 가늘고 촘촘한 혈류 전환 스텐트를 삽입하여 동맥류 부분으로 혈액이 가지 않도록 하는 방법

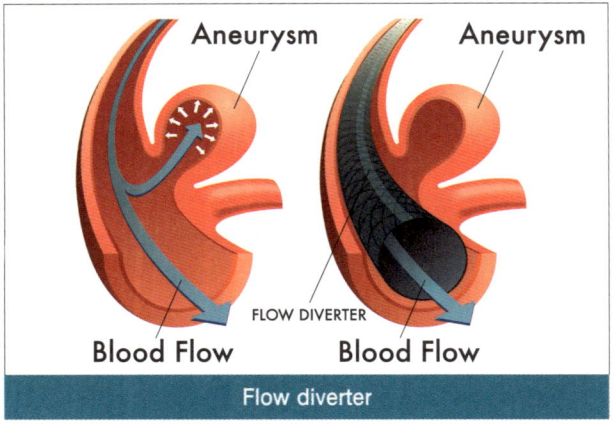
Flow diverter

5. **WEB(Woven EndoBridge, 혈류 차단기 삽입술)**: 동맥류의 크기에 맞게 그물 모양의 스텐트를 제작한 후 동맥류 안에 삽입하여 혈류가 흐르지 않도록 막는 방법

 뇌동맥류 코일색전술 시 준비는 어떻게 하나요?

 전신마취에 준하는 검사, 수술에 대한 동의서 및 금식 준비는 동맥류 결찰술과 똑같이 진행돼요. 하지만 개두술 시 출혈 예방을 위해 항혈전제를 중단해야 하는 것과 달리, 코일색전술은 수술 전부터 항혈전제를 투여해야 해요. 혈관 내 혈전 생성을 예방하기 위해 수술일의 최소 5일 전부터 항혈전제(주로 Aspirin, Clopidogrel) 복용을 시작하죠. 또 수술 시 접근 부위인 요골동맥이나 대퇴동맥의 제모(면도나 제모 크림)를 준비해요.

 수술 후에는 어떤 부분을 주의 깊게 봐야 하는지 알고 싶어요.

 수술하는 동안 혈관 내에서 카테터가 움직이며 혈관 벽을 손상하거나 혈관 벽의 혈전이 떨어져 나와 뇌혈관을 막는 뇌경색 등이 발생할 수 있어 신경학적 사정이 매우 중요해요. 또 수술 시 접근 부위의 출혈이나 혈종 여부를 관찰해야 하는데 뇌혈관조영술을 할 때와 다르게 항혈전제를 지속적으로 복용했기 때문에 지혈이 잘 안되거나 혈종이 생기기도 하므로 주의 깊게 봐야 해요.

 TIP 코일색전술 후 출혈 시 간호

코일색전술을 받은 환자에게 출혈이 있다면 이렇게 해야 해요.

1. 수술 부위(대퇴동맥, 요골동맥)를 구부리지 않고 펴는 자세를 취해요.

2. 동맥 부위를 두 손으로 강하게 눌러 10분 이상 지혈해요.

3. 출혈이 심하지 않다면 압박할 수 있도록 샌드백을 적용해요.

4. 출혈이 멈춘 뒤에도 수술 부위에 혈종이나 멍이 생겼다면 혈종의 크기, 멍의 범위를 유성펜으로 표시해서 증가하는지를 확인해야 해요.

5. 동맥의 폐색 및 개방성 여부를 확인해요. 수술 전 요골동맥은 알렌 테스트, 대퇴동맥은 Dorsal pulse를 확인하고 수술 후에 전과 비교해 보면 동맥의 상태를 파악할 수 있어요.

 지주막하출혈로 인한 합병증도 있을 것 같아요.

 지주막하출혈의 대표적인 합병증에는 3가지가 있어요. 첫째는 재출혈이에요. 지주막하출혈이 발생한 뒤 출혈이 멈췄다가 다시 재발하는 것으로 첫 24시간 이내에서 2주까지 가장 많이 일어나고, 6개월까지 발생할 수 있어요. 가장 심각한 합병증이고 재출혈 시에는 사망률이 매우 높아지므로 혈압조절과 환자의 신경학적 사정이 매우 중요해요.

 그렇군요. 출혈이 멈춘 뒤에도 환자의 상태를 잘 보아야겠네요.

 네. 그리고 둘째로 뇌혈관 연축(Cerebral vasospasm)이 발생할 수 있어요. 뇌혈관 연축은 뇌혈관이 경련하며 좁아지는 것인데 뇌로 충분한 혈액 공급이 되지 않으면서 뇌경색을 유발해요. 뇌출혈 후 일주일까지 가장 많이 발생하고 2주까지 발생할 수 있어요.

 뇌혈관 연축이 발생하는 걸 알 수 있는 방법이 있나요?

 뇌혈관을 촬영하는 뇌 관류 CT(Perfusion CT)나 경두개 초음파(Transcranial Doppler Sonography, TCD)로 검사할 수 있어요. 그중에서 경두개 초음파는 뇌혈관의 혈류 속도를 측정하는 것인데 정상범위는 50~100cm/s로 혈류의 속도가 빨라진다면 혈관 내 직경이 좁아지는 뇌혈관 연축을 의심할 수 있죠. 비침습적이고 여러 뇌혈관의 속도를 측정할 수 있어 지주막하출혈 후 2주간은 주기적으로 검사를 시행하고 혈류 속도가 빨라진다면 뇌혈관 연축을 의심하고 치료를 시작해야 해요.

 뇌혈관 연축의 치료는 어떻게 하나요?

 뇌혈관 연축의 치료에 있어서 'Triple H(3H)'라고 부르는 3가지가 있어요. Hypertension(고혈압), Hypervolemia(혈액과다증), Hemodilution(혈액희석)으로, 수액을 충분하게 투여하며 혈관의 압력을 높게 유지해 혈관 연축이 생기지 않게 하는 방법이랍니다.

그 외에도 뇌혈관조영술을 시행하고 좁아진 부위를 넓혀주는 혈관성형술을 시행하기도 하고 수액의 속도를 증량하거나 Volulyte 등을 투약하죠.

- **Hypertension(고혈압):** 수축기 혈압(SBP)을 160mmHg 이상으로 유지하는 것을 말해요. 혈압을 높이기 위해 수액량을 늘리고, 목표 혈압에 도달하지 않으면 Dopamin, Dobutamin, Norepinephrine 등의 승압제를 사용하기도 해요.
- **Hypervolemia(혈액과다증):** 수액의 투여량을 늘리는데 이때 혈장량을 늘리기 위해서 Normal saline, Volulyte, 5% Albumin 등을 투여해요.
- **Hemodilution(혈액희석):** 혈액의 점도가 높아지면 혈액순환은 물론이고 산소나 영양도 공급하기 어렵기 때문에 혈관 내 혈액량을 증가시켜야 해요. Hematocrit은 30~35%로 유지해야 하죠.

! 잠깐 'Triple H'

뇌혈관 연축을 예방하기 위해 시행하는 치료로 혈압을 높게 보고 많은 수액을 투여했지만 〈2023 AHA/ASA 가이드라인〉에서도 Euvolemia를 권고하고 'Triple H'를 지키지 않는 경우도 많아요. 병원마다 치료 방침이 다르므로 어떠한 원리로 시행하는지만 참고하세요.

혈압을 높게 유지하면 다시 재출혈이 생길 수도 있지 않을까요?

출혈 초기에는 혈압을 낮게 조절하여 출혈이 더 발생하지 않게 할 수 있지만 수술이 끝나고 혈관 연축의 증상이 보인다면 목표 혈압을 높게 봐야 해요.

이때 주의 깊게 봐야 할 것이 있나요?

'Triple H(3H)' 치료 시에는 중심정맥관으로 약물을 투여하는 경우가 많아요. 중심정맥관은 하나의 관 안에 여러 Lumen으로 이루어져 한 번에 여러 종류의 약물이 서로 섞이지 않게 투여할 수 있어서 많은 수액과 다양한 종류의 약물을 사용하는 시기에 매우 편리해요. 하지만 감염의 위험성이 있어 중심정맥관 삽입은 7~14일 이상 유지하지 않도록 권고하죠.

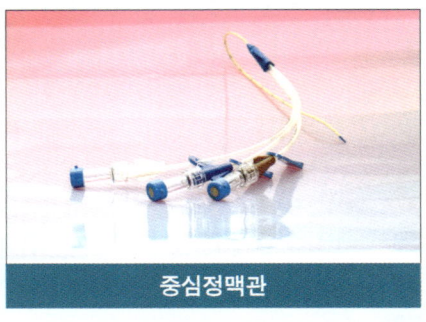
중심정맥관

또 중심정맥압(Central Venous Pressure, CVP, 정상범위 5~10cmH_2O)을 측정하면 체내의 수분량이 적절한지를 알 수 있어요. 하지만 중심정맥관이 없다면 승압제나 뇌압하강제 등 많은 약물로 인해 말초정맥관 삽입 부위에 정맥염이 생기지 않도록 관리하는 것이 중요해요.

수액이 많이 투여되면 또 다른 주의 사항도 있을 것 같아요.

수액을 많이 투여하므로 소변량도 많아져요. 하지만 움직이기 어려운 환자는 매번 화장실에 다니기 힘들기 때문에 유치도뇨관(Foley catheter)을 삽입하죠. 유치도뇨관을 삽입하면 화장실을 다니면서 발생할 수 있는 낙상의 위험성도 줄일 수 있고 소변량도 정확하게 측정할 수 있어요. 이때 정확한 소변량의 측정은 I/O와도 관련되는데, 투여되는 수분량이 많으므로 배출되는 수분량도 적절한지 확인이 필요해요.

만약 투여되는 수분량은 많은데 배출되는 수분량이 적으면 어떻게 되나요?

이러한 경우를 흔히 I/O positive라고 표현하는데, 수분이 체내에 남아 몸이 붓거나 순환량이 늘어나 심장과 폐에 부담이 될 수 있어서 이뇨제의 사용이 필요할 수 있어요. 반대로 투여되는 수분량보다 배출되는 수분량이 더 많다면(I/O negative로 표현) 체내 체액 부족으로 혈압이 저하되지 않도록 수액 투여량을 더 늘릴 수 있으니 정확한 I/O의 측정이 중요해요.

! 잠깐 이뇨제 투여 주의

'Triple H' 치료 시기엔 수액을 많이 투여하므로 I/O가 Positive가 되는 경우가 많아요. 다른 질환의 환자라면 이뇨제를 투여해서 소변을 더 나오게 하겠지만 소변이 배출되면서 혈압도 함께 떨어지기 때문에 이뇨제 투여를 신중하게 고려하죠. 그래서 노티할 때도 환자의 혈압이 목표 범위로 잘 조절되고 있는지를 같이 알려주는 것이 좋아요.

그 외에 몸무게를 같이 측정하여 비교하고, 흉부 X-ray를 통해 폐부종이나 며칠 동안의 I/O 추이, 투여하는 수액량 등을 확인해 이뇨제 사용을 결정하고, 만약 이뇨제를 투여한다면 약물 투여 후 혈압을 측정해 보는 것이 좋아요.

수액 투여와 I/O가 매우 중요하네요.

맞아요. 그리고 뇌혈관 연축을 예방하는 니모디핀(Nimodipine) 약물 투여도 중요해요. 니모디핀은 혈관을 이완하여 경련을 감소시키는 약물로서 급성기인 2주까지는 주사로 투여하고 이후 일주일 정도는 경구로 투약하죠. 경구약으로 바꾼 후에는 4시간마다 하루 6회, 시간을 지켜서 투약하는 것이 중요해요. 낮뿐 아니라 밤에도 약을 먹어야 해서 환자가 약을 잘 복용하고 있는지 확인해야 해요.

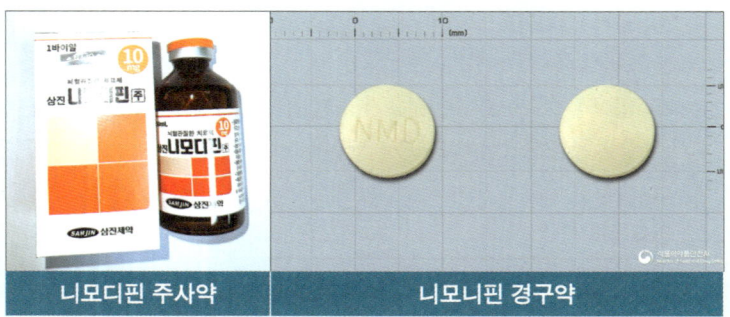

| 니모디핀 주사약 | 니모디핀 경구약 |

뇌혈관 연축 예방을 위해서 혈압을 높여야 한다고 했는데, 니모디핀(Nimodipine)은 혈관을 이완하므로 혈압이 낮아지지 않을까요?

맞아요. 칼슘채널 차단제인 니모디핀은 혈관을 이완하므로 많은 양이 투여되면 혈압이 떨어질 수 있어서 정확한 용량을 투여하는 것이 매우 중요해요. 반드시 Infusion pump를 통해 차광한 상태에서 단독 투여할 것을 권장하고 있는 약물이기도 하죠.

지주막하출혈의 세 번째 부작용은 무엇인가요?

수두증(Hydrocephalus)이 발생할 수 있어요. 수두증은 뇌실 내에 뇌척수액이 과도하게 축적되어 뇌실과 뇌압이 증가하는 거예요. 지주막하출혈 이후 유착된 혈액 덩어리들이 뇌척수액의 통로를 막는 교통성 수두증이 주로 발생하고 보통 지주막하출혈이 발생한 지 3주 후에 나타날 수 있어요.

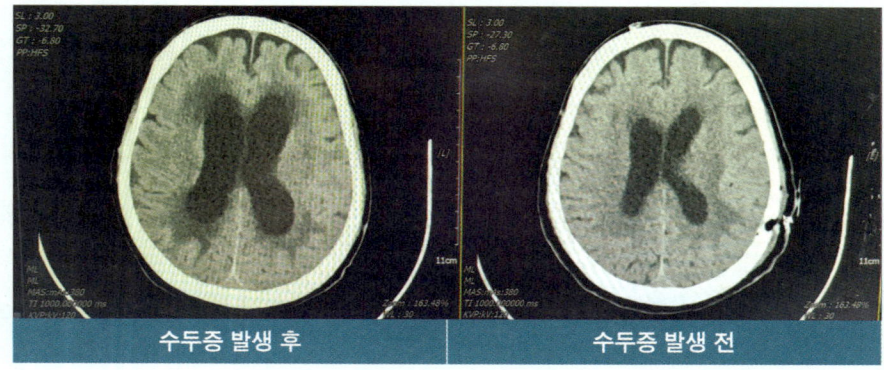

| 수두증 발생 후 | 수두증 발생 전 |

수두증이 발생하면 어떻게 하나요?

수두증이 생기면 환자의 의식 저하가 나타나요. 급성기에 발생한다면 뇌실배액술(External Ventricular Drainage, EVD)이나 요추천자배액술(Lumbar drain)을 시행하여 축적된 뇌척수액을 배액해 주고, 추후 뇌실-복강 단락술(Ventriculo-Peritoneal shunt, V-P shunt)을 시행해야 해요.

하지만 뇌압 상승으로 두개골절제술(Craniectomy)을 시행해서 머리뼈가 없다면 뼈가 없는 부위에는 뇌실-복강 단락술을 시행할 수가 없어요. 그럴 때는 뼈가 있는 반대편에 시행하거나 요추-복강 단락술(Lumbo-Peritoneal Shunt, L-P shunt)을 시행하기도 해요.

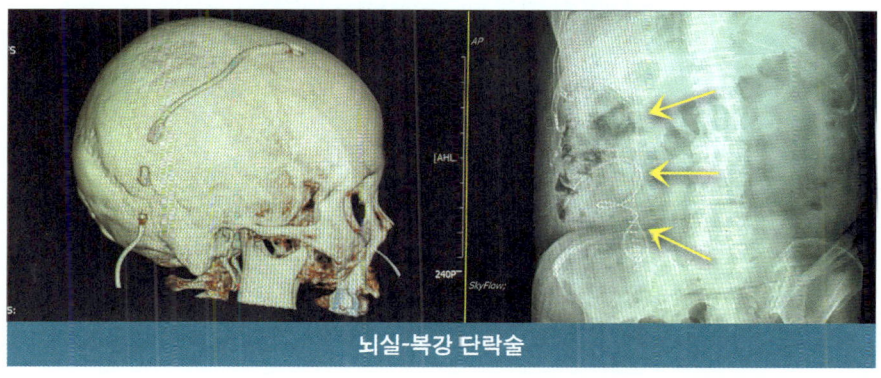
뇌실-복강 단락술

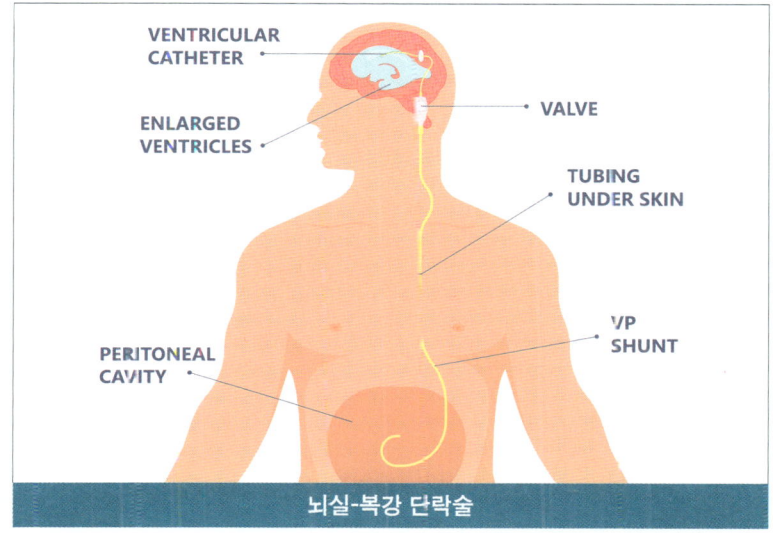
뇌실-복강 단락술

 뇌실-복강 단락술 후에는 어떤 점을 주의해야 하나요?

 뇌실과 복강 사이 카테터 중간에 밸브가 있는데, 이는 뇌척수액이 복강에서 뇌실로 역류하지 않게 해주죠. 밸브는 머리에 삽입하고, 삽입된 두피 근처에 압력 변경 장치를 대면 외부에서 뇌척수액 배액 정도를 조절해 주는 압력을 설정할 수 있어요. 밸브의 압력을 낮추면 뇌척수액이 많이 배액되고 압력을 높이면 뇌척수액이 적게 배액돼요. 그래서 수술 후 두부 CT를 촬영하여 뇌실의 크기를 확인하며 압력을 조절하죠. 이 압력은 사람마다 다르므로 적정 압력으로 조절해야 해요.

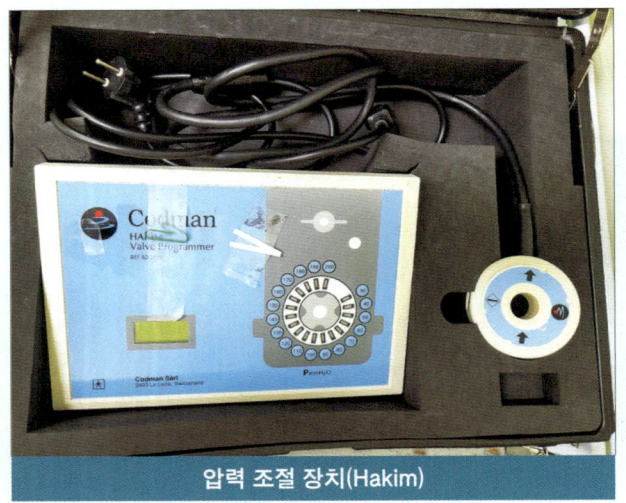

압력 조절 장치(Hakim)

수술 후에도 지속적으로 압력을 조절해야 하는군요. 또 어떤 관리가 필요한가요?

밸브는 전기 공급이 필요하진 않지만, 금속류로 만들어져 있어 MRI 촬영은 가급적 제한해야 해요. 꼭 필요한 경우에는 시행이 가능하지만 MRI 촬영 후 자기장으로 인해 설정해 놓은 밸브의 압력이 달라질 수 있고 다시 조정하지 않으면 수두증이 재발할 수 있어 검사가 끝나고 반드시 압력을 확인해야 하죠. 이때 Skull X-ray를 진행하여 밸브 압력이 제대로 조절되어 있는지를 확인하죠.

그래서 뇌실-복강 단락술을 받은 환자는 MRI 검사를 할 때, 특히 머리가 아닌 다른 부위의 검사나 다른 병원에서 검사할 때는 반드시 이에 대해 미리 알리도록 교육해야 해요.

2 경막하출혈 수술: 천공배액술

Case

심방세동(Atrial fibrillation)이 있어 항응고제를 투약 중인 75세 여성. 2주 전 화장실에서 넘어지며 머리를 벽에 부딪혔으나 별다른 증상이 없어서 병원에 방문하지 않았다. 며칠 전부터 두통이 생기며 발음이 어눌해지고 걸을 때 오른쪽으로 치우치는 증상이 나타나서 Brain CT 시행 후 경막하출혈(SubDural Hemorrhage, SDH)을 진단받아 응급수술을 받기로 했다. 수술을 앞두고 어떤 준비를 해야 할까?

경막하출혈은 어떤 질병인가요?

뇌를 싸고 있는 여러 막중에서 경막 아래(경막과 지주막 사이)에 출혈이 발생한 것으로, 대부분 외상으로 발생하는 경우가 많아요. 혈관과 조직의 손상으로 인한 출혈이 증가하면서 뇌에 압력을 가하게 되죠. 두부 CT에서 봤을 때 출혈 부위가 뇌 옆에 초승달 모양으로 보이는 게 특징적이에요.

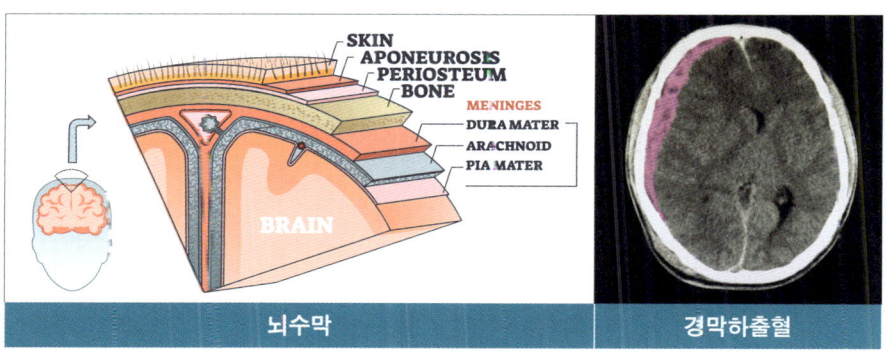

경막하출혈이 발생하면 어떤 증상이 생기나요?

출혈 정도에 따라 두통, 구토, 편마비, 언어장애, 의식 저하 등이 발생해요. 경막하출혈은 급성 경막하출혈(Acute SDH), 만성 경막하출혈(Chronic SDH)로 구분하는데 각각의 증상과 치료 방법이 달라요.

급성과 만성은 어떻게 구분할 수 있는지 궁금해요.

외상 후 48~72시간 내를 급성, 3~20일 이내를 아급성, 3주 후를 만성으로 분류해요.

급성은 주로 젊은 연령대에서 외상(교통사고, 추락 등)으로, 영유아에게선 낙상 등으로 인해 많이 발생하고, 외상에 의해서 뇌실질의 손상이나 뇌내혈종을 동반하기도 해요. 급격한 출혈로 인해 뇌부종과 뇌내압의 상승으로 의식 저하, 두통, 편마비 등이 발생해요.

 그렇군요. 그럼 만성 경막하출혈은 어떻게 진행되나요?

 만성은 비교적 가벼운 외상 후 3주 이상이 지나 서서히 출혈이 계속 나타나요. 환자가 기억하지 못할 정도의 가벼운 외상이거나 외상으로부터 어느 정도 시간이 지난 뒤 증상이 발생하기 때문에 외상의 여부를 모르기도 해요.

 가벼운 외상에도 뇌출혈이 발생할 수 있나요?

 일반적으로는 발생하지 않지만, 고령이거나 알코올 중독, 간질환이 있는 사람, 항혈전제·항응고제를 복용하거나 혈액질환이 있어 지혈이 안 되는 환자는 의식하지 못하는 작은 충격에도 뇌출혈이 발생하기도 해요. 급성과 비교해서 증상이 빠르고 심각하게 나타나지 않으며 두통, 구토, 언어장애, 인지기능 저하 등이 발생하는 등 고유 증상이 없기도 해요. 그래서 고령 환자는 치매 등의 다른 질환으로 오인하기도 하는 경우도 많죠.

✓ TIP 급성과 만성 경막하출혈 구분 방법

경막하출혈을 진단받은 환자는 급성/만성에 따라 치료 방법이 달라지므로 구분이 필요해요. 그렇다면 어떻게 구분하는지 알아볼까요?

1. 환자의 과거력 조사

환자의 과거력 조사를 통해서 외상 시기를 파악할 수 있어요.

2. 두부 CT 영상

뇌출혈 환자의 두부 CT를 찍었을 때 출혈 부분이 시기에 따라 다르게 나타나서 이를 보고 판단하기도 해요.

- 외상 1주 이내: 고밀도 음영(하얗게)
- 2~3주: 등밀도 음영(회색)
- 3주 이후: 저밀도 음영(검은색)

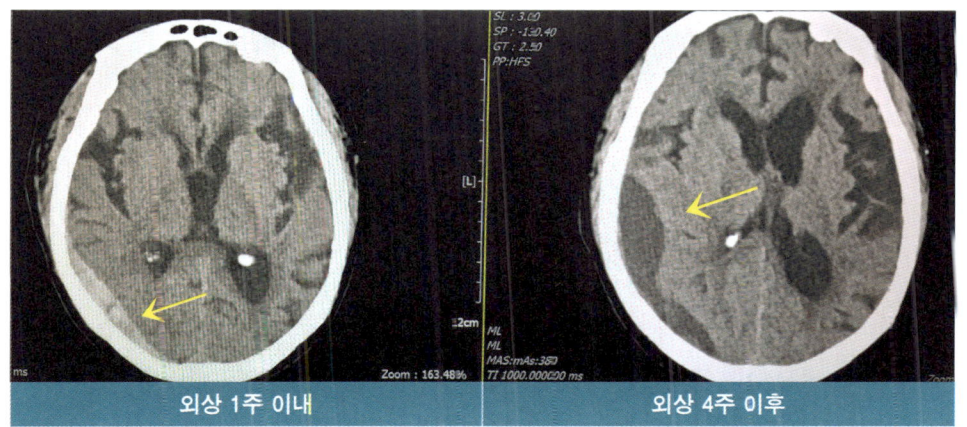

| 외상 1주 이내 | 외상 4주 이후 |

 경막하출혈은 주로 어느 부위에 출혈이 생기나요?

 측두엽(대뇌 반구 외측면의 중심 부분)에 많이 발생해요. 또한 양측성으로 발생하기도 해요.

 진단은 어떻게 하나요?

 다른 뇌출혈과 마찬가지로 Brain CT로 빠르게 진단할 수 있어요. 만성 경막하출혈은 비특이적 증상으로 Brain MRI 등의 검사를 하다가 발견되기도 해요. 예를 들어 걸을 때 오른쪽으로 기우는 증상이 생겨서 뇌경색을 의심해 신경과에서 진료받고서 Brain MRI를 찍었는데 출혈이 관찰되어 수술을 하기도 하죠. 이처럼 MRI로도 뇌출혈은 진단할 수 있지만, CT가 MRI보다 시간과 비용적인 면에서 효율적이에요.

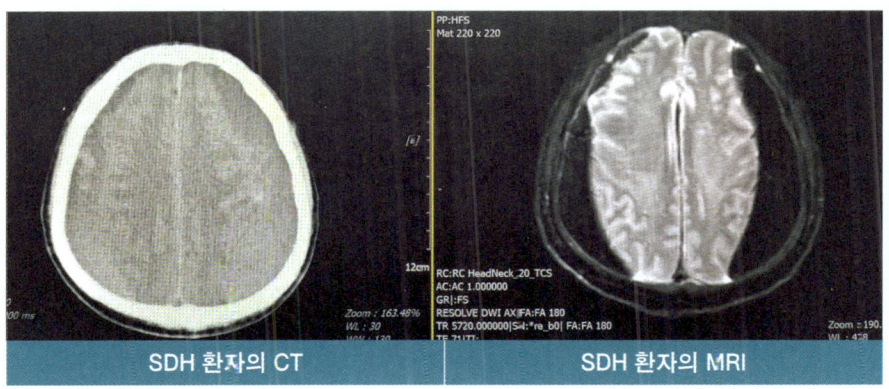

| SDH 환자의 CT | SDH 환자의 MRI |

 그럼 출혈에 대한 치료 방법에는 수술만 있나요?

 출혈량이 적고 의식 저하 등의 신경학적 손상이 없다면 수술 없이 출혈이 줄어들고 흡수되길 기다릴 수 있어요.

수술하지 않는 환자라면 증상이 변하는지 주의 깊게 봐야 할 것 같아요.

 맞아요. 처음엔 출혈량이 적었어도 양이 늘어나면 수술을 해야 하죠. 그러나 출혈량이 증가하는 것이 눈에 보이지 않기 때문에 출혈량 증가를 예측할 수 있는 신경학적 사정을 통해서 환자의 의식에 변화가 있는지를 잘 관찰해야 해요. 또 주기적으로 Brain CT를 촬영하여 출혈량이 늘어나는지 확인할 필요가 있어요.

✔ TIP 뇌출혈의 필수 검사 Brain CT

뇌출혈 환자에게 Brain CT는 출혈량의 증가를 알 수 있는 가장 중요한 검사이기 때문에 외상 초기에는 자주 시행할 수 있어요.

급성 경막하출혈일 때는 출혈의 증가 양상을 알기 위해 처음으로 CT를 시행하고 4~6시간 뒤 한 번 더 시행해서 출혈량 및 정도를 파악하고 수술 여부를 결정하기도 해요. 만성 경막하출혈은 급성에 비해 출혈량이 급격하게 증가하지는 않으므로 3~7일마다 CT를 시행하죠.

하지만 환자의 두통이 심해지거나 의식 저하 등이 생긴다면 계획된 스케줄 외에도 CT 촬영을 추가로 시행할 수 있어요. 그래서 뇌출혈 환자와 보호자에게는 CT 촬영이 자주 필요할 수 있음을 미리 설명해 두는 것이 좋아요.

 신경학적 사정이 매우 중요하겠네요.

 동공 반응과 근력 사정도 중요하지만, 환자의 전반적인 상태도 잘 살펴봐야 해요. 간혹 환자가 자려고만 한다거나 기운이 없다거나 가끔 상황에 맞지 않는 이야기를 하는 등 비특이적인 증상을 보인다면 출혈량 증가가 원인일 수 있으므로 지속 시에는 의사에게 노티해야 해요.

✔ TIP 신경학적 사정, 이럴 때 하기!

뇌출혈 환자에게서 신경학적 사정의 변화는 뇌출혈량의 증가를 의미하기 때문에 매우 중요하죠. 근무를 시작하는 첫 라운딩 시에는 환자의 상태와 신경학적 사정을 자세하게 하지만 그 이후에는 바쁜 업무로 인해 처음처럼 환자의 상태를 꼼꼼히 확인하지 못하는 경우도 종종 있어요. 환자의 증상 변화를 모르다가 늦게 발견하기도 하죠. 그래서 급성기의 환자이거나 신경학적 상태가 좋지 않은 환자가 있다면 투약할 때나 혈압을 측정할 때 등 환자에게 갈 때마다 상태를 확인하는 것이 좋고, 인계 전에도 다시 한번 평가한다면 변화에 빠르게 대응할 수 있을 거예요.

수술은 어떤 상태일 때 고려되는지 알고 싶어요.

 출혈량이 많고, 신경학적 손상(의식 저하, 편마비 등)이 발생한다면 바로 응급수술이 필요해요. 수술에도 여러 방법이 있는데 출혈 상태에 따라서 달라져요. 처음 뇌출혈이 발생한 급성기에는 액체 상태인 혈액이 경막 아래 고이게 되는데 시간이 지나면서 굳어져 선지 같은 딱딱한 형태로 변하게 돼요. 시간이 더 지나 만성기 때에는 굳어 있는 혈종이 다시 액체 상태로 변하게 되죠. 이런 변화는 CT를 통해서 알 수 있어요.

 그렇다면 수술은 어떤 방법으로 하나요?

 혈종이 액체 형태일 때는 천두술(Burr hole)을 시행하게 돼요. 두개골을 완전히 절제하지 않고 동전 크기만큼만 뚫어 두개 내로 얇은 관을 삽입한 뒤, 관을 통해서 혈종을 배액하는 비교적 간단한 수술로 천공배액술(Burr hole)이라고 하죠. 반면에 굳은 선지 형태인 혈종은 얇은 관을 통해서는 제거할 수 없어요. 그래서 더 큰 범위로 두개골을 절개하는 개두술(Craniotomy)을 시행하여 혈종을 제거해요. 또 뇌는 두개골 안의 한정된 공간 속에 있기 때문에 뇌부종이 심할 때는 뇌압을 낮추기 위해 두개골 절제술(Craniectomy)을 시행해 뼈를 제거해 주고요.

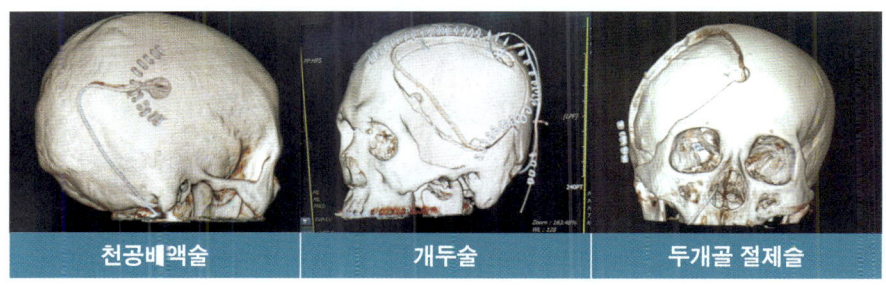

| 천공배액술 | 개두술 | 두개골 절제술 |

 딱딱한 혈종일 때 큰 수술을 하는 것보다 혈종이 다시 액체 상태로 변한 다음에 작은 범위로 수술하는 게 좋은 것 아닌가요?

 출혈량이 많으면 혈종이 커지면서 뇌를 직접적으로 압박하게 돼요. 뇌압이 상승하면 환자의 의식이 저하될 수 있어 빨리 혈종을 제거하는 것이 중요하기 때문에 그전에 수술을 해야 하는 거랍니다. 그러나 환자의 신경학적 손상이 없다면 혈종의 상태가 변하길 기다렸다가 천공배액술을 시행하기도 해요.

➕ 한 걸음 더   중경막 색전술 (Middle Meningeal Artery Embolization, MMA Embo)

경막하출혈은 재발이 잦은 질환으로 고령자나 항혈전제 및 항응고제를 복용하는 사람에게 자주 발생해요. 배액 수술 이후에도 재출혈이 반복되면 중경막동맥(MMA)을 차단하여 출혈이 발생하지 않도록 해주는 수술이 중경막 색전술이에요.

우선 뇌혈관조영술을 시행해 중경막동맥에 접근하여 색전 물질(코일, 액체 색전제) 등을 주입하여 혈관을 차단해요. 급성기 출혈에는 적절하지 않고 만성 경막하출혈이 있을 때, 혈액학적 문제나 전신 상태의 문제로 수술적 치료가 제한될 때, 경막하혈종의 흡수를 돕고 재출혈을 방지하기 위해 중경막 색전술을 시행할 수 있어요. 중경막동맥에서 공급되는 혈류를 차단하면 신생막에서 삼출물이 줄어들고, 혈종이 흡수되는 속도가 빨라져 SDH의 크기가 점차 줄어들어서 신경학적 증상이 호전되죠.

수술을 하려면 동의서도 받고 준비가 필요할 것 같아요.

맞아요. 뇌출혈 환자는 대부분 응급실을 통해 입원하고 환자의 상태에 따라 응급수술을 받는 일이 많아요. 수술이 결정되면 수술에 필요한 혈액검사, 심전도, 흉부 X-ray를 빠르게 시행해야 해요. 응급수술은 수술 전 검사지침에 따라서 비정상인 검사 결과를 전부 교정하지 않아도 수술이 가능해요.

수술에 대한 동의서와 전신마취 동의서, 그 외에 필요한 동의서를 받아요. 환자의 의식이 저하되었다면 보호자에게 설명하고 동의를 받아야 하므로 반드시 보호자 대기가 필요하죠. 예정된 스케줄에 따라 진행하는 수술이라면 대부분 미리 피부 준비를 해서 부분 면도만 시행하지만, 응급수술은 환자가 미리 준비할 시간적 여유가 없고 수술 부위가 큰 경우엔 부분 면도를 하는 의미가 없기 때문에 처방에 따라 전체 면도를 시행하기도 해요.

수술 전에 금식은 몇 시간이나 하나요?

전신마취 수술은 최소 8시간 이상 금식이 원칙이에요. 하지만 응급수술은 금식 시간을 지키는 것보다 수술이 급하기 때문에 금식 시간에 상관없이 수술을 진행해요. 단, 금식 시간을 지키지 못함으로써 생길 수 있는 위험성에 대해서는 환자와 보호자에게 반드시 설명하고 인지동의서를 받도록 해요.

뇌수술인 만큼 수술은 전신마취로만 진행하나요?

대부분 전신마취로 진행하지만 천공배액술은 비교적 간단하고 짧은 수술이기 때문에 국소마취로 시행하기도 해요. 또한 전신마취 시행 시 수술 위험도가 높을 때도 국소마취로 수술할 수도 있어요.

수술 전에 투여할 약이 있나요? 왜 투여하는 건지 궁금해요.

뇌출혈과 수술로 인해 수술 중 경련을 할 수 있어 항경련제와 항생제를 투여해요.

그렇군요. 천공배액술 후 환자가 배액관을 삽입하고 오는 것을 본 적이 있어요.

 천공배액술(Burr hole) 후 환자가 삽입하는 배액관은 Burr hole drain 혹은 SubDural Drain(SDD)이라고 불러요. 천공배액술은 수술도 중요하지만, 수술 후 배액관을 잘 유지하는 것도 매우 중요해요. 배액관은 일반적으로 적용하는 Barovac이나 JP drain처럼 압력을 가하지 않고 Natural drain을 하기 때문에 환자의 머리 높이나 자세에 따라 배액량이 달라질 수 있어 자세에도 제한이 있어요.

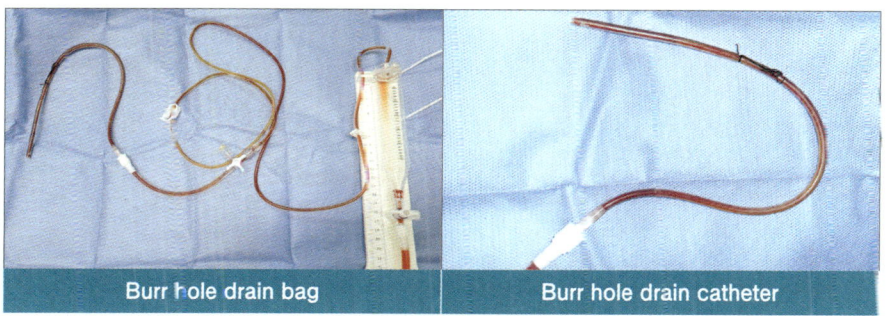

Burr hole drain bag | Burr hole drain catheter

 그런데 배액관이 요추천자 시 배액하는 관과 비슷하게 생겼어요.

 맞아요. 병원마다 사용하는 종류가 다양하지만 EVD, Lumbar drain, Burr hole drain 시 같은 제품을 사용하는 경우가 있어요. 배액관은 같지만 배액되는 내용이 전혀 다르므로 관리에 매우 주의해야 해요. 이때 배액백 위쪽에 배액관의 이름을 적어 놓으면 헷갈리지 않겠죠?

➕ 한 걸음 더 EVD, Burr hole drain, Lumbar drain

헷갈리는 EVD, Burr hole drain, Lumbar drain은 어떤 차이가 있는지 알아볼까요?

구분	EVD	Burr hole drain	Lumbar drain
삽입 위치	뇌실(Ventricles)	경막 아래	요추(Lumbar)
배액 목적	뇌압 감소	혈종 제거	뇌척수액 조절
배액 양상	Clear(CSF)	Bloody(혈종)	Clear(CSF)
배액 방법	Tragus 고정	Natural 또는 Tragus	배액량에 따라 조절
ICP 측정	가능	불가능	불가능
파동(Oscillation)	(O)	(X)	(X)

절대 침상안정이 필요한가요?

 맞아요. 배액관에 압력을 가하지 않고 머리 높이에서 Natural drain을 하기 때문에 머리를 올려 앉거나 일어서게 되면 과배액(Overdrainage)이 되면서 뇌 허탈이 올 수 있어 절대침상안정을 유지하는 것이 매우 중요해요. 하지만 필요시 배액관을 잠그고 움직일 수 있죠. 그래서 움직이기 전 배액관을 잠그고, 누운 뒤에 잠근 것을 다시 풀어야 하므로 환자와 보호자에게 잊지 않도록 교육해야 해요.

 배액관은 어떤 부분을 주의 깊게 살펴봐야 하나요?

 배액 양상의 변화와 배액량을 관찰하고 배액관이 꺾이거나 막히지 않도록 하는 게 중요해요. 먼저 배액 양상은 출혈이 배액되는 것이므로 혈액 양상으로 관찰돼요. 간혹 수막의 손상으로 지주막하강에 있는 뇌척수액에 배액되면 색이 옅어지면서 배액량이 늘어날 수 있어요. 이럴 때는 의사에게 노티한 후 처방에 따라 배액관을 Clamp하기도 해요. 배액량은 보통 8시간마다 나오는 양을 기록하고 양이 갑자기 줄어들거나 늘어나는지를 관찰해야 해요.

 배액관은 보통 언제쯤 제거하나요?

 수술 후 2~3일 유지하고 배액량이 줄어들거나 Brain CT상 출혈이 많이 제거되었으면 배액관을 제거해요. 하지만 삽입된 배액관으로 혈종 전체를 완전히 제거할 수 없으므로 소량의 혈종이 남을 수밖에 없고 추후 CT를 찍어 가면서 혈종이 다시 증가하지 않는지 지속해서 관찰이 필요하죠.

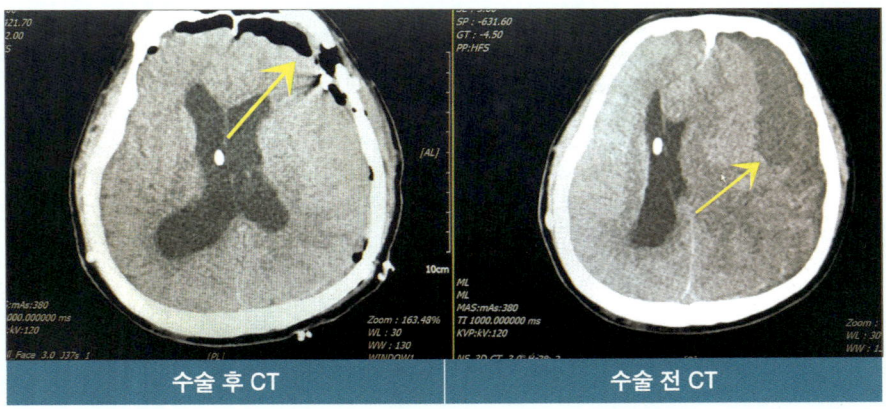

✓ TIP 수술 후 기뇌증(Pneumocephalus)

기뇌증이란 두개강 내에 공기가 차는 것으로 외상, 수술, 종양, 감염 등 여러 가지 원인으로 발생해요. 보통 외과적 수술 후 CT에서 많이 볼 수 있는데 대부분은 아무런 조치를 하지 않아도 2~3주 내로 흡수돼요. 하지만 마스크를 통한 고농도의 산소를 투여하면 탈질소화에 의해 혈관 내와 체강 간의 질소 분압 차이가 커져서 공기의 혈관 내 흡수를 도와 뇌 내 공기가 더 빠르게 제거되죠. 뇌수술 후 산소포화도는 정상이지만 산소를 지속해서 공급하라고 하는 경우에 CT를 확인해 보면 기뇌증일 수도 있답니다.

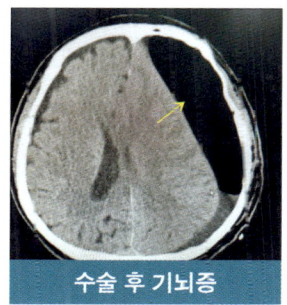

수술 후 기뇌증

수술 후의 배액관 간호 시, 가장 신경 써야 할 부분이겠어요. 배액관 외에도 주의할 게 있나요?

만성 경막하출혈 환자는 고령에 의식이 명료하지 않은 경우가 많고 수술 후에도 섬망이 있을 가능성이 커요. 섬망이 있으면 대개 삽입된 여러 관을 스스로 제거하거나 절대침상안정을 유지하지 못하면서 낙상의 위험성이 매우 높아져요. 그래서 필요시 환자의 안전을 위해서라도 바로 신체보호대를 적용해야 하고 의료진뿐 아니라 보호자의 관리도 매우 중요해요. 신체보호대를 적용할 때는 보호자의 동의를 받아야 하고, 이로 인한 손상(피부 손상, 혈액순환 장애 등)을 예방하기 위해서 2시간마다 순환 상태를 확인하고 환자의 상태가 호전된다면 빠르게 제거하는 것이 좋아요.

수술 후 관리가 매우 중요하네요.

그렇죠? 또한 수술 후 장기간 움직이지 못해 욕창이 발생할 수 있으므로 유의해서 관찰해야 하고, 욕창이 주로 발생하는 부위인 엉덩이나 발뒤꿈치 등에 예방적 Foam dressing을 적용하는 것이 도움이 될 수 있어요.

그 외에도 흡인성 폐렴과 수술로 인한 폐 합병증 등을 예방하기 위한 간호도 중요해요.

수술 후에는 언제쯤 퇴원할 수 있나요?

일반적으로 수술 후 7일 뒤 Brain CT를 시행하고 더는 출혈이 없으면 실밥 제거 후에 퇴원할 수 있어요. 그러나 만성 경막하출혈의 약 10%는 재발을 하기 때문에 재출혈을 예방하기 위한 교육이 필요해요. 환자분 중에는 고령자나 기저질환자가 많기 때문에 환자가 퇴원 후 생활할 곳의 낙상 위험성을 줄이고 외상을 예방하는 방법을 교육하는 등 일상생활 개선도 함께 이루어져야 하죠. 또한 퇴원 후에도 주기적으로 CT 추적 검사가 필요하답니다.

퇴원 후에도 계속 먹어야 하는 약이 있나요?

 뇌출혈로 인한 경련 예방을 위해 항경련제를 복용하기도 하는데 환자의 상태에 따라 짧게는 일주일에서 길게는 몇 개월까지 복용하기도 해요.

그 외에 환자가 수술 전에 항응고제나 항혈전제를 복용하던 사람이라면 퇴원 후 다시 복용해야 하는지도 확인해야 해요. 뇌출혈이 완벽히 흡수되지 않고 남아 있다면 투여를 중단해야 하는데 보통 환자가 입원 전에 복용하던 다른 약과 함께 섞여 있는 경우가 많으므로 퇴원 후에는 항응고제와 항혈전제를 빼고 드시도록 교육하는 것이 중요해요.

MEMO

3 뇌종양 수술: 개두술, 정위적 수술 외

Case

6개월 전부터 간헐적인 두통이 있어 진통제만 복용해 온 60세 여성. 한 달 전부터 두통이 점점 더 심해지고 구토 증상 발생하여 Brain MRI를 시행한 결과, 뇌수막종(Meningioma)을 발견하였다. 어떤 수술을 진행해야 할까?

뇌종양이란 어떤 질병인가요?

뇌종양이란 두개골 안에서 생기는 모든 종양을 말해요. 크게 원발성과 전이성으로 분류하는데 뇌 안에서 처음 발생한 종양을 원발성 종양으로, 다른 부위의 종양이 전이하여 뇌 안에서 발생하였을 때는 전이성 종양으로 봐요. 또 세포의 특성에 따라서 양성종양과 악성종양(암)으로 나뉜답니다.

뇌종양도 여러 종류가 있네요. 종류에 따라 어떤 점이 다른지 더 알려주세요.

뇌종양의 종류에 따라서 나타나는 특징과 치료 방법도 달라요. 양성 뇌종양은 빠르게 자라지 않고 전이되지도 않아요. 또 뇌의 부속기관에서 기원하여 정상 뇌 조직과 경계가 명확하게 구분되어 있어서 수술로 완전히 제거해서 완치되게 할 수 있어요. 뇌수막종(Meningioma), 신경초종(Schwannoma), 뇌하수체선종(Pituitary adenoma) 등이 있는데 대부분 항암치료나 방사선치료는 필요하지 않아요.

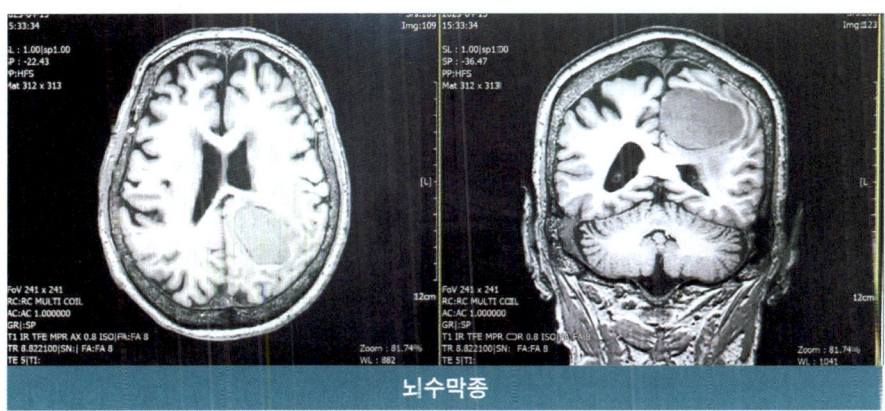

뇌수막종

그럼 악성 뇌종양은 어떤 특징이 있나요?

악성 뇌종양은 양성 뇌종양과 다르게 빠르게 성장하며, 뇌실질을 이루는 세포에서 기원해서 뇌 조직을 침범하여 자라기 때문에 정상 뇌 조직과 종양의 경계가 불분명하여 수술로 완전하게 제거할 수 없어요. 그래서 항암·방사선치료가 필요하죠. 악성도가 가장 높은 종양으로는 교모세포종(Glioblastoma, GBM), 성상세포종(Astrocytoma) 등이 있어요.

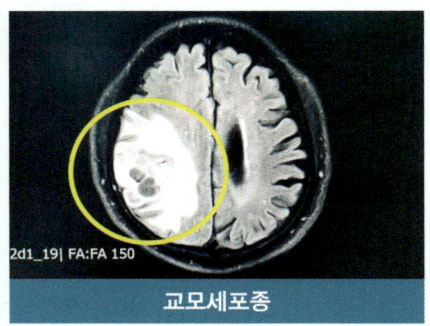
교모세포종

그렇군요. 뇌종양이 발생하면 어떤 증상이 나타나게 되나요?

가장 흔하게 발생하는 것이 두통과 구토예요. 뇌종양이 커지면서 주변 부위를 압박하고 뇌압을 높이기 때문이에요. 이때 발생하는 두통은 '아침 두통(Morning headache)'으로서 아침에 일어날 때 통증이 심해지는 특징이 있어요. 수면 시 체내 이산화탄소가 높아져 혈관이 이완하고 뇌로 가는 혈류량이 증가해 뇌압이 더 상승하기 때문이죠.

뇌종양이 있으면 마비나 발작도 나타난다고 들은 적이 있어요.

맞아요. 주위 신경을 압박하여 팔다리에 신경마비 증상이 나타나고 뇌피질을 자극하여 발작이 일어나요. 이 외에도 위장장애, 시력장애, 배변·배뇨장애, 정신장애 등 매우 다양한 형태로 나타날 수 있는데 뇌종양의 크기, 발생한 위치, 유형에 따라 증상이 다 다르게 나타나기 때문이에요.

✓ TIP 뇌손상 부위별 증상

뇌종양의 증상이 다양하게 나타나는 이유는 뇌의 각 영역이 하는 역할이 다르기 때문인데요, 뇌종양이 발생해서 손상을 입는 부위에 따라 증상이 다르게 나타나요.

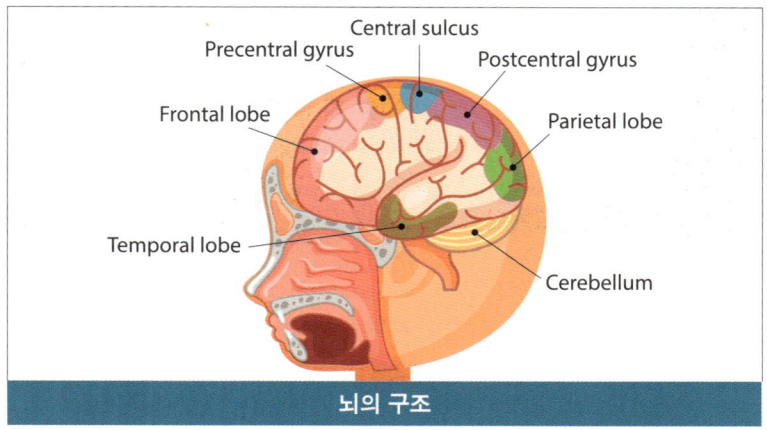
뇌의 구조

영역	손상 시 증상
전두엽(Frontal lobe)	성격장애, 운동기능 장애, 언어 장애, 인지기능 저하, 정서불안
측두엽(Temporal lobe)	기억력 저하, 인지장애, 공간 지남력 상실, 언어장애
두정엽(Parietal lobe)	반신 감각장애, 시야 결손, 병식 결손증, 실독증
후두엽(Occipital lobe)	시야장애
뇌하수체(Pituitary gland)	호르몬 분비 이상(비정상적인 유즙 분비, 월경장애, 성욕 감퇴, 불임, 말단비대증), 시야장애, 안구운동장애
소뇌(Cerebellum)	보행장애, 손발 떨림
연수(Medulla)	청력장애, 안면마비, 연하곤란, 안진, 운동기능 장애

한 가지의 증상으로는 뇌종양을 진단할 수가 없겠네요. 그렇다면 어떤 검사로 뇌종양을 확진할 수 있나요?

가장 흔히 사용되는 방법은 뇌 영상검사예요. 주로 조영제를 투여하는 자기공명영상(MRI enhance)과 컴퓨터단층촬영(CT) 검사를 통해 뇌종양의 위치, 크기, 형태, 조직학적 특성 등을 파악할 수 있어요. 그 외에도 PET-CT, 뇌척수액검사, 혈액검사 그리고 종양과 연관이 있는 혈관들의 분포를 파악하기 위해 뇌혈관조영술 등을 시행해 종합적으로 진단하죠. 그리고 마지막으로 조직검사를 통해서 정확한 뇌종양의 종류와 악성도를 알 수 있어요.

뇌종양과 다른 암의 차이점이 있나요?

뇌혈관에는 BBB(Blood-Brain Barrier, 혈액뇌장벽)라는 경계선이 있어서 종양이 발생해도 혈관을 타고 다른 기관으로 전이되는 일이 극히 드물어요. 하지만 다른 부위의 암이 뇌로 전이될 수는 있어요. 폐암과 유방암이 뇌로 가장 많이 전이되죠. 만약 다른 부위의 암이 없는 상태에서 악성 뇌종양이 발견되었다면 마찬가지로 폐 CT, 복부 초음파, 골스캔, 종양표지자 검사, 소화기 내시경검사, 유방검사, 자궁검사, PET-CT 등을 시행해서 암이 처음 발생한 원발 부위와 어디까지 전이됐는지를 알아보는 것이 중요하죠.

뇌종양의 병기는 다른 암과 동일하게 적용되나요?

다른 부위의 암은 TNM(Tumor: 종양, Lymph node: 림프절, Metastasis: 전이)에 따라서 1~4기까지 병기를 구분해요. 반면 뇌종양의 병리학적 분류는 WHO grade를 따르며, 병기 대신 Grade I(1등급)부터 Grade IV(4등급)까지로 구성되어 있어요. 1·2등급이 양성 뇌종양이고, 3·4등급이 악성 뇌종양이에요.

그렇군요. 다른 부위로 전이하지 못하는 게 뇌종양의 중요한 특징인 것 같아요. 뇌종양의 치료는 어떻게 진행되나요?

 종양의 위치나 크기, 환자의 상태 등을 고려해서 결정해요. 치료 방법에는 수술 치료, 방사선치료, 항암치료가 있어요. 수술로 종양을 전부 제거하는 것이 가장 근본적인 치료 방법이자 가장 확실한 방법이지만, 수술로 전부 제거할 수 없거나 수술로 접근이 힘든 위치에 종양이 있을 때는 방사선치료나 항암치료를 하기도 하죠.

 뇌종양의 수술 방법에는 어떤 것이 있나요?

 수술의 종류로는 개두술(Craniotomy), 정위적 수술(Stereotatic surgery), 생검 수술(Biopsy), 내시경 수술(Endoscopic surgery) 등이 있어요.

 개두술은 어떻게 진행되는지 궁금해요!

 개두술은 머리뼈를 절개하여 종양을 드러내고 제거하는 수술을 말해요. 개두술의 목표는 정상 뇌 조직의 손상을 최소화하며 종양을 최대한으로 제거하는 것이에요. 악성종양은 전부 뇌 조직을 침범하여 자라기 때문에 종양을 전부 제거할 수가 없어 최대한으로 절제한 후 남은 조직에 대해서는 방사선치료가 필요해요.

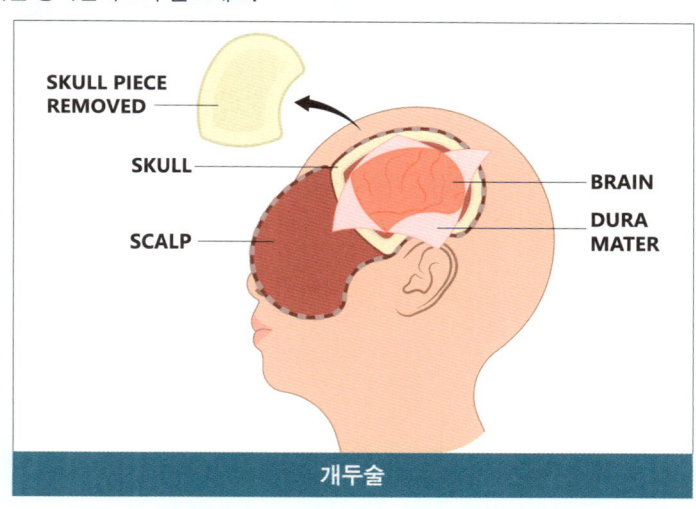
개두술

➕ 한 걸음 더   형광물질 유도 수술기법

악성 뇌종양은 정상 뇌 조직을 침범하여 자라기 때문에 수술할 때 정상 뇌 조직과 종양을 구분하기가 어려워요. 그래서 종양을 광범위하게 제거하면 정상 뇌 조직도 많이 제거되어 신경학적 손상이 남을 수밖에 없어요.

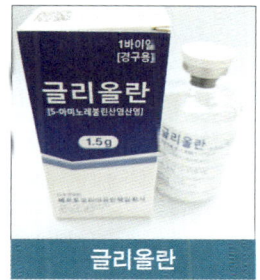

이때 글리올란(성분명: 아미노레불린산염산염)을 사용할 수 있는데, 이 약물은 악성 뇌종양만을 형광으로 염색해 주는 역할을 해요. 환자의 체중에 따라 5-아미노레불린산 염산염(5-ALA HCl) 20mg/kg을 수술하기 2~4시간 전에 경구로 복용시킨 뒤, 수술할 때 특수 형광 필터가 달린 현미경으로 보면 종양만 빨갛게 염색되어 있어서 정상 뇌 조직과 구별돼 정상 뇌의 손상 없이 암 조직만 효과적으로 제거할 수 있어요.

글리올란이라는 이 약은 주로 악성 신경교종 환자의 수술에서 사용되는데, 약물을 사용하기 전 몇 가지 주의 사항을 확인해야 해요.

1. 비급여 의약품

비급여 의약품으로 고가의 비용(약 250만 원)이 들기 때문에 사용 여부에 대해 미리 설명한 후에 동의를 얻어야 하고, 투여 직전까지 약물이 손상되거나 분실되지 않도록 주의해야 해요.

2. 광과민성 약물

글리올란은 광과민성 약물로 이 약을 투여한 후 48시간 동안 눈과 피부가 강한 빛(예: 수술실 조명, 직사광선, 밝게 조절된 실내등)에 노출되면 화상을 입을 수 있어요. 그래서 약물 투여 직후부터 눈에는 안대를 적용하고, 강한 조명에 피부 노출을 최소화해야 해요. 이때 펜 라이트를 이용한 동공 반응도 확인할 수 없으니 약물 투여 전에 미리 확인하고, 수술실과 검사실로 이동할 때도 빛에 노출되지 않도록 주의해야 해요.

3. 경구 투여 약물

글리올란은 경구로 투여하는 약품인데, 약품이 바이알 모양의 항생제와 비슷하게 생겨 주사제로 오인할 수 있으니 투약 경로를 여러 번 확인하여 실수하지 않도록 하는 것이 매우 중요해요. 또 약품을 희석할 때 반드시 물 50mL를 사용해야 하고, 희석하고 주사기로 용량을 확인한 후에는 반드시 의료용 컵에 옮겨 담아 환자에게 경구 투약해야 정맥주사와 헷갈리지 않을 수 있어요.

4. 구토 주의

약을 복용할 때 울렁거림으로 인한 구토 증상이 있을 수 있어 소량씩 복용하도록 하도록 해야 해요. 고가의 약이기 때문에 구토하면 재처방이 어려워요.

 개두술은 전신마취하에 진행되는 수술이므로 금식과 정맥혈관 확보, 수술 부위 피부 준비, 동의서 확인이 필요해요. 또한 수술로 인해 뇌의 전기신호에 이상이 생겨 경련할 수 있기 때문에 경련 예방을 위해 항경련제를 투여하고, 예방적 항생제를 준비해야 해요. 그리고 제거한 종양으로 여러 검사를 시행할 수 있으므로 병원에 따라 유전자 검사 동의서, 외부 기관으로의 검사 의뢰서 등을 추가로 준비해야 하는 일도 있으니 미리 확인해야 하죠.

✓ TIP 예방적 항생제

항생제의 오남용을 예방하기 위해서 수술 시 사용하는 항생제를 관리하는 '건강보험심사평가원 가이드라인'이 있어요. 수술 전에는 피부 절개 전 1시간 이내에 투약하고, 수술 종료 후 항생제 사용은 24시간을 초과하지 않도록 권고하는 규정이에요. 권고 사항에 따라 수술실에서 항생제를 투여해야 하므로 병동에서는 항생제 피부반응 검사를 시행한 뒤 수술 전에 투여할 수 있도록 항생제를 준비해서 보내야 해요.

➕ 한 걸음 더 뇌혈관 색전술

뇌종양이 자라기 위해서는 혈관을 통한 영양분의 공급이 필수적이라 종양과 함께 주변 혈관도 같이 자라게 돼요. 특히 뇌수막종 같은 일부 종양은 혈관이 많이 분포되어 있어서 수술할 때 종양과 함께 혈관을 절제하면 많은 양의 출혈이 생길 수 있어요. 그래서 수술 전 뇌종양에 분포하는 혈관의 정도와 뇌종양과 주위 뇌혈관의 관계를 확인하기 위해서 뇌혈관조영술을 시행하기도 해요.

이때 뇌종양 내에 혈관 분포가 많으면 뇌종양으로 연결된 혈관을 막아주는 색전술을 시행해요. 색전술을 하게 되면 미리 혈관을 막아주기 때문에 수술할 때 출혈량을 감소시킬 수 있죠. 또 종양으로 가는 영양분 공급을 차단하여 종양의 크기를 줄이고, 그만큼 더 쉽게 종양을 제거할 수도 있어요.

시술은 뇌혈관조영술과 같은 방법으로 진행돼요. 색전술 후에는 조영제 사용으로 인한 부작용과 시술 부위의 출혈 여부, 신경학적 사정을 주의해서 봐야 해요.

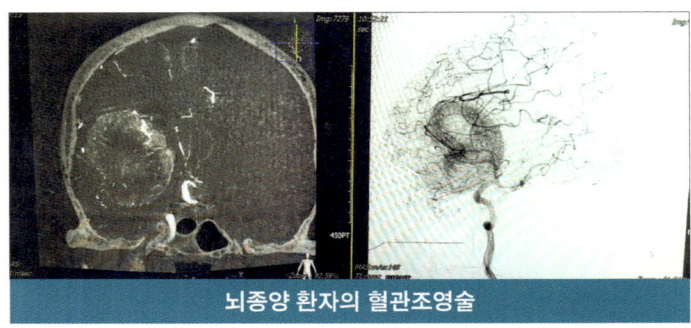

뇌종양 환자의 혈관조영술

 뇌종양 수술 중 정위적 수술(Stereotactic surgery)은 어떤 수술인가요?

 먼저 정위뇌 수술(Stereotactic neurosurgery)이 어떤 것인지 알아볼까요? 흔히 '내비게이션 수술'이라고 부르는데, 내비게이션이 목적지를 가기 위해서 길을 찾아주듯이 종양의 부위를 정확하게 찾고 접근하기 위한 방법이에요. 먼저 수술 전에 머리에 내비게이터를 부착한 후 Stereotactic CT나 Stereotactic MRI를 촬영하고, 이를 통해 보이는 뇌의 3차원적 영상에 기초한 수술이랍니다. 쉽게 말해 지금 제거하는 부분이 MRI에서 어느 부위에 위치하는지 확인하면서 뇌수술을 할 수 있어서 정확하고 안전하게 종양을 제거할 수 있어요.

그렇다면 수술 전에 CT나 MRI를 촬영해야겠네요.

 맞아요. 주로 수술을 하기 직전에 CT나 MRI를 촬영해요. 그래서 수술 예정 시간 전에 검사를 진행할 수 있도록 검사를 예약하고, 조영제를 포함한 검사를 시행할 경우에는 조영제 사용에 대한 동의서를 받고, 정맥혈관을 확보하며, 금식 시간을 같이 확인해야 하죠.

 검사 전에 준비해야 할 건 없나요?

 Stereotactic CT나 MRI를 하기 전에 동그란 모양의 내비게이터(스티커 형태)나 네모난 모양의 정위틀 등 외부 고정 장치를 부착하고 영상을 촬영하기도 해요. 외부 고정 장치를 부착할 때는 고정 장치를 기준으로 영상이 촬영된 것이므로 수술 전까지 위치를 변형하거나 고정 장치가 빠지지 않도록 반드시 주의해야 해요. 특히나 환자의 의식이 명료하지 않을 때는 부착된 것들 스스로 제거하거나 부주의로 제거되지 않도록 환자나 보호자에게 설명하고 부착 위치나 개수를 파악해 두면 편리해요.

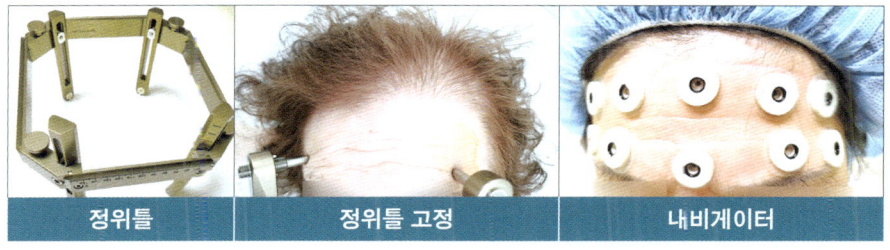

| 정위틀 | 정위틀 고정 | 내비게이터 |

 수술 전에 준비할 것이 많네요. 수술 후에도 주의해서 봐야 할 부분이 있나요?

 정위적 수술을 할 때는 특별한 수술 기구가 사용돼요. 환자의 머리 앞쪽과 뒤쪽에 의료용 나사를 이용해 수술 도구를 고정하여 수술하는 동안 종양의 정확한 위치를 찾는 데 이용하죠. 수술 전에 부착한 이 고정 장치는 수술이 끝난 후에 전부 제거하고 나와요. 이때 고정 부위에 상처가 생기므로 의료용 스테이플러나 봉합사를 이용해 봉합하게 되죠.

 그러면 수술 부위가 아닌 곳에도 상처가 생기겠네요.

 네, 맞아요. 그래서 환자와 보호자에게도 이유를 설명해 주고, 수술 부위를 소독하거나 실밥을 제거할 때 반드시 빼놓지 않고 같이 관리해야 해요. 또 머리카락을 전부 면도하지 않기 때문에 잘 안 보이는 부분이 있을 수 있으니 한 번 더 확인해야 하고요.

 뇌종양 수술을 할 때 종양을 제거하면서 조직 검사를 할 텐데 왜 생검(Biopsy) 수술을 따로 하나요?

모든 종양을 수술로 제거할 수 없고, 수술을 하는 것이 큰 의미가 없는 경우도 있어요. 그래서 종양 제거 수술과 달리 생검 수술은 진단만을 목적으로 하죠. 생검 수술은 종양이 수술로 제거가 불가능한 부위(뇌심부)에 있거나 영상검사 소견만으로 진단하기 어려울 때, 수술하는 것이 환자의 치료 결과에 영향을 주지 않을 때(전이성 뇌종양 등) 시행해요.

 생검 수술의 준비는 어떻게 하나요?

 다른 부위의 조직검사와 다르게 뇌수술은 생검만 시행하더라도 두개골에 구멍을 내어 진행해야 하므로 대부분이 전신마취로 이루어지고 드물게는 국소마취로도 시행해요. 종양이 위치한 부위가 위험하여 수술할 수 없는 경우가 많아 종양의 위치를 정확하게 알고 접근할 수 있는 정위적 생검 수술을 많이 시행하죠. 또한 조직검사만 시행하기 때문에 수술 시간이 짧고 절개 부위도 작답니다.

 그렇다면 수술 후의 회복도 빠를 것 같아요!

 맞아요. 하지만 종양 자체가 위험한 부위에 있는 경우가 많아서 수술 후 소량의 출혈이나 자극만으로도 상태가 악화될 수 있어요. 그래서 예방적 항경련제의 사용과 신경학적 사정은 매우 중요해요.

 내시경 수술은 언제 시행하게 되나요?

 코를 통해 시행하는 내시경 수술은 주로 뇌하수체 종양을 제거할 때 많이 시행해요. 뇌하수체의 위치가 비강 뒤쪽에 있기 때문에 머리 위쪽에서 접근하는 것보다 훨씬 가깝고 안전하기 때문이에요. 뇌하수체 종양 외에 비강을 통해 접근할 수 있는 뇌실 내 수술에도 시행하죠.

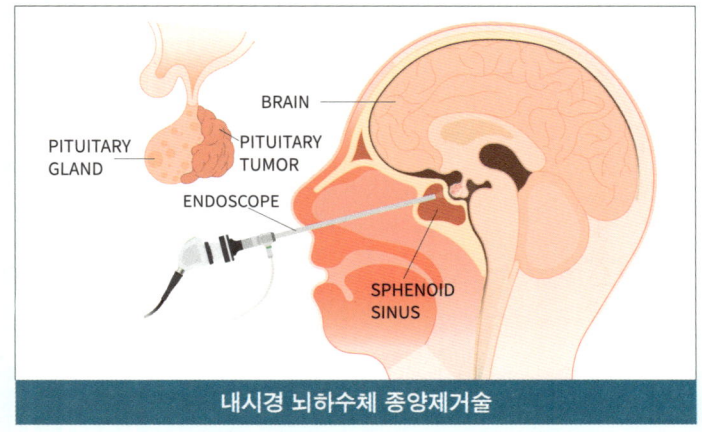

내시경 뇌하수체 종양제거술

 내시경 수술 전에는 어떤 준비를 해야 하나요?

코를 통해서 뇌까지 접근해야 하므로 코와 비강을 확인하기 위한 검사를 해야 해요. 주로 부비동 CT(Para nasal sinus CT)와 X-ray를 시행하죠. 또한 이비인후과와 함께 수술을 진행하기 때문에 수술 전에 협진 의뢰도 필요해요.

내시경 수술 후에는 무엇을 주의해야 하나요?

코 안쪽의 수술 부위가 치유될 때까지 높은 압력을 가하지 않아야 해요. 주로 코 풀기, 재채기, 코 세척을 피해야 하는데 이는 수술 부위를 통해서 뇌척수액이 흘러나올 수 있기 때문이에요.

! 잠깐 수술 후 MRI 검사 시간

뇌종양 제거 수술 후에는 환자의 상태와 수술 후 잔여 병변을 확인하기 위해서 MRI를 촬영하기도 해요. 대부분의 MRI는 보험이 적용되지 않는 비급여로 진행되어 비용이 비싼 경우가 많아요. 건강보험심사평가원 기준에 따르면 뇌종양 수술 또는 시술 후 잔여 병변을 확인하기 위해 48시간 이내 MRI를 촬영한 경우에는 보험 적용이 가능해요. 따라서 기준에 따른 검사 시간을 지키는 게 중요하죠.

수술 후 MRI 처방이 난다면 검사실에 환자의 수술 시간과 검사 가능 시간을 알려 꼭 시간 내에 진행되도록 해야 해요.

방사선치료는 다른 과에서도 사용하는 것을 본 적이 있어요.

방사선을 사용한 치료 방법은 방사선치료와 방사선수술로 나눌 수 있어요.

먼저 방사선치료는 높은 에너지의 방사선을 환자 몸 밖에서 암 조직에 조사하여 암세포를 제거하는 치료 방법이에요. 방사선이 정상조직보다 암세포에 더 많은 타격을 주기 때문에 암세포만 효과적으로 죽이거나 암세포의 증식을 억제할 수 있어요.

주로 어떤 환자가 방사선치료를 받아야 하나요?

대부분의 악성 뇌종양 환자는 방사선치료가 필요해요. 수술로 최대한 종양을 제거하고 남은 종양에 대해서 방사선치료를 하죠. 또 전부 절제를 하더라도 악성 뇌종양의 특성상 정상 뇌로 판단되는 주위 부분에도 잔존 종양이 있을 수 있으므로, 수술만 시행하는 것보다는 수술 후 방사선치료를 시행하는 것이 국소 재발의 가능성을 줄일 수 있어요.

방사선치료의 과정이 궁금해요.

환자의 조직검사 결과가 나오면 치료 계획을 결정하게 돼요. 방사선치료가 필요하다고 판단될 경우 방사선종양학과로 환자를 의뢰하고 환자의 상태와 전이 여부, 방사선치료의 기대 효과, 부작용, 계획 등에 대해 환자 및 보호자와 면담한 후 치료를 결정하죠.

 수술 후에 바로 방사선치료를 받게 되나요?

 우선 수술 부위의 상처가 회복되어야 방사선치료를 시행할 수 있어요. 회복되지 않은 상처에 방사선을 조사하면 괴사할 가능성이 있기 때문이에요. 보통 수술을 하고서 2~3주 후에 치료 계획을 잡고 퇴원하는데, 만약 상처 회복이 지연된다면 방사선치료 계획도 수정해야 하므로 수술 부위의 상처를 잘 관찰하고 이상 시 병원에 알리도록 환자와 보호자에게 설명해야 해요.

 방사선치료를 받을 때는 입원해서 받아야 하나요?

 방사선치료는 환자의 상태에 따라서 총 10~30회, 월요일부터 금요일까지 1주에 5회로 약 4~6주 매일 일정한 시간에 시행해요. 또 1회에 10~30분밖에 걸리지 않아서 입원하지 않고 통원 치료가 가능하죠. 하지만 방사선치료의 부작용으로 일시적인 뇌부종과 뇌압 상승이 나타나면 입원해서 진행하기도 해요.

 생각보다 많은 부작용이 있군요! 뇌부종도 발생할 수 있는지는 몰랐어요.

 탈모, 두통, 피로 등도 발생하지만 뇌종양의 특성상 뇌부종은 뇌압 상승과 의식 저하로도 이어질 수 있기 때문에 주의 깊게 살펴봐야 하죠. 그 외에도 방사선 조사로 인한 정상조직의 괴사, 인지기능 저하, 치매 등도 발생할 수 있어요.

 그렇다면 방사선치료 기간에 어떤 걸 주의해야 하나요?

 방사선 조사 부위(머리)의 피부에는 뜨겁거나 찬 것으로 찜질해서는 안 되고 화장품 사용에도 주의해야 해요. 그리고 햇빛에 노출되면 피부 착색이 생길 수 있어서 직사광선을 피할 수 있는 모자나 선크림을 사용하도록 설명해야 하죠. 또 충분한 휴식과 영양 섭취가 필요함과 환자의 신경학적 손상(의식 저하, 근력 저하 등)을 지속적으로 관찰하도록 교육하는 게 중요해요.

 방사선치료와 방사선수술은 어떤 게 다른가요?

 기존의 방사선치료는 종양과 주변 정상조직을 포함하여 비교적 넓은 범위에 적은 양의 방사선을 여러 차례 나누어 조사하는 반면에 방사선수술은 종양 부위에만 다량의 방사선을 한 번에 집중하여 조사한다는 차이가 있어요. 국내에서 주로 사용하는 방사선수술은 감마나이프, 사이버 나이프, 노발리스인데 이 중에서 감마나이프에 대해서 알아볼게요.

감마나이프 수술은 어떻게 진행되나요?

 먼저 기준이 되는 정위틀을 머리에 고정하는데, 이는 병변의 정확한 위치를 찾고 치료 과정 동안 환자 머리가 움직이지 않도록 하기 위해서예요. 다음으로 MRI 촬영을 통해 병변의 위치를 파악하고 방사선량과 조사 범위를 계획하여 30분에서 수 시간 동안 감마나이프 방사선을 조사해요. 치료가 끝나면 정위틀을 제거하고 1~2시간 환자의 상태 확인한 후 퇴원하게 돼요.

정위틀 외에도 마스크를 제작해 착용하기도 하는데 정위틀에 비해서 통증이 적은 것이 장점이지만 얼굴 전체를 감싸야 해서 답답함을 느낄 수도 있어요.

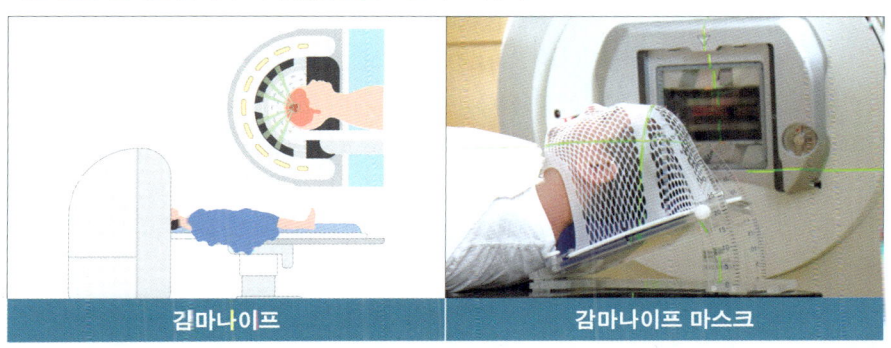

| 감마나이프 | 감마나이프 마스크 |

✓ TIP 감마나이프 분할 치료 시 필요한 처치

뇌종양이 크거나 병변이 여러 개인 경우, 감마나이프 수술을 3~4회에 걸쳐 분할해서 치료하기도 해요. 이때 머리에 고정된 정위틀을 치료 기간 동안 빼지 않고 유지해야 하는데, 나사를 이용해 머리의 앞쪽과 뒤쪽 네 부위를 고정하기 때문에 통증도 심하고 수면 시에도 바른 자세를 유지하기가 어려워 적절한 조치가 필요하죠.

먼저 정위틀 고정 부위의 통증을 감소시키기 위해서 진통제를 투여하고, 정위틀 사이에 여러 보조기구(쐐기 시트, 쿠션 등)를 이용해서 무게를 분산시켜요. 필요시 수면제 등을 투여하는 것도 필요해요.

 감마나이프를 하기 전에 어떤 준비를 해야 하나요?

 수술동의서 작성, 8시간 이상의 금식, 정맥주사 확보가 필요해요. 정위틀 고정 시 통증을 감소시키기 위해 피부에 국소마취제를 투여하거나 마취 크림을 바르거나 진정제 등을 사용하기도 해요.

 수술 후에는 무엇을 주의 깊게 봐야 할까요?

치료 후 뇌부종, 두통, 어지럼증, 구토 등이 발생할 수 있어요. 일시적인 증상은 시간이 지나면 호전되지만, 뇌부종이 심하면 스테로이드를 투여해야 할 수도 있어요. 또 정위틀을 제거한 부위에 생긴 상처는 추가 치료를 하지 않으며 2~3일 동안 물에 닿지 않도록만 하면 되지만 출혈, 혈종이 발생하면 봉합이 필요하므로 지속적인 관찰이 필요해요.

방사선수술도 악성 뇌종양 환자에게만 시행하나요?

뇌종양뿐만 아니라 뇌혈관질환(동정맥 기형), 삼차신경통, 뇌하수체 종양, 수막종, 신경초종, 전이성 뇌종양 등 다양한 종류의 뇌질환 환자에게 시행할 수 있어요. 또 비침습적인 치료가 가능하여 수술에 비해서 위험성, 합병증이 적고 입원 기간도 짧아 수술이 어려운 고령 환자에게도 시행할 수 있다는 장점이 있죠.

그러나 방사선수술은 종양의 크기가 큰 경우(지름이 3cm 이상)에는 치료 효과가 적고 방사선을 조사하고 6개월 이상 지나야 치료 효과가 나타난다는 단점이 있죠.

뇌종양 환자도 항암치료를 진행하나요?

항암제는 암세포의 증식과 성장을 억제하며 주로 경구 투여, 정맥 투여의 방법이 있지만 뇌종양은 혈액뇌장벽(Blood-Brain Barrier, BBB)으로 인해서 두개강 안으로의 항암제 침투가 어렵기 때문에 일부 종양에만 제한적인 효과를 보이고 있어요. 그래서 경구 항암제로 테모달(Temozolomide)을 가장 많이 투여하고 있어요.

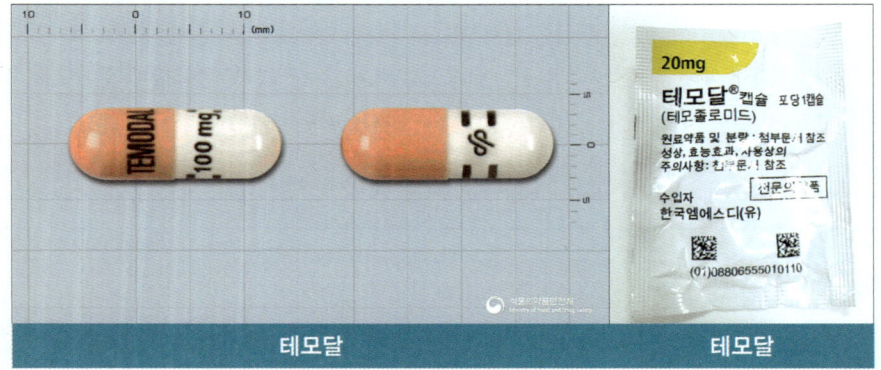

테모달(Temozolomide)은 어떤 종양 환자에게 투여하나요?

악성 뇌종양(교모세포종, 형성 교아종, 미분화 성상세포종 등) 환자에게 투여해요. 수술 후 방사선치료와 함께 항암치료를 병행하는 경우가 많아요.

➕ 한 걸음 더 교모세포종 치료 방법, CCRT

교모세포종 환자는 CCRT(Concomitant ChemoRadiation Therapy, 항암화학방사선 요법)라고 하는 항암과 방사선의 병용 치료를 시행해요. 항암제를 복용하면 방사선치료의 민감도를 높여 방사선치료의 효과를 높이므로 방사선치료 전에 항암제를 복용하게 해요. 수술 후 방사선치료와 함께 테모달(Temozolomide) 복용을 시작하고 4~6주간 지속하는데, 방사선치료 1~2시간 전 테모달을 복용해야 하죠. 테모달은 공복에 복용해야 하므로 방사선치료 시간을 결정할 때 항암제 복용 시간도 고려해야 해요. 또 방사선치료는 주 5회 시행하지만 테모달은 계속 복용해야 해서 방사선치료를 받지 않아도 계속 같은 시간에 약을 복용하는 것이 중요해요. 방사선치료가 끝나면 테모달만 단독으로 투여하고, '4주 휴약기 후 5일간 복용, 23일 휴약'의 주기로 6회까지 시행한답니다.

테모달(Temozolomide)을 복용할 때 주의 사항에는 어떤 것이 있나요?

테모달은 매일 정해진 시간에 맞춰서 투여하는 것이 가장 중요해요. 효과를 높이기 위해선 공복(식전 1시간 또는 식후 2시간 또는 취침 전)에 물과 함께 복용해야 해요. 복용 후에는 1시간 금식을 유지하고 캡슐을 열거나 부수거나 씹어서 복용하면 구내염이 발생할 수 있으므로 그대로 복용해야 해요. 항경련제 중 발프로산(Valproic acid)과 함께 투여할 경우에는 간에서의 대사율을 감소시키므로 항경련제를 복용해야 한다면 발프로산이 아닌 다른 항경련제로 변경하는 것이 좋아요. 항암제 복용으로 인한 오심, 구토가 발생한다면 테모달을 복용하기 30분~1시간 전에 항구토제를 복용하기도 해요. 또 복용 후 구토로 뱉어내더라도 다시 복용하진 않아요.

테모달(Temozolomide)의 부작용에는 어떤 게 있나요?

백혈구, 적혈구, 혈소판 수치 저하로 절대 호중구 수가 저하되고 출혈과 감염의 위험성이 높아져요. 그래서 주기적인 혈액검사를 시행하고 심각한 저하가 발생하면 약물 투여 지속 여부를 고려해야 해요. 그 외에는 피로감, 오심, 구토, 설사 등이 발생할 수 있어요.

✔ TIP 테모달(Temozolomide)을 삼키기 어렵다면?

테모달은 캡슐을 녹이거나 씹어서 복용하지 않는 것이 가장 좋지만, 의식 저하로 인해 경구로 삼키기 어렵거나 비위관을 가지고 있을 때는 그대로 복용하기가 어려워요. 이때에는 산성이 있는 주스(오렌지, 사과 등)에 녹여서 투여해요. 산성 주스에서 테모달 약물의 구조가 일정하게 유지되기 때문이죠.

뇌종양 환자에게 뇌부종이 발생하기 쉽다고 했는데 그 이유가 무엇인지 궁금해요.

 혈액뇌장벽이 약해져 혈관 투과성이 증가하고, 체액과 단백질 등이 뇌백질 세포 밖 공간으로 빠져나와 혈관성 부종이 생기기 때문이에요. 뇌부종이 발생하면 가장 많이 사용하는 약이 부신피질호르몬제(스테로이드)예요.

 스테로이드는 정말 다양하게 사용되는 것 같아요!

 맞아요. 수술 전후의 뇌부종을 조절하고 조직의 감염을 줄이기 위해서도 투여해요. 스테로이드는 임상 증상을 완화하는 데 중요한 역할을 하지만 장기적으로 사용하면 쿠싱증후군, 고혈압, 고혈당증 등의 부작용이 많이 발생할 수 있어 주의가 필요해요. 그중 혈당 상승은 수술 상처의 회복도 지연시키므로 스테로이드를 사용할 때에는 혈당을 주기적으로 측정하고 높을 경우에는 의사에게 노티하여 적절한 인슐린을 투여해야 하죠.

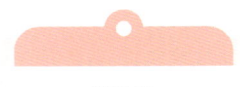

MEMO

4 뇌하수체 종양 수술: 경접형동 접근 종양제거술

Case

기저질환이 없으나 6개월 전부터 무월경이 지속되어 산부인과에 내원한 35세 여성. 혈액검사에서 프로락틴 수치가 증가하여 Brain MRI 검사를 시행한 후 뇌하수체 종양으로 진단받았다. 어떤 치료를 받게 될까?

Case

1년 전부터 왼쪽 바깥쪽 시야가 좁아지고 흐려지는 증상이 있던 40세 남성. 안과에서 검사받았으나 이상소견이 없어 Brain MRI 검사를 시행한 후 뇌하수체 종양으로 진단받았다. 어떤 치료를 받게 될까?

케이스의 환자들이 모두 뇌하수체 종양을 진단받았네요. 뇌하수체는 어떤 역할을 하는 기관이죠?

뇌하수체는 뇌의 중앙 깊숙한 곳에 위치하고 1.5cm 내외로 매우 작지만 전신을 조절하는 다양한 호르몬을 분비하는 중요한 중추기관이에요. 뇌하수체는 전엽과 후엽으로 나뉘어 있고 각각 다른 호르몬을 분비해요.

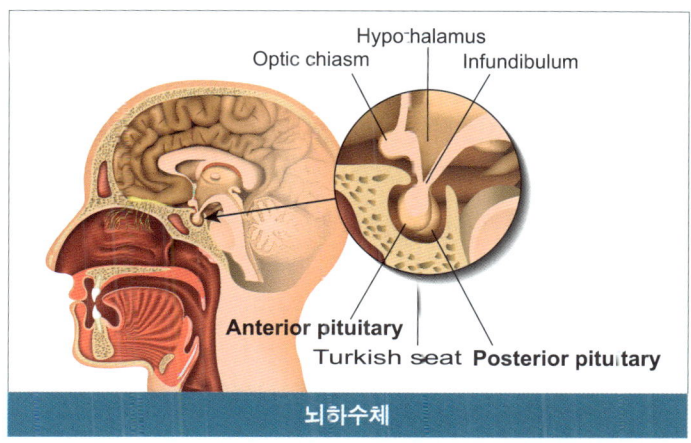

뇌하수체

뇌하수체에서는 어떤 호르몬을 분비하나요?

앞쪽인 전엽에서 6가지 호르몬, 뒤쪽인 후엽에서 2가지 호르몬을 분비해요. 다음 표로 정리해 볼게요.

뇌하수체 분비 호르몬		역할
전엽	프로락틴(Prolactin, PRL)	유즙 분비
	성장호르몬(Growth Hormone, GH)	신체 성장 촉진
	갑상선자극호르몬 (Thyroid Stimulation Hormone, TSH)	갑상선호르몬 분비
	부신피질자극호르몬 (AdrenoCorticoTropic Hormone, ACTH)	부신피질호르몬 분비, 스트레스 극복
	성선자극호르몬(Gonadotropic hormone) - 황체자극 호르몬 (Follicle Stimulation Hormone, FSH) - 난포 자극 호르몬(Luteinizing Hormone, LH)	성호르몬 분비 촉진
후엽	항이뇨호르몬(AntiDiuretic Hormone, ADH)	소변량 조절
	옥시토신 호르몬(Oxytocin)	출산 시 자궁 수축

뇌하수체에서는 매우 다양한 호르몬이 분비되네요. 뇌하수체에 종양이 생긴다면 분비되는 호르몬에도 이상이 생길 것 같아요.

맞아요. 하지만 모든 종양이 호르몬에 영향을 미치진 않아요. 그래서 호르몬 분비 여부에 따라 뇌하수체 종양을 분류하기도 해요.

- 호르몬 생성 선종 혹은 기능성 선종(Functioning Pituitary Adenoma, FPA)

 : 특정 호르몬이 종양에 의해 많이 나와 증상을 나타냄

- 호르몬 비활성 선종 혹은 비기능성 선종(Non-Functioning Pituitary Adenoma, NFPA)

 : 호르몬을 과다 분비하지 않고 종양 자체가 혈관이나 신경 등을 압박해서 증상이 발생

기능성 선종은 증상이 어떤가요?

과다 분비되는 호르몬에 따라서 내분비계의 이상 증상이 발생해요.

뇌하수체 분비 호르몬		이상 증상
프로락틴	남성	성욕 감퇴, 시력장애
	여성	무월경, 유즙 분비
성장호르몬		말단비대증, 거인증, 고혈압, 당뇨
갑상선자극호르몬		갑상선 기능 항진증
부신피질자극호르몬		쿠싱증후군, 식욕 증가, 체중 증가

그럼 비기능성 선종일 때는 어떤 증상이 관찰되나요?

 뇌하수체는 해부학적으로도 매우 중요한 곳에 있어요. 주변에 신경, 내경동맥과 분지, 해면정맥동, 측두엽 등과 같은 중요한 구조물이 많이 있어서 종양이 커져 주변 부위를 압박하게 되면 두통, 시야 이상 등이 발생하죠.

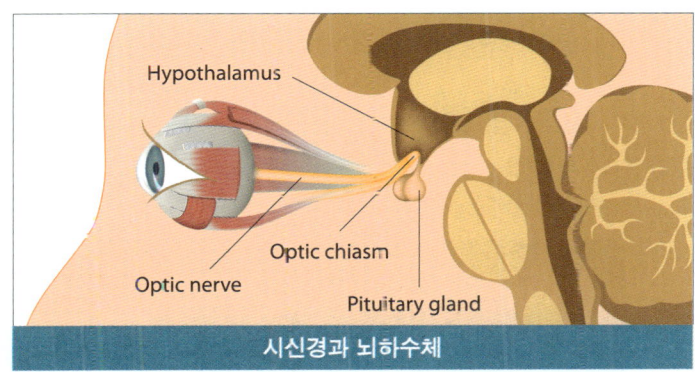

시신경과 뇌하수체

특히 뇌하수체가 시신경이 교차하는 부위의 아래에 있다 보니, 종양이 커져 이 부위를 누르면 시신경 경로가 손상되어 시야결손이 발생할 수 있어요. 이런 경우 눈의 바깥쪽을 담당하는 신경을 누르게 되어 양쪽 시야의 바깥쪽 시야가 손상되는 양이측 반맹(Bitemporal hemianopsia)이 나타나게 된답니다.

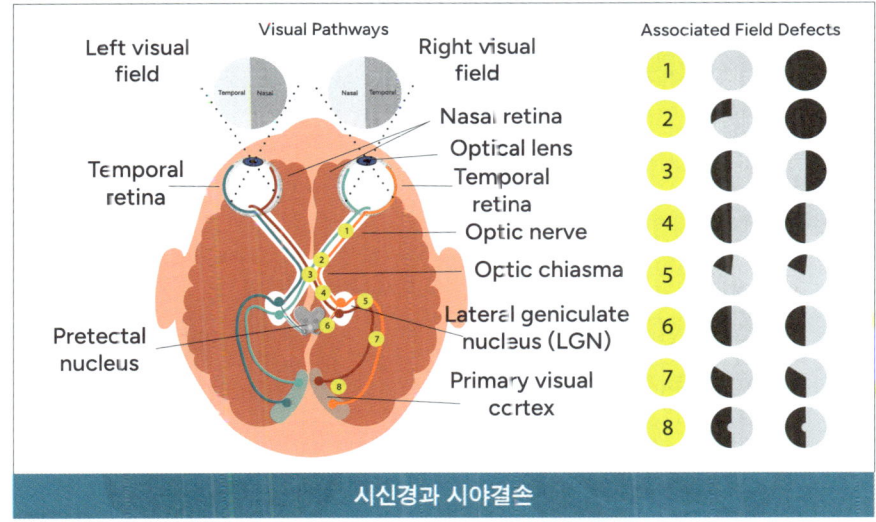

시신경과 시야결손

✓ TIP 두개인두종(Craniopharyngioma) vs. 라스케낭종(Rathke cleft cyst)

두개인두종과 라스케낭종은 둘 다 뇌하수체에 발생하는 종양의 일종으로서 서로 감별이 필요한 질환이어요.

두개인두종은 태아기 때 인두 부위와 신경조직이 분리되는 과정의 잔유물인 뇌하수체 주머니(Rathke' pouch)로부터 발생해요. 양성종양이지만 주변 부위에 유착이 심하며 호르몬 기능 이상을 일으켜 수술로 완전히 제거하기 어렵고 재발이 잦아 치료가 필요하죠.

반면, 라스케낭종은 태아 때의 뇌하수체 주머니가 사라지지 않고 남은 것으로서 대부분 증상이 없고 치료가 필요하지는 않아요. 하지만 크기가 커지면 주변의 뇌하수체, 시신경을 압박할 수 있고 증상이 나타나면 제거해야 해요.

 뇌하수체 종양을 진단하려면 어떤 검사를 하는지 궁금해요.

 영상검사와 호르몬 검사로 진단할 수 있어요. 영상검사에는 CT와 MRI가 있고, 그중 뇌하수체를 정밀하게 볼 수 있는 MRI sella 혹은 MRI pituitary fossa를 시행하면 뇌하수체 종양을 확인할 수 있죠(Sella: 뇌하수체를 감싸고 있는 터키안, Pituitary fossa: 뇌하수체오목).

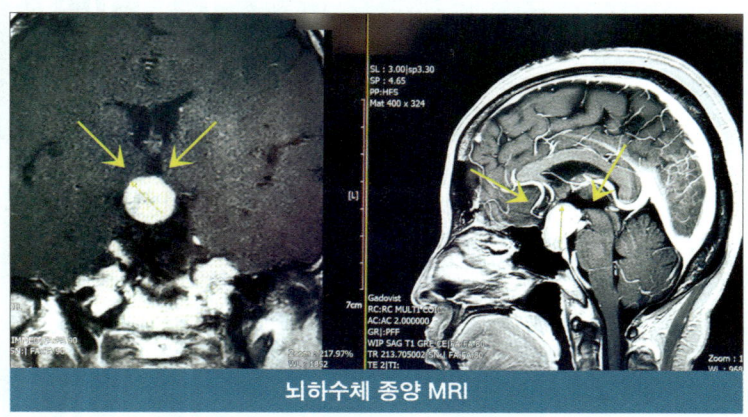

뇌하수체 종양 MRI

 호르몬 검사는 어떤 것을 시행하나요?

 뇌하수체에서 분비하는 모든 호르몬을 검사해요. 호르몬 검사를 시행한 후 이상소견이 있을 경우에는 수술 전후에 호르몬 조절을 위해서 내분비내과의 협진도 필요해요.

호르몬 검사	정상범위
ACTH(부신피질자극호르몬)	0~60pg/mL(아침 기준)
Cortisol	10~20ug/dL(오전 6~8시 기준)
T_3(갑상선호르몬)	78~182ng/dL
T_4(갑상선호르몬)	5.4~12.4ug/dL
TSH(갑상선자극호르몬)	0.17~4.05uIU/mL
Testosterone(남성의 성호르몬)	3~9ng/mL
IGF-I(인슐린 유사 성장인자)	99~310ng/mL(23~35세 기준)

호르몬 검사		정상범위
H.G.H(성장호르몬)	남성	0.4~10ng/mL
	여성	1~14ng/mL
LH(황체형성호르몬)	남성	1.7~8.6mIU/mL
	여성	2.4~12.6mIU/mL(여포기)
FSH(난포자극호르몬)	남성	1.5~12.4mIU/mL
	여성	3.5~12.5 mIU/mL(여포기)
Pro actin(유즙분비호르몬)	남성	4.04~15.2ng/mL
	여성	4.79~23.3ng/mL
Estradiol(여성호르몬)	남성	11.3~43.2pg/mL
	여성	30.9~90.4pg/mL(여포기)

➕ 한 걸음 더 칵테일 테스트

칵테일 테스트란 복합 뇌하수체 자극검사로서 뇌하수체 전엽의 기능부전이 의심될 때 시행하는 검사예요. 인슐린을 투여해 저혈당이 되도록 한 뒤 갑상선자극호르몬분비호르몬(TRH: 시상하부에서 분비, 뇌하수체에 작용하여 갑상선자극호르몬의 분비를 촉진하는 펩티드 호르몬, 황체형성호르몬분비호르몬(LHRH: 시상하부에서 뇌하수체에 분비되는 호르몬, 황체형성호르몬과 난포호르몬의 분해를 촉진)을 정맥주사를 하고 시간이 지남에 따라 채혈해서 각 호르몬의 변화를 알아보는 검사죠.

검사를 하면서 혈당이 떨어지는 시간, 약물 투여 시간 등을 쉽게 확인하기 위해 〈칵테일 테스트 검사지〉를 이용하기도 해요. (검사의 세부 진행 방법은 병원마다 다르니 꼭 확인하세요.)

- 준비 사항: 금식, EKG monitor, 양쪽 팔 20G 이상 정맥주사, 10cc 주사기 20개 이상, 혈당 측정기, 50% 포도당

- 호르몬: GH, ACTH, TSH, Prolactin, LH, FSH

- 검사 과정

① 자정부터 금식, Normal saline fluid 투여

② 처치실 혹은 병실 침상에서 EKG monitoring 시작, 수액이 투여되는 반대편 팔에 채혈을 위한 20G 이상의 정맥주사 확보, 기저 수준의 호르몬 피검사 시작

③ 인슐린(Humulin-R)을 정맥주사로 투여한 후 10~20분마다 혈당 측정. 계속 혈당이 떨어지지 않을 경우에 인슐린을 추가 투여

④ 혈당이 40mg/dL 이하 시 TRH, LHRH 정맥 투여. 이후 혈당을 올리기 위해 50% DW 20~50cc 정맥 투여

⑤ TRH, LHRH 정맥 투여 후 30분, 60분, 90분, 120분 뒤 반대편 팔의 정맥주사에서 채혈. 채혈 이후에도 혈당을 자주 측정해 다시 저혈당이 되지 않는지 확인

Cocktail test

체중:	kg
RI 용량:	unit

Test 시작 시간:

시   분

환자 라벨

BST

시간	BST	투약 (RI/50%DW)
시 분		
시 분		
시 분		
시 분		
시 분		
시 분		
시 분		

Lab

검사 시간	BST	특이 사항
15분		
30분		
60분		
90분		
120분		

RI insulin은 kg당 0.05~0.15 IU/ IV 투여(검사 전 용량 Confirm 받을 것)
Insulin 투여 후 Hypoglycemic Sx. 발생하면 CereBRAIN 0.5mg [TRH],
Relefact LH-RH [LHRH] 주입할 것
이후 정해진 시간에 따른 Sampling 및 BS check! [용혈 주의]

→ If hypoglycemic Sx or BS＜40 → 50% DW confirm 후 투약
핵체외검사실 Sample 이외는 Sample 할 때마다 바로바로 검사실로 검체를 내리고
핵체외검사실 Sample은 냉장보관을 하여 모아둔 후 검사 종료 시 일괄 내립니다.

호르몬 검사 말고 또 어떤 검사를 할 수 있나요?

앞서 얘기한 것처럼 뇌하수체가 시신경 근처에 있기 때문에 시야장애가 발생하는 경우가 많아요. 그래서 증상이 없더라도 수술 전후의 시신경 손상 여부를 확인하거나 수술 전 환자의 정확한 상태를 평가하기 위해서 안과 진료와 시력·시야검사를 시행해야 해요.

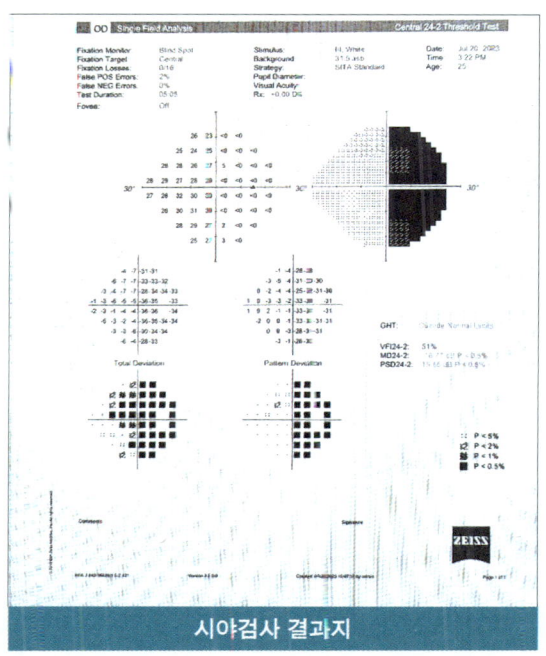

시야검사 결과지

 뇌하수체 종양으로 여러 이상 증상이 나타날 수 있으니 치료가 필요하겠어요.

 뇌하수체에 생기는 대부분의 종양이 양성이기 때문에 증상이 없고 크기가 작은 경우에는 주기적인 검사를 통해 추적관찰만 하기도 해요. 하지만 호르몬의 이상이나 신경학적 증상(두통, 시야결손 등)이 발생했다면 수술로 제거하는 것이 가장 확실한 치료 방법이죠.

 뇌하수체 종양은 수술을 어떻게 하나요?

 뇌하수체가 뇌의 깊은 곳에 있기 때문에 머리를 절개해서 접근하는 개두술 대신 코를 통해서 뇌하수체의 종양까지 도달하는 경접형동 접근(TransSphenoidal Appraoch, TSA) 혹은 EES(Endoscopic Endonasal Surgery) 라는 종양제거수술을 시행해요.

수술 방법은 내시경을 이용해서 비강의 접형동 벽을 제거하고 뇌하수체에 접근해서 종양을 제거한 뒤, 점막을 이용해 접형동 벽을 재건하고 마무리하는 수술 방법이에요. 경접형동 접근 종양제거수술은 비강을 통해 뇌하수체 종양으로 접근할 수 있도록 길을 만들어 주어야 하기 때문에 이비인후과와 협동 수술로 진행하게 되어요.

[PART 3] 신경외과 질환별 수술 간호 **157**

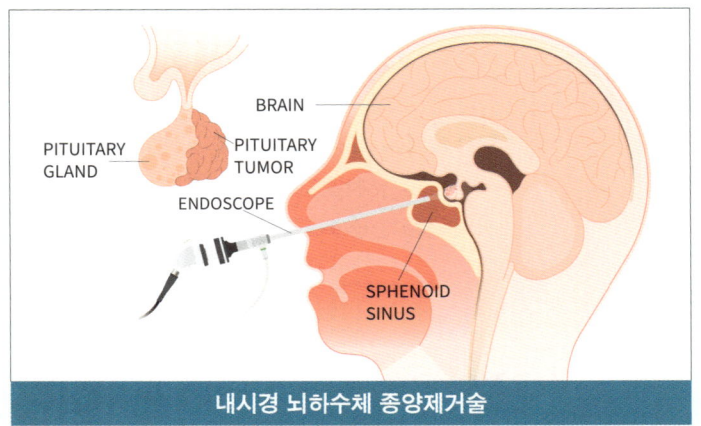

내시경 뇌하수체 종양제거술

그렇군요. 코도 수술 부위에 포함되는 만큼 수술 전에 코에 관한 검사도 필요할 것 같아요.

맞아요. 이비인후과에서 수술하기 전에 시행하는 검사들을 같이 시행해요. 후각검사, 후각기능검사, 부비동의 골격과 상태를 알 수 있는 CT(Para nasal sinus CT)와 X-ray를 시행하죠.

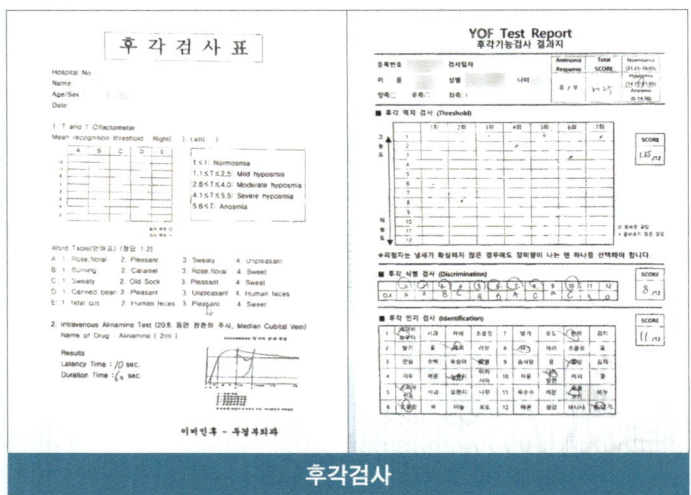

후각검사

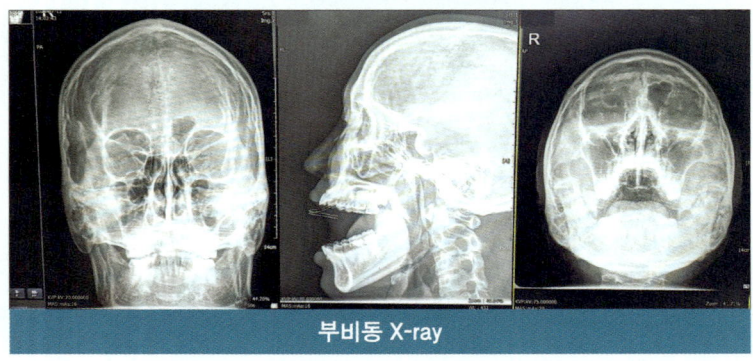

부비동 X-ray

수술 전에 해야 할 검사가 많네요.

 뇌하수체 종양은 수술 전에 시행해야 할 검사와 협진이 많으므로 검사나 일정이 겹치거나 빠지지 않도록 여러 번 확인하는 것이 중요해요.

 수술 후에는 어떤 부분을 주의 깊게 봐야 할까요?

 수술 직후에는 뇌출혈 발생 가능성이 있으므로 의식 변화, 두통, 수술 전과 후의 시력·시야의 변화 여부를 주의하서 봐야 해요. 그리고 수술 부위의 출혈이 있는지 확인하는 것도 중요해요.

 코로 수술했으니 코에서 출혈이 있는지 봐야 하는 거죠?

 맞아요. 수술 직후에는 코안 쪽에 지혈을 위해 지혈 기구나 거즈를 넣고 있어서 출혈이 생기면 거즈가 젖어 앞으로 흐르거나 목 뒤로 넘어가는 느낌이 들기도 해요. 수술 후라서 출혈이 있을 수는 있지만, 출혈량이 많으면 수술 부위를 확인하도록 의사에게 알려야 해요. 또 코안 쪽의 봉합을 위해 복부의 조직을 떼어내 이식하는 경우도 있으므로 수술 후 환자의 복부에도 절개 부위가 있는지 확인해야 하고요.

수술 후 출혈 때문에 코앞에 거즈를 적용하는데 계속 환자나 보호자가 손을 대고 있을 수가 없어서 지지를 할 수 있는 밴드를 이용하기도 해요.

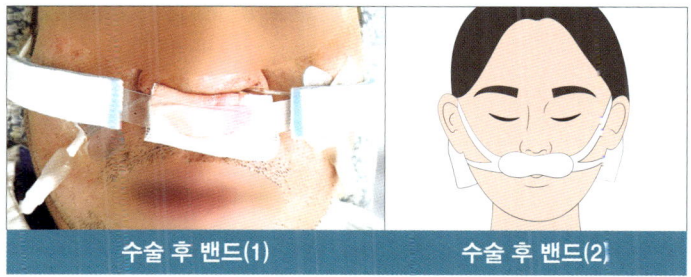

수술 후 밴드(1)   수술 후 밴드(2)

 코가 막혀 있으면 환자가 숨쉬기 힘들 것 같아요.

 거즈를 제거하기 전까지는 코가 막혀서 구강호흡을 해야 하므로 적절한 구강 간호가 필요해요. 입으로 숨을 쉬면 입안이 건조해질 수 있으므로 금식이 끝난 뒤에는 충분한 물을 마시며 가글을 사용하도록 하고, 금기가 아닌 경우에는 머리 쪽을 올리거나 앉는 자세가 호흡에 도움이 될 수 있어요. 코안의 거즈는 수술 후 2~3일 뒤에 이비인후과에서 제거한답니다.

 거즈를 제거하면 환자가 매우 편해지겠어요.

하지만 아직 주의할 점이 많아요. 코를 세게 풀거나 재채기하는 등 코안의 압력을 높이는 행동을 하면 다시 출혈이 발생하거나 수술 부위의 봉합이 벌어져 코를 통해 뇌척수액이 누출될 수 있어요. 코안의 점막에는 세균이 많은데다가 뇌척수액의 누출이 역류하여 감염되면 중추신경계 감염으로 이어져 매우 위험한 상황이 될 수 있어요.

 그렇다면 코를 풀거나 재채기만 하지 않으면 되나요?

 코를 생리식염수로 세척하거나 코를 강하게 풀기, 코 후비기, 심한 기침, 재채기, 머리를 앞으로 숙이거나 무거운 물건 들기, 무리한 운동, 비행기 탑승 등 머리의 압력을 증가시키는 상황을 피해야 해요. 또한 뇌척수액의 특징을 환자에게 잘 교육하여 의심 증상 발생 시에는 바로 대처할 수 있도록 하는 것도 중요하죠.

✔ TIP 뇌척수액 누출과 콧물 구분 방법

1. 콧물에는 점성이 있지만, 뇌척수액은 점성이 없는 맑은 액체 형태예요.

그래서 맑은 콧물이 주르륵 흐르거나, 목 뒤쪽으로 삼키듯이 넘어가면 일반적인 콧물이 아니라 뇌척수액으로 의심할 수 있으니 알리도록 교육해야 해요.

2. 뇌척수액은 당 측정이 가능해요.

뇌척수액 누출이 의심된다면 깨끗한 검체 용기를 주고 용기에 흐르는 액체를 받은 뒤 당을 측정해요. 뇌척수액은 혈중의 당의 1/3 수준으로 측정되므로 혈당, 뇌척수액을 함께 측정해서 비교해 보면 돼요. 콧물은 당이 측정되지 않아요.

3. 리트머스 종이(Litmus paper)를 이용해 확인할 수도 있어요.

뇌척수액의 산도는 pH 7.31~7.38이므로 색깔이 변하는지 확인해요.

 뇌척수액 누출이 의심된다면 어떻게 해야 하나요?

 앉거나 서는 자세처럼 머리 쪽 위치가 높으면 뇌척수액 누출이 더 심해질 수 있으므로 침상에 누워 절대안정을 하도록 한 후, 감염의 징후(발열, 염증 수치의 변화 등)를 확인하고 의사에게 알려야 해요. 코안의 수술 부위 상태를 확인하기 위해 이비인후과의 협진을 시행하고, 뇌척수액 누출이 지속된다면 코로 나오는 뇌척수액을 줄이기 위해 요추천자 배액술로 압력을 낮춘 뒤 누출 부위가 다시 아물 때까지 기다리거나 재수술을 시행하기도 해요.

간혹 뇌척수액 누출 위험이 있는 환자는 수술하면서 Lumbar drainage를 시행한 후 2~3일 유지한 후 이비인후과에서 누출 위험이 없는지를 확인한 후 제거하기도 하죠.

뇌척수액의 누출 말고 또 다른 주의 사항이 있나요?

 시신경 관련 증상을 자주 확인해야 해요. 뇌하수체 종양을 제거한 부위에 출혈이나 혈종이 발생하면 시야 결손, 시력 저하, 복시 등 시신경의 문제로 나타날 수 있기 때문이에요. 또한 수술 전 종양이 시신경을 누르고 있어 시야의 결손이 있었던 경우에는 수술로 종양이 제거된 뒤에 회복 여부를 확인해야 해요.

 수술 후에도 호르몬 이상이 발생할 수 있는지 궁금해요.

 수술 후에는 뇌하수체 기능부전으로 요붕증이 가장 많이 발생해요. 신장에서 소변이 배출될 때 항이뇨호르몬이 작용하여 소변량을 조절하는데, 기능부전으로 인해 소변이 재흡수되지 못하고 많이 배출되는 것이죠. 그래서 수술 직후 2~3일 동안은 Foley catheter를 유지하고 시간당 소변량을 측정하는 것이 매우 중요해요.

 요붕증이 발생하면 환자에게는 어떤 증상이 나타날 수 있나요?

 시간당 소변량이 200mL 이상 배출되는데 소변이 희석되어 색이 맑아지고 심한 갈증을 호소하며 물을 많이 마시는 등의 탈수 증상이 나타나요. 그래서 수술 후 소변의 농축 정도를 알 수 있는 요비중 검사(Urine Specific Gravity, USG), 전해질의 불균형 여부를 알기 위한 전해질, 삼투압 등을 혈액검사를 통해 하루에 2~4회 자주 확인하고 I/O도 확인하는 것이 중요해요.

✓ TIP 요붕증 간호 시 채혈용 혈관 확보하기

뇌하수체 종양 제거 수술 후에는 요붕증이 자주 발생하여 전해질과 삼투압 등을 확인하기 위해 하루 2~4회의 정기적인 채혈과 소변검사가 필요할 수 있어요. 이때 동맥관 혹은 채혈용 혈관 루트를 헤파린캡 등으로 확보해 두면 매번 환자를 찌르지 않아도 되어 환자의 불편감과 통증을 감소시킬 수 있겠죠? 지속적인 채혈이 필요한 환자라면 삽관을 제거하기 전에 한 번 더 확인해요.

 요붕증이 발생하면 어떻게 하나요?

 소변검사, 혈액검사를 시행하고 요비중 1.004 미만(정상범위: 1.005~1.030)일 때에는 항이뇨호르몬인 바소프레신(Vasopression, 주사 투여 시 피하 또는 근육 주사만 가능), 미니린(Desmopressin, 주사 투여 시 정맥주사 또는 비강 투여) 등을 투여하여 소변량을 조절해요. 그래서 환자에게서 소변이 맑게 많이 나오는지, 밤 동안에 소변을 2회 이상 보러 가는지 등을 자주 확인해야 해요.

수술 후 호르몬에 이상이 없는지도 검사해야 할 것 같아요.

 맞아요. 수술 후에 발생하는 뇌하수체 기능부전 확인 및 호르몬제 보충 등의 적절성을 평가하기 위해서 주기적인 호르몬 혈액검사가 필요해요. 첫 검사를 수술 후 5~6일 이내에 진행한 뒤, 퇴원 후 외래에서도 지속해야 하므로 환자에게 미리 설명하는 것이 좋아요. 또한 Cortisol, ACTH 등의 피검사는 하루 중 체내의 농도가 계속 변화하므로 언제 채혈하느냐에 따라서 검사 결과가 다르죠. 그래서 시간이 정해진 혈액검사는 시간에 맞춰 채혈하도록 교육해야 해요.

 퇴원 시에도 환자나 보호자에게 설명해야 할 주의 사항으로는 어떤 것이 있나요?

 수술 전에 평가했던 협진과 검사가 많았죠? 퇴원 후에도 이비인후과, 안과, 내분비내과, 신경외과 등에서 지속적인 진료가 필요해요. 하지만 진료과가 많은 만큼 검사도 많고 외래 예약도 여러 날짜에 있어서 진료가 지속되지 못하거나 환자가 검사를 시행하지 않기도 해요. 그래서 진료가 계속 이어지도록 환자와 보호자에게 모든 검사의 중요성에 대해 교육하는 것이 필요하답니다.

 일상생활은 수술하기 전처럼 해도 되나요?

 일상생활은 가능하지만 퇴원 후에도 요붕증, 코 출혈, 시야 흐림과 같은 시력의 변화가 있을 수 있으므로 이에 대해 교육해야 해요. 수술 후 4주 정도까지는 코에서 누런 콧물, 검은 피가 섞인 콧물, 커다란 코딱지 등이 나올 수 있지만 물처럼 맑은 콧물이 주르륵 흐를 땐 바로 병원에 내원해야 해요. 또한 전해질 불균형으로 평상시보다 잠을 많이 자거나 의식 혼돈을 보이거나 소변이 맑고 많이 나올 때도 수분을 충분히 섭취하고 병원에 내원하여 피검사를 받도록 안내해야 하죠.

5 파킨슨병 수술: 뇌심부자극술

Case

5년 전부터 양쪽 손 떨림과 근육 경직으로 파킨슨병을 진단받아 경구약을 복용하던 70세 남성. 최근 경구약의 효과가 지속되는 시간이 짧아져 하루 5회까지 복용 횟수를 늘렸으나 떨림이 심해 일상생활이 힘들어졌다. 어떤 치료를 받게 될까?

파킨슨병에 대해 배운 적이 있어요. 도파민이 부족해서 나타나는 질병이죠?

맞아요. 뇌에는 여러 가지 신경전달물질이 있는데 파킨슨병은 그중에서 도파민이 부족하여 발생하는 퇴행성 뇌질환이에요. 중뇌의 흑질에서 만들어지는 도파민은 운동에 꼭 필요한 신경전달물질인데 부족할 경우에 서동증, 안정 시 떨림, 근육 강직, 자세 불안정 같은 특징적인 운동 증상이 나타나죠.

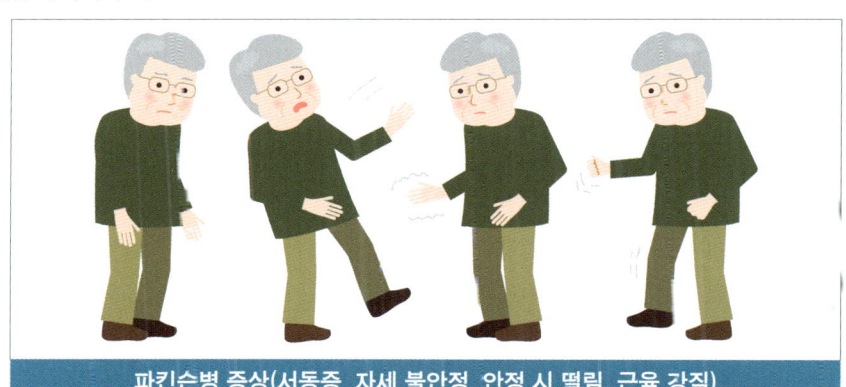

파킨슨병 증상(서동증, 자세 불안정, 안정 시 떨림, 근육 강직)

그렇다면 도파민을 보충해 주는 치료를 하게 되나요?

네. 하지만 외부에서 공급하는 도파민은 혈액-뇌 장벽 때문에 뇌로 들어갈 수가 없어서 도파민 전구물질인 레보도파를 투여해요. 그 외에도 도파민 수용체에 결합해서 도파민과 유사한 효과를 내는 도파민 작용제, 도파민 분해를 억제하는 MAO-B 억제제 등 여러 약물을 복합적으로 사용하죠.

➕ 한 걸음 더 파킨슨병 약물

1. 레보도파

- 도파민으로 만들어지기 전 단계의 물질로 뇌에 도달한 이후 도파민으로 대사

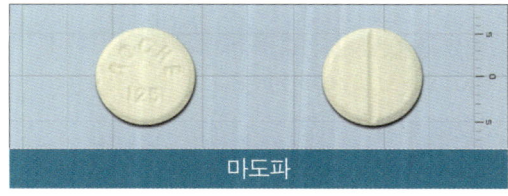

상품명	마도파확산정 125, 명도파
성분명	벤세라지드 염산염, 레보도파
작용	도파민 활성
부작용	위장장애, 어지럼증, 졸음, 환각

마도파

2. 도파민 작용제

- 도파민이 작용하는 수용체를 자극, 도파민과 유사하게 신경전달 과정에 반응

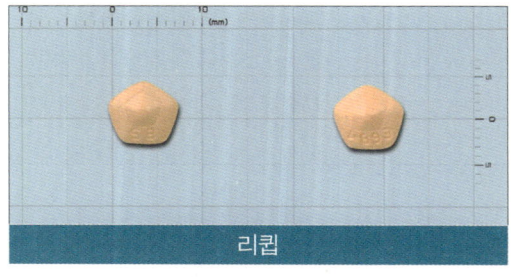

상품명	리큅 2mg, 로피맥스정, 오니롤정
성분명	로니피롤염산염
작용	도파민 활성화, 약효가 오래 지속되고 운동 합병증이 덜 생김
부작용	조절되지 않는 충동(병적 도박, 성욕 과다, 쇼핑중독, 폭식 등) 발생

리큅

3. 도파민 분해효소 억제제

- 도파민 분해효소의 작용을 억제
- 마오비(MonoAmine Oxidase B, MAO-B) 억제제, 콤트(Catechol-O-MethylTransferase, COMT) 억제제 등

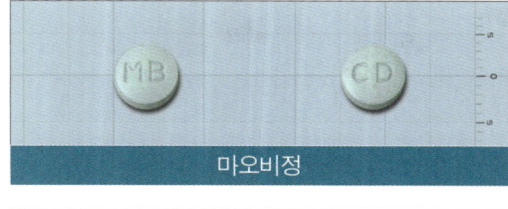

상품명	마오비정
성분명	셀레길린염산염
작용	레보도파의 효과 증가, 지속
부작용	위장장애, 이상운동증 증가

마오비정

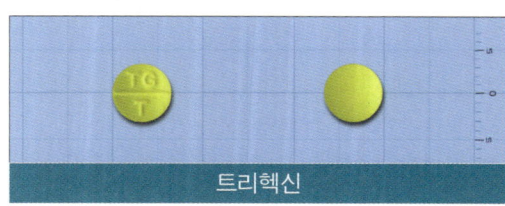

상품명	트리헥신
성분명	트리헥시페니딜염산염
작용	떨림 조절
부작용	입 마름, 변비, 인지기능 장애

트리헥신

4. 비도파민성 약물

- 항콜린제: 떨림 조절
- 아만타딘: 진행된 파킨슨병의 레보도파로 인한 이상운동증 완화

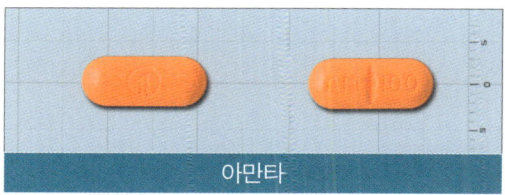

상품명	아만타정, 피케이멜즈정
성분명	아만타딘황산염
작용	레보도파성 이상운동증 감소
부작용	시력저하, 각막염, 수면장애

아만타

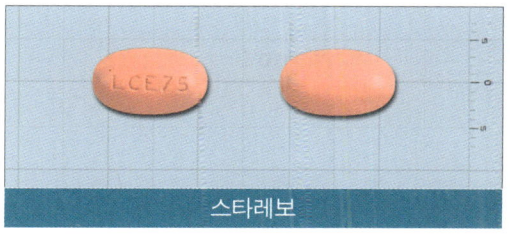

상품명	스타레보, 트리도파정, 트리레보정
성분명	카르비도파일수화물, 엔타카본, 레보도파
작용	운동 동요 증상 치료
부작용	횡문근 융해증, 빈혈, 체중 감소 등

스타레보

 그런데 커 이스의 환자는 약의 효과가 크지 않은 것 같아요.

 파킨슨병을 진단받은 초기에는 대부분 도파민을 보충하는 약물의 효과가 매우 좋아요. 하지만 장기간 약물을 사용하게 되면 약효소진(Wearing-off phenomenon) 현상이 나타나 치료 효과가 떨어지며 떨림 등의 증상이 빈번하게 나타나요. 약의 복용 횟수가 하루 5~8번까지 증가해 일상생활에 지장을 받게 되거나 약으로 인한 부작용이 심각한 경우에는 수술을 고려하게 돼요.

 어떤 수술을 받게 되나요?

 뇌심부자극술(Deep Brain Stimulation, DBS)로 뇌의 심부에 전극을 삽입해 전기자극을 주어 파킨슨병 증상을 완화해 주는 수술이에요. 주로 시상하핵(Subthalamic nucleus), 담창구(Globus pallidus) 부위에 전극을 삽입하고, 전극선-연장선-자극발생기(배터리)로 이루어진 기계를 체내에 삽입해요.

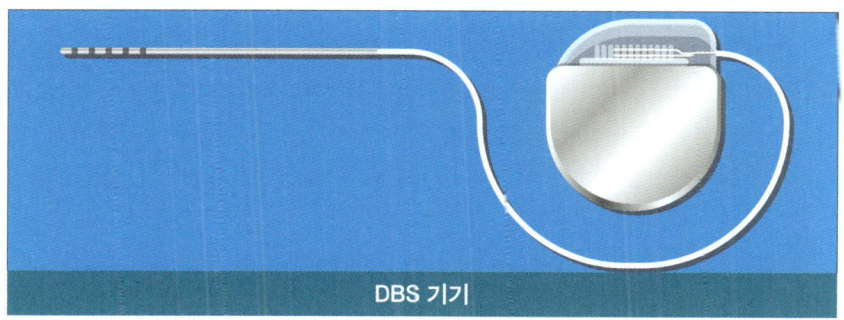

DBS 기기

한 걸음 더 DBS 수술의 적응증

뇌심부자극술은 파킨슨병 수술만을 지칭하진 않아요. 말 그대로 뇌의 특정 부위에 전기자극을 주는 수술로 진전증, 근긴장이상증, 뇌전증, 강박장애, 공격행동 및 약물로 조절되지 않는 심한 통증 등의 질병에도 시행해요.

또 비슷한 시술인 미주신경자극술(Vagus Nerve Stimulation, VNS)은 미주신경을 자극하는 전극을 삽입하는 시술로서 보통 경련을 예방하기 위해 시행하죠.

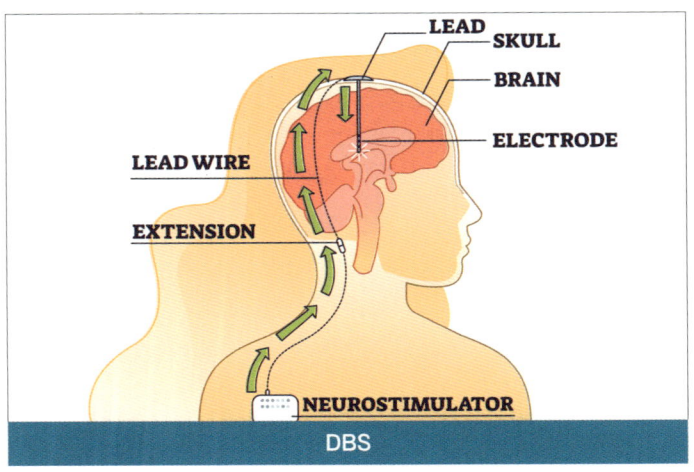

수술을 하면 어떤 장점이 있나요?

수술로 파킨슨병이 완치되는 것은 아니지만 약물로 조절이 어려운 증상을 완화할 수 있어요. 특히 운동증상(서동증, 안정 시 떨림, 근육 강직, 자세 불안정)에 효과가 좋아서 원래 복용하던 약의 용량을 현저히 줄일 수 있죠. 또 뇌 조직을 거의 손상하지 않고 전기자극 세기를 외부에서 리모컨으로 조절할 수 있어 환자에게 맞는 최적의 치료 조건을 찾을 수 있어요.

파킨슨병 환자들은 신경과에서 진료를 받는데 수술은 신경외과에서 결정하나요?

대부분의 신경계 질환이 신경과와 신경외과의 협업으로 치료를 하는 경우가 많은데 특히나 파킨슨병 수술에서는 두 과의 협업이 더욱 중요해요. 처음에는 신경과에서 파킨슨병을 진단받고 약물 조절을 하지만, 약효소진 등으로 인해 수술을 고려하게 되면 신경외과로의 협진이 이루어지죠. 신경외과에서 환자 상태를 평가한 후 수술을 시행하면, 그 뒤의 전극 세기 및 약물 조절은 다시 신경과에서 이루어지고요. 그래서 수술 전 신경과 약물에 대한 파악도 중요해요.

TIP 파킨슨병 수술의 적응증

같은 파킨슨병이라도 환자마다 발생 원인과 증상이 다르기 때문에 파킨슨병을 진단받은 모든 환자가 뇌심부자극술을 받을 수는 없어요. 도파민에 대한 약물 반응이 있는 운동증상의 경우 수술 후에도 효과가 나타나지만, 비운동증상(야간뇨, 빈뇨, 후각 이상, 변비, 기억력 저하, 우울감, 불안, 불면 등)에는 수술 효과가 없어요. 또 정신증상(치매, 우울)이 있는 경우에는 수술 후에 우울증과 자살 충동 등이 발생할 위험이 있어서 권장하지 않죠.

수술 결정을 위해선 신경과에서 On off test를 시행해 뇌심부자극술(DBS) 적응증을 평가해요. On off test는 레보도파(L-dopa) 치료에 대한 반응을 평가하는 검사예요. 환자의 운동증상이 약물에 따라 어떻게 변화하는지를 확인하고 레보도파 반응이 좋으면 수술을 결정하죠.

 수술 전에는 어떤 준비가 필요한지 궁금해요.

 수술 전에는 파킨슨병 약물의 조절이 필요해요. 수술 전과 수술 시 평가에 영향을 주는 약물은 보통 수술 1~2주 전이나 24시간 전에 중단해야 하죠(Azilect: MAO B 억제제는 마취제 및 혈압조절에 영향을 줄 수 있어 수술 전에 반드시 중단해야 하는 약물로서 보통 2주 전에 중단). 그래서 입원한 환자에게 적정 시기에 약물을 중단했는지 확인해야 해요. 또 수술 당일에는 수술로 인한 상태 평가를 위해서 파킨슨병 약 전부를 중단해야 하므로 환자의 떨림, 경직 등의 증상이 지속될 수 있음을 미리 설명해야 하고요.

 수술 전에 면도도 해야 하나요?

 DBS 기기의 전극선은 머리에, 자극발생기(배터리)는 보통 쇄골 아래나 겨드랑이 옆 부분에 삽입돼요. 자극발생기는 5×5cm 정도의 크기이므로 겨드랑이 옆 부분에 삽입한다면 머리뿐 아니라 겨드랑이도 면도해야 하죠. 수술을 양측으로 하는지, 자극발생기는 어느 부위에 삽입하는지를 확인한 후에 면도를 준비하면 돼요.

 수술 전 필요한 검사는 무엇인가요?

 뇌심부자극술은 정위적 수술(Stereotactic surgery)로 시행돼요. 수술 당일 정위틀을 머리에 고정하고 Sterectactic CT나 MRI를 찍어 수술 부위를 정확하게 파악한 후, 수술 시 해당 부위에 안전하게 접근할 수 있게 해주죠. 수술 전 CT나 MRI를 계약하고 예약 시간 전에 정위틀을 고정할 수 있게 준비해야 해요.

 정위적 수술이 정확히 어떤 건지 잘 모르겠어요.

뇌수술은 미세한 오차로도 심각한 신경학적 손상이 발생할 수 있어서 수술 부위를 정확하게 찾아내는 것이 매우 중요해요. 하지만 수술 부위를 절개해서 직접 관찰하기 전까지 실제 병변의 위치나 주변 혈관 등의 구조를 정확하게 알 수 없죠. 이런 상황에서 시행하는 정위적 수술이란 입체적 수술이라고도 하는데, 수술을 시행하기 전 머리에 정위틀을 고정해 CT나 MRI를 시행하고 이를 3차원 영상으로 만들어 수술이 필요한 위치를 정확하게 찾아내는 방법이에요. 수술 부위의 좌표를 알 수 있고 어느 방향으로 접근할지까지 계산할 수 있어서 특히 뇌심부 수술을 할 때 매우 유용해요. 하지만 정위틀을 고정할 때 환자가 통증이나 불안을 많이 느끼므로 진통제나 국소마취제 등이 필요할 수 있어요.

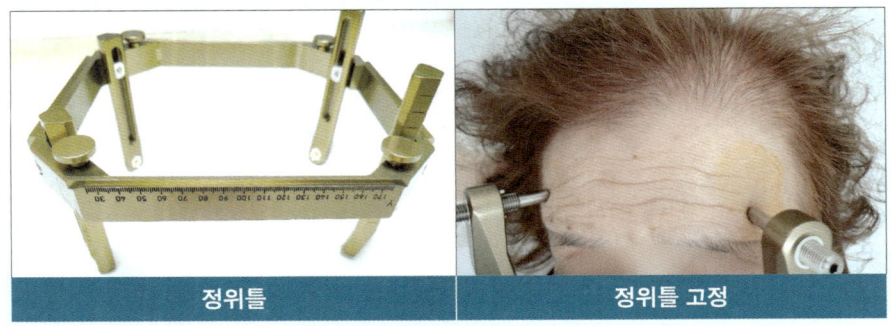

| 정위틀 | 정위틀 고정 |

 수술 전에 준비할 부분이 많네요. 뇌심부자극술에서 또 알아야 할 부분이 있나요?

 뇌심부자극술을 할 때는 수술 도중에 환자를 깨워서 평가하는 각성수술이 필요하기도 해요.

 각성수술은 왜 필요한가요?

 전극을 삽입하는 시상하핵은 3~4mm의 매우 작은 기관이라 정확한 위치에 전극을 삽입하는 것이 매우 중요해요. 수술 중 정확한 목표에 도달했는지 확인하기 위해, 해당 위치를 자극했을 때 환자의 증상이 호전되는지 보려고 수술 도중 환자를 깨우는 거죠. 파킨슨병 증상의 호전 여부를 평가한 후에 다시 마취하게 돼요.

 뇌수술 중에 깨어난다면 무서울 것 같아요.

 각성수술이 환자에게 트라우마가 되지 않게 하기 위해서는 수술 전에 충분한 설명과 동의가 필요해요. 또 각성수술을 위해서 전일 충분한 수면을 취하는 것도 중요하므로 필요시 수면제를 처방받아야 하죠.

 수술은 한 번으로 끝나나요?

뇌심부자극술은 양측 뇌에 하는데 한 번에 양측을 수술하기도 하고 한쪽을 시행한 후 나중에 반대편 수술을 하기도 해요. 또 자극발생기(배터리)를 교체하는 수술이 필요할 수도 있어요. 자극발생기는 의료기기 회사마다 다르고 충전식과 비충전식으로 나뉘는데, 비충전식은 3~10년 주기로 교체해야 하며 국소마취로도 가능하고 모든 전신마취 수술 전에는 IPG(Implantable Pulse Generator, 이식형 펄스 발생기)를 꼭 꺼야 해요.

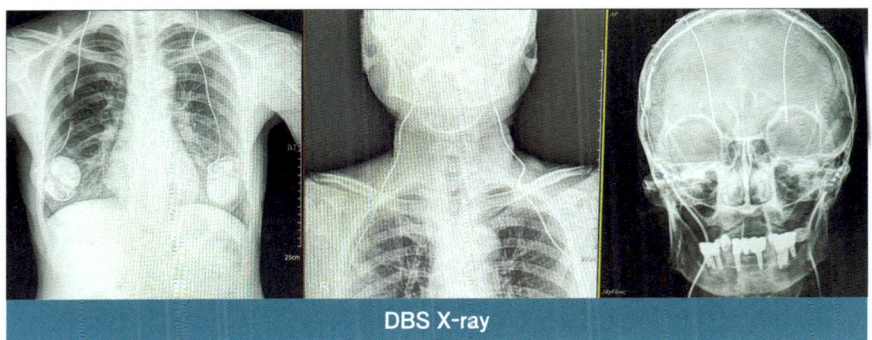

DBS X-ray

 수술 후 주의 사항도 많을 것 같아요.

 체내에 전자기기가 삽입되어 있으므로 주의할 사항이 많아요. 병원 내의 교육 자료나 의료기기 회사의 안내문을 제공해서 환자와 보호자가 반드시 주의 사항을 숙지하도록 해야 하죠. 또한 병원 나의 프로그램에 삽입 기기를 등록하여 의료진이 공유할 수 있도록 해야 해요.

✓ TIP 뇌심부자극술 후 주의 사항

1. 뇌심부자극술 증명카드 소지(공항의 검색대, 도난방지용 검색기 등을 지날 때 카드 제시)
2. MRI 촬영(1.5Tesla 이하 장비 가능, 자극발생기 전원을 끄고 MRI 모드로 변경 후 진행 가능)
3. 고주파 등 투열요법 금기
4. 쇄석술, 방사선치료, 초음파 시행 시 자극발생기로부터 15cm 이상 떨어져 전원을 끄고 시행
5. 심전도 측정 시 자극발생기 전원 끄고 시행
6. 고압 전류가 흐르는 지역이나 자석 등 주의
7. 제세동기, 심율동전환기, 인공심박동기, 이식형제세동기 등은 사용 가능

 수술 후에 바로 전기자극을 하는 건가요?

수술 직후에는 전극선을 삽입한 것만으로도 자극 효과가 있을 수 있고 수술 부위의 부종 등으로 인해 바로 전기자극을 시작하지 않아요. 2~3주 뒤 수술 부위가 회복된 후에 환자의 증상에 맞춰서 전기자극 세기를 조절하게 돼요.

기계 전원 On/Off 는 환자가 소지한 리모컨으로 가능하며 모드 조절은 외래에서 Pad로 조절하죠. 주기적으로 외래에 내원해 전기자극 세기, Impedence[전극과 조직 간의 전기 저항을 의미, 정상적인 전기 신호 전달 여부를 평가하는 중요한 지표로 임피던스 측정은 전극, 리드, 연결부, IPG(Implantable Pulse Generator, 이식형 펄스 발생기)가 정상적으로 작동하는지 확인하는 과정], 배터리 잔여량을 확인해야 하죠.

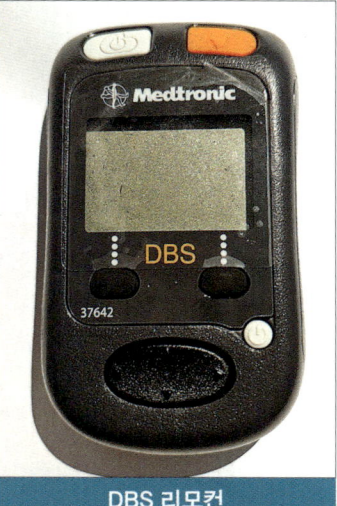
DBS 리모컨

그러면 전기자극을 시작하기 전까지는 파킨슨병 약을 다시 먹어야겠군요.

맞아요. 수술이 끝나고 나면 바로 다시 약을 복용해요. 이때도 환자의 증상을 파악하고 신경과 협진을 통해 다시 약물의 용량을 조절하게 되므로 수술 전의 약 용량대로 임의 복용하지 않도록 주의해야 하고, 처방 난 약을 정확한 시간에 투약하도록 해야 해요. 2~3주 후 자극발생기의 전원을 켜면 환자의 증상에 맞춰 약의 용량을 감량할 수 있어요

수술 부위의 소독도 해야 하나요?

네. 수술 후 머리와 자극발생기를 삽입한 겨드랑이 부위, 연장선을 삽입한 부위를 2~3일에 한 번씩 주기적으로 소독하고 7~10일에 실밥을 제거해요. 환자가 마른 체형일 때는 자극발생기의 삽입 부위가 두드러지고, 상처 회복이 지연되기도 하니 주의 깊게 살펴봐야 해요.

또 어떤 주의 사항이 있나요?

파킨슨병 증상으로 인해 전반적인 신체 기능이 떨어져 있어 수술 후 폐렴이나 낙상의 가능성이 다른 환자보다 높기 때문에 주의가 필요해요. 삼킴 기능이 저하되었거나 수술 후 심호흡을 적절하게 하지 못할 때는 흡인이나 폐렴의 가능성이 높으므로 이에 대한 교육이 매우 중요하죠. 그래서 식이는 환자의 컨디션을 보면서 1~2일 뒤 천천히 시작해요. 또 운동증상이 많이 나타나면 수술 후의 컨디션 저하와 더불어 낙상 가능성이 커지므로 반드시 보호자 상주하에 움직이도록 해야 해요.

수술 후 부작용도 많이 발생하나요?

 파킨슨병 환자는 수술 후 섬망 발생 위험성이 높고, 뇌심부자극술 후에는 신경정신과적 부작용(무감동, 환각, 인지장애, 우울 등)이 발생할 수 있으므로 신경학적 사정과 더불어 섬망에 대한 관찰이 필요해요. 치매나 인지기능이 저하된 환자는 수술 후 증상이 더 악화될 수 있어서 수술도 권장하지 않죠.

 주의해야 할 약물이 있다면 무엇인가요?

 Levosulpiride(상품명: 레보프라이드)와 Metoclopramide(상품명: 맥페란)는 투여하면 안 돼요. 도파민은 우리 몸에서 위장운동을 억제하는 역할을 하는데 Levosulpiride는 도파민의 작용을 방해해서 위장운동을 촉진하여 기능성 소화불량 증상(복부팽만감, 구역, 트림, 속쓰림 등)을 완화하는 약물이에요. Metoclopramide도 중추신경계와 소화관에서 도파민 수용체를 차단하여 구역·구토를 억제하는 약물이고요. 이렇게 도파민의 작용을 억제하는 약물을 사용한다면 파킨슨병 유사 증상이 나타나거나 파킨슨병 증상이 악화되게 할 수 있어요.

두 가지 약물 다 수술 후 울렁거림이나 소화불량에 자주 쓰는 약물이므로 파킨슨병 환자에게는 투여하지 않도록 해야 해요. 이 외에도 도파민의 작용에 영향을 미치는 약이 매우 많으니 모르는 처방이 났다면 반드시 확인한 후에 투약해야 한답니다.

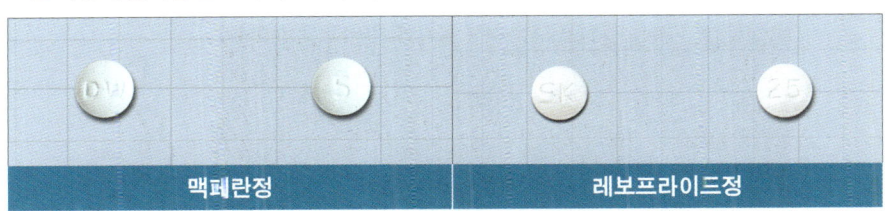

6 모야모야병 수술: 직접/간접 우회로 형성술
(직접/간접 문합술)

Case

일주일 전 라면을 먹다가 오른쪽 팔다리에 힘이 빠지는 느낌이 있었으나 몇 분 뒤에 다시 회복되었던 9세 여자 환자. 최근 학교에서 리코더를 연주하다가 오른쪽 팔다리에 힘이 빠지고 말이 어눌해진 증상이 발생하여 응급실에서 MRA 시행 후 모야모야병을 진단받았다. 어떤 치료를 받게 될까?

모야모야병은 이름이 특이해서 들어본 것 같아요. 어떤 질병인가요?

모야모야병(MoyaMoya Disease, MMD)은 뇌에 혈액을 공급하는 주요 혈관인 내경동맥의 양쪽 끝부분이 점차 좁아지다가 결국엔 막히는 질병이에요. 내경동맥이 막히면 뇌로 가는 혈류량이 부족해지고, 부족한 혈류량을 공급하기 위한 보상작용으로 주변 부위에 비정상적인 미세혈관이 자라나서 뇌에 혈액 공급을 해줘요. 이를 혈관조영술 검사로 보았을 때 미세혈관들의 모습이 '연기가 모락모락 올라가는 모양'으로 보이는 것을 일본어로 '모야모야'라고 하여 모야모야병으로 불리게 되었어요.

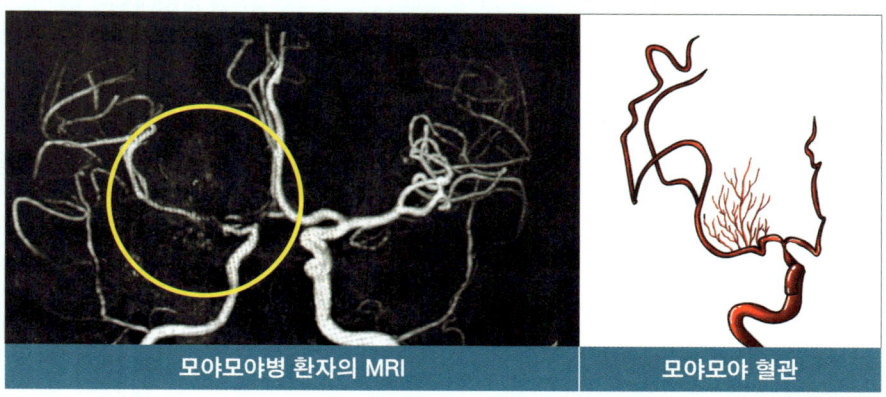

| 모야모야병 환자의 MRI | 모야모야 혈관 |

그렇군요. 어떤 이유에서 혈관이 좁아지나요?

아직 모야모야병의 발병 원리나 원인에 대해선 밝혀지지 않았고 완치도 힘든 희귀 난치성질환이에요. 가족력이 15% 정도 영향을 미치는 것으로 알려져 있고 염증성질환, 자가면역질환과 관련이 있다고 연구되고 있지만 정확한 근거는 없어요. 특별한 이유 없이 동맥의 내막이 점차 두꺼워지면서 혈관이 막히는 진행성 질병이죠.

✓ TIP   모야모야병의 가족력과 유전자 검사

모야모야병을 가진 환자 중 10~15%에서 가족력이 있고 상염색체 열성으로 유전되기 때문에 모야모야병 발병 시 직계가족도 검사를 받도록 권하고 있어요. 17번 염색체에 위치한 RNF213이라는 유전자의 변이가 발병에 영향을 미치는 것으로 알려져 있죠. 이 유전자 변이는 혈관 내피 기능 및 혈관 신생을 조절하는 데 중요한 역할을 하고, 가족성 모야모야병 환자의 95%, 가족성이 아닌 환자의 79%에서 발견되었어요. 유전자 변이가 모든 환자에게서 발견되는 것은 아니고 변이가 있다고 반드시 발병하지도 않지만, 유전자 검사를 통해 뇌경색, 뇌출혈이 발생하기 전에 조기진단과 치료를 가능하게 할 수 있어요. 유전자 검사는 혈액검사 [RNF213 gene R4810K mutation(Moyamoya disease)]로 하는데, 검체 외에도 유전자 검사 동의서, 검체 의뢰서(외부 기관에서 진행할 경우) 등이 필요하므로 검사에 필요한 자료를 잘 확인해서 진행해야 해요.

➕ 한 걸음 더   모야모야병은 산정특례 해당 질환

국민건강보험공단에서는 진료비 부담이 높은 중증질환 환자의 진료비 경감을 위해서 중증질환 산정특례제도를 운영하고 있어요. 산정특례에 해당하는 질병으로 진단받으면 진료 시 건강보험 본인부담률을 경감해 주는 제도로 암, 희귀질환, 중증난치 질환, 치매, 결핵 등이 해당돼요. 모야모야병도 희귀질환이고, 등록 시 5년간 특례 적용이 유지되며 모야모야병으로 인한 진료 시 진료비의 본인부담률을 10%로 경감해 줘요. 진단 시에 담당의사(전문의)가 산정특례 신청서를 작성하고, 환자의 서명을 받아 병원에 제출하면 국민건강보험공단에 등록되고 특례 적용이 돼요.

모야모야병이 발생하면 어떤 증상이 발생하나요?

발병 시기에 따라서 주증상이 다르게 나타나요. 모야모야병은 특이하게 두 번의 호발 시기가 있는데 5~9세의 아동과 30~40세의 여성에게서 많이 나타나고 있어요. 아동기에는 허혈성 뇌경색으로 나타나고 성인기에는 뇌출혈로 많이 발생해요.

어린 환자에게서도 발병할 수 있군요. 그런데 어린 나이에도 뇌경색이 발생할 수 있나요?

흔히 모야모야병은 '어린이 뇌졸중'으로 불리기도 하는데 일시적으로 뇌혈관이 좁아지면서 뇌경색 증상이 발생하여 팔다리에 힘이 빠지거나 말이 어눌해지고, 의식을 잃기도 해요. 주로 뜨거운 음식을 먹거나 심하게 울거나 악기를 부는 등의 과호흡을 하면 혈중 이산화탄소의 농도가 저하돼 뇌혈관이 수축하는데, 이때 일시적으로 일과성 허혈성 발작(Transient Ischemic Attack, TIA)이 발생하며 증상이 나타나는 것이 특징적이에요.

✓ TIP 일과성 허혈성 발작(Transient Ischemic Attack, TIA)

일과성 허혈성 발작은 뇌혈관이 막혀 뇌에 손상이 생기는 뇌경색과는 달리 일시적으로 뇌 혈류량이 부족하여 뇌경색 증상(마비, 감각저하, 구음장애, 시야결손, 어지럼증)이 나타나지만, 이 증상이 24시간 이내에 사라지는 것을 말해요. 증상이 짧게는 몇 분 내로 사라지기 때문에 가볍게 넘기는 경우가 많은데 뇌경색의 전조증상이므로 반드시 병원에 내원해야 하죠. 그래서 모야모야병 환자에게서도 수술 전후로 이러한 증상이 있는지를 주의 깊게 살펴봐야 해요.

어린 환자에게서는 뇌경색으로 나타나는데, 왜 성인에게서는 뇌출혈이 발생하는지 궁금해요.

성인에게서도 소아처럼 뇌경색 증상이 나타날 수 있지만 주로 주변 부위에 발달한 미세혈관이 터져서 뇌출혈로 발생하고 극심한 두통, 의식 저하, 구토 등을 동반하게 돼요. 뇌출혈로 나타나는 이유는 새로 생긴 미세혈관의 벽이 튼튼하지 않고 작아서 출혈, 동맥류, 혈전증이 일어나기 쉽기 때문이죠.

모야모야병은 어떻게 진단하나요?

혈관 상태를 확인할 수 있는 CTA(Computed Tomography Angiography, 혈관조영 CT), MRA(Magnetic Resonance Angiography, 혈관조영 MRI) 검사를 통해서 확인할 수 있어요. 하지만 확진을 위해서는 반드시 뇌혈관조영술을 시행해야 해요. 뇌혈관조영술을 시행하면 내경동맥 말단부나 이와 만나는 뇌혈관 기저부에 생긴 협착이나 폐색뿐 아니라 혈관 상태까지 파악하여 수술을 위한 계획도 세울 수 있기 때문이죠. 뇌혈관조영술에서 양쪽 동맥의 근위부가 좁아져 있거나 막혀 있는 소견이 보이고 근처에 비정상적인 혈관 그물(모야모야 혈관)이 나타날 때 모야모야병으로 진단해요.

✓ TIP 모야모야병의 진행 단계

모야모야병은 혈관이 좁아지다가 결국엔 막히는 진행성 뇌질환으로서 다음 6단계로 경과를 나눌 수 있어요.

모야모야병 진행 단계	특징
1단계(a)	양쪽 내경동맥이 좁아지거나 막힘
2단계(b)	모야모야 혈관들이 관찰됨
3단계(c)	모야모야 혈관들이 가장 왕성하게 나타나고, 앞대뇌동맥과 중간대뇌동맥이 막혀서 혈류의 흐름이 보이지 않게 됨
4단계(d)	모야모야 혈관들이 줄어들고 후대뇌동맥의 혈류 흐름이 보이지 않게 됨

모야모야병 진행 단계	특징
5단계(e)	모야모야 혈관들이 더 줄어들고 뇌 안쪽의 모든 혈관의 혈류 흐름이 거의 보이지 않음
6단계(f)	두개강 내의 혈관들이 거의 없어지고 뇌의 혈액순환은 거의 두개강 바깥쪽 혈관의 측부 순환에 의존

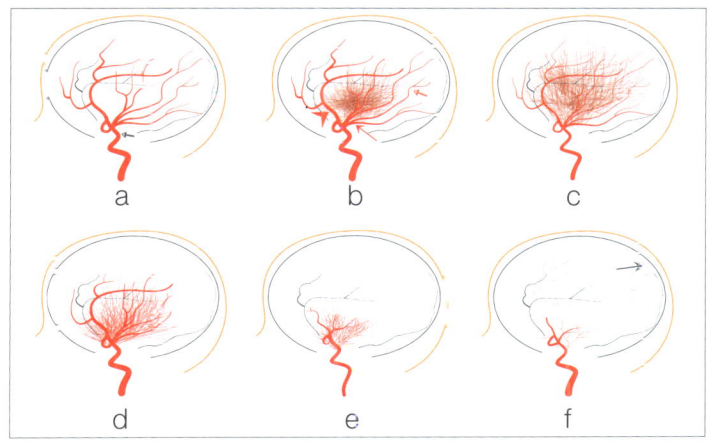

 모야모야병은 어떻게 치료할 수 있는지 알려주세요.

 병의 원인이 밝혀지지 않았기 때문에 병을 치료하거나 진행을 막는 약은 아직 없어요. 그 대신 항혈소판제제, 고지혈증 치료제, 혈액순환 개선제, 혈관 확장제 등을 투여해 뇌경색이 발생하지 않도록 보조로 사용하죠. 또한 모야모야병이 있어도 측부 순환 등을 통해 뇌로 충분한 혈액이 공급된다면 반드시 수술이 필요하진 않아요. 조영제를 투여한 후 SPECT나 perfusion CT(뇌관류 CT) 등을 시행하면 뇌혈류, 뇌혈액량, 평균 통과 시간, 지연 시간, 최고농도 도달 시간 결과를 통해 뇌에 충분한 혈액이 공급되는지와 뇌관류압 감소 여부를 알 수 있죠. 다음 사진의 오른쪽(환자의 왼쪽)의 붉은색은 모야모야 혈관으로 혈류 속도가 감소되고 관류가 잘되지 않는 부분이에요.

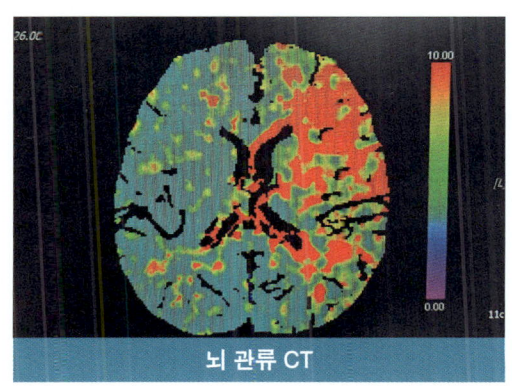

그럼 수술을 하면 모야모야병이 완치될 수 있나요?

 수술로 모야모야병을 완치할 순 없지만, 뇌경색과 뇌출혈을 막고 충분한 혈류량을 공급하기 위해서 시행해요. 특히 어린이에게 적절한 뇌혈류량이 공급되지 않으면 발달이 지연되거나 심각한 뇌손상이 나타날 수 있는데 그로 인한 인지장애, 영구 신경 손상이 될 수도 있으므로 이를 예방하고자 수술을 하죠.

 성인과 소아에게서 증상이 다르게 나타난다면 수술 방법도 다를 수 있겠어요.

 성인은 막힌 뇌혈관을 대신해 다른 혈관을 직접 이어주는 직접 우회로 형성술(직접 문합술)을 시행해요. 머리 바깥쪽의 천측두동맥과 뇌 표면의 중대뇌동맥을 직접 연결하는 방법인 천측두동맥 중대뇌동맥문합술(Superficial Temporal Artery-Middle Cerebral Artery anastomosis, STA-MCA)을 할 수 있어요.

 그렇군요. 소아는 어떤 방법의 수술을 하나요?

 소아는 혈관이 너무 작아 수술이 쉽지 않아요. 그래서 직접 문합술 대신 간접 우회로 형성술(간접 문합술)을 시행하죠. 간접 우회로 형성술은 뇌 표면에 있는 동맥에 혈관이 풍부한 조직을 잘라내 붙여서 신생 혈관이 자라도록 유도하는 방법으로서 뇌경막동맥간접 문합술(Encephalo-Duro-Arterio-Synangiosis, EDAS)이라고 불러요. 성인에게는 두 수술을 동시에 시행하는 병합 혈관문합술을 시행하기도 한답니다.

 수술을 하기 전 준비해야 할 것이 있나요?

 수술 전 항혈소판제, 혈액순환개선제 등의 약물을 중단해야 해요. 환자가 뇌경색 예방을 위해 해당 약을 복용하고 있다면 수술 5~7일 전에 중단하도록 설명하고 마지막 복용일도 한 번 더 확인해야 하죠.

 일반적인 수술 환자와 다르게 특별히 주의해야 할 점이 있나요?

 과호흡으로 뇌혈관이 수축되므로 과호흡하지 않도록 해야 해요. 그래서 수술 전 검사 중 폐기능 검사는 시행하지 않고, 수술 후 Inspirometer(폐활량계) 사용을 주의해야 해요. 특히 소아 환자는 울면서 발생되는 과호흡을 조심해야 하죠.

 아무래도 머리 부위를 수술하는 것이니 머리 면도도 필요하겠어요.

수술 시 절개 부위의 크기나 범위에 따라 면도 범위도 달라질 수 있어요. 직접문합수술을 시행할 때는 도플러 기기를 통해 피부 위로 측두동맥의 위치와 혈관의 흐름을 파악하고 그림을 그려놓는 Tracing을 하기도 하는데, 이를 위해서 필요에 따라 머리 부위에 전체 면도를 시행하죠. 이때 환자에게 Tracing을 하기 전 머리를 감도록 하고, Tracing이 완료된 이후에는 절대 지워지지 않도록 설명해요.

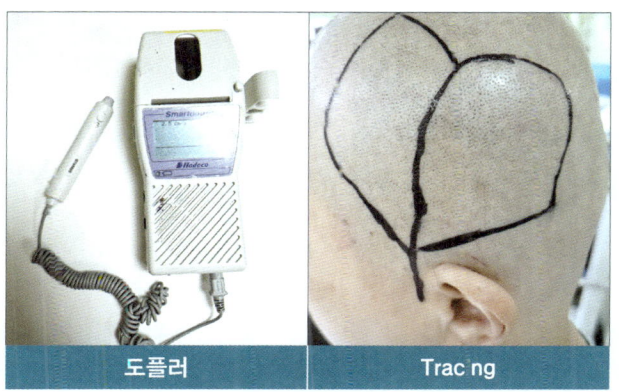

 수술 후에는 어떤 점을 가장 주의 깊게 봐야 하나요?

 혈압조절이 가장 중요해요. 혈압이 너무 높으면 혈관 문합 부위에서 출혈이 발생할 수 있고, 혈압이 너무 낮으면 혈류량이 부족하여 뇌경색이 발생할 수 있어요. 그래서 수술 후에 목표 혈압 범위가 정해지고(예: SBP 110~140mmHg) 이 범위 내에서 혈압이 조절되도록 자주 측정하는 것이 중요해요. 혈압이 낮으면 수액을 더 투여하거나 수분 섭취를 격려하고 혈압이 높으면 혈압강하제를 투여해요. 만약 고혈압이 있어서 혈압약을 지속적으로 복용한 경우라도 반드시 혈압을 측정하고 약을 복용하도록 해야 해요.

 수술 후에는 통증도 있어서 혈압이 쉽게 오를 수 있을 것 같아요.

 네, 맞아요. 그래서 모야모야병 수술 환자는 통증 조절도 매우 중요해요. 통증이 심하면 혈압이 오르고 과호흡을 유발할 수도 있기 때문이죠. 환자가 통증을 호소한다면 빠르게 조치를 취하는 것이 중요해요.

 소아 환자는 통증 조절이 더 어려울 것 같아요.

 모야모야병으로 수술한 소아 환자에게 가장 중요한 점이 바로 울지 않도록 하는 거예요. 울거나 흥분하게 되면 뇌혈관의 수축으로 뇌경색이 발생할 수 있기 때문이죠. 소아 환자는 성인처럼 정확한 의사표현이 어렵고 작은 자극에도 쉽게 울 수 있기 때문에 환자에게 가장 익숙한 보호자를 통해 의사소통하도록 하고 적극적인 통증 조절이 필요해요.

수술 후 뇌경색이 발생하면 어떻게 해야 하나요?

 뇌경색 증상이 나타났을 때 빠르게 뇌혈류량을 늘려 증상을 회복하는 것이 중요해요. 먼저 환자와 보호자에게 이상 증상과 증상 발생 시 대처에 대해 정확한 교육을 해야 해요. 그리고 충분한 수액 공급을 통해 뇌혈류량을 늘릴 수 있도록 해요. 하지만 이러한 증상이 자주 반복되고 수액 공급 후에도 증상이 호전되지 않는다면 MRI diffusion(확산 영상)을 시행해 뇌경색 여부를 확인해야 하고 수술 후에도 항혈소판제제를 지속적으로 복용하도록 하죠.

✔ TIP 모야모야병 환자는 IV line 확보가 필수!

모야모야병으로 수술 후 뇌경색 증상이 발생한다면 가장 먼저 수액 주입량을 늘려서 뇌로 가는 혈류량을 늘려주는 것이 중요하다고 했죠? 그런데 말초에 얇은 IV line만 있다면 IV line이 막히거나 잘 들어가지 않아 적절한 수액 공급이 이뤄지지 않을 수도 있어요. 그래서 모야모야병 환자는 가급적 굵은 IV 카테터를 사용하며 IV line의 상태를 수시로 점검해야 하죠. 또 수액 투여가 중단되더라도 1~2일은 Heparin lock 등을 이용해 혈관을 확보해 놓는 것이 좋아요.

혈관 확보가 중요한 만큼 수술 전 미리 입원하게 하고 영상의학과에 의뢰하여 PICC(Peripherally Inserted Central Catheter, 말초삽입형 중심정맥 카테터)를 삽입하기도 해요.

 수술 후 항혈소판제제는 다시 복용하나요? 언제부터 복용하는지 궁금해요.

 수술 후 배액관을 제거한 뒤 급성기의 출혈 위험성이 감소하면 항혈소판제제(Aspirin, Pletaal 등)를 복용하기 시작해요. 혈전 생성을 예방하고 혈액을 묽게 유지하여 혈액순환을 돕기 위해서죠. 하지만 수술 후 복용하는 만큼 출혈에 대한 위험성도 있으므로 수술 부위의 출혈 여부나 뇌출혈의 발생 여부도 잘 관찰해야 해요.

 수술 후에 생길 수 있는 부작용도 있나요?

 수술 후 새로운 혈관을 통해 갑자기 뇌혈류량이 상대적으로 증가하면서 과관류 증후군이 나타날 수 있어요. 과관류 증후군이란 두통, 안구통, 울혈, 안면부 통증, 의식장애 등의 신경학적 증상이 발생하는 것을 말해요. 따라서 수술 직후에는 적절한 혈압조절과 함께 지속적인 신경학적 사정을 통해서 환자의 상태 변화 여부를 주의 깊게 관찰하는 것이 중요해요.

 환자 간호 시 또 어떤 주의 사항이 있나요?

수술 후 입원 기간에는 신경학적 증상이 자주 변할 수 있어요. 팔다리 힘 빠짐, 감각 이상(Numbness, Tingling sense 등), 실어증, 미세 운동 이상 등이 발생할 수 있는데 이를 환자 보호자에게도 교육해서 그런 증상이 나타나면 바로 알리도록 해야 하죠.

걷는 중에도 힘이 빠져 넘어지기도 해서 낙상 예방을 위해 보호자가 상주하도록 교육하는 것이 중요해요. 또 변비가 있으면 배변 시 혈압이 상승될 수 있으므로 예방을 위해 약을 미리 투약하는 것도 필요하고요.

수술 부위 실밥은 언제쯤 제거하면 되나요?

보통 수술 후 7~14일에 제거해요. 측두동맥 중대뇌동맥문합술의 경우에는 두피에 혈액을 공급하는 혈관을 이용하므로 수술 후 상대적으로 두피로 가는 혈류량이 적어져 수술 부위가 잘 아물지 않기도 해서 실밥을 더 늦게 제거하기도 해요.

퇴원 교육 시 주의사항에 대해서도 알고 싶어요.

수술 후에도 경미한 허혈 증상이 발생할 수 있으므로 과호흡을 유발할 수 있는 요인을 피하도록 교육해야 해요. 특히 간접문합수술을 시행한 소아의 경우에는 혈관이 생성되는 데 시간이 필요하기 때문에 바로 증상 호전이 보이지 않을 수 있어서, 지속적으로 행동 조절을 할 수 있도록 교육하는 것이 중요하답니다. 뜨겁거나 자극적인 음식은 피하고, 손발 저림, 감각 이상, 말이 어눌해지는 증상 발생 시 충분한 수분을 섭취하고 머리보다 다리가 높게 위치하는 자세를 하도록 교육해야 해요.

7 수두증 수술: 뇌실-복강 단락술

Case

고혈압, 당뇨 외 특이 과거력이 없던 83세 여성. 6개월 전부터 기억력 저하와 인지기능 저하 증상을 보여 치매를 진단받아 약물을 복용하고 있었는데 3개월 전부터 걸을 때마다 발이 끌리는 증상까지 보여 Brain MRI 시행 후 수두증으로 진단받았다. 어떤 수술을 받게 될까?

 수두증(Hydrocephalus)은 어떤 질병인가요?

 150~200mL의 뇌척수액은 뇌실과 지주막하강을 순환하며 영양을 공급하고 노폐물을 제거하며 충격으로부터 뇌를 보호하는 역할을 하고 있어요. 여러 가지 원인에 의해서 뇌척수액의 양이 많아지고 뇌압이 증가하며 뇌실이 커지는 질병을 수두증이라고 해요.

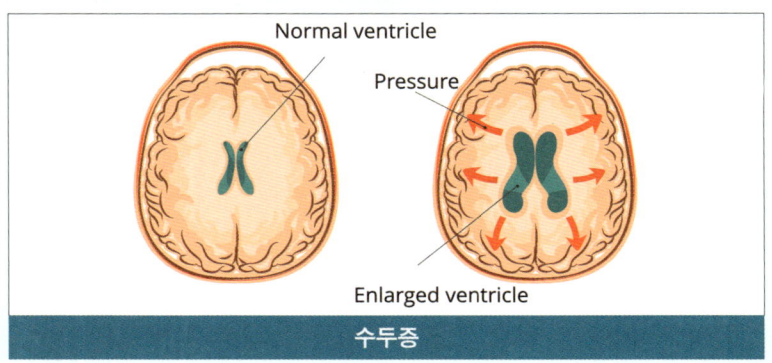

수두증

 수두증은 왜 발생하나요?

 뇌척수액이 과잉 생성되거나 뇌척수액이 순환하는 통로가 폐쇄되거나 뇌척수액의 흡수 과정에 장애가 생겨서 발생해요. 이러한 뇌척수액의 불균형을 만드는 가장 흔한 원인으로는 뇌종양, 뇌출혈, 염증 등이 있고 원인에 따라 교통성과 비교통성(폐쇄성)으로 분류하죠.

 수두증이 발생하면 어떤 증상이 나타나나요?

 소아의 경우, 두개골이 닫혀 있지 않기 때문에 머리둘레가 커지고 눈이 아래로 처지는 증상이 나타나요. 성인은 두통, 구토, 의식 저하, 경련 등의 증상이 관찰되죠. 고령 환자에게서 수두증이 천천히 발생하게 되면 뇌실은 커지지만, 뇌압이 상승하지 않고 인지장애, 배뇨장애, 보행장애가 발생하는 정상압 수두증(Normal Pressure Hydrocephalus, NPH)이 나타날 수 있어요.

✓ TIP 치료가 가능한 치매, 정상압 수두증

정상압 수두증은 고령의 노인에게 많이 발생하고 인지장애, 배뇨장애, 보행장애가 매우 특징적으로 나타나는데, 이는 치매의 증상과 매우 비슷해요. 그러나 일반 치매와 달리 정상압 수두증은 치료를 통해서 다시 원래의 기능을 회복할 수 있기 때문에 '치료가 가능한 치매'라고 하죠. 따라서 정확한 진단을 통해 정상압 수두증과 치매를 구분하는 것이 매우 중요해요. 치매는 서서히 나타나며 증상도 매우 다양하지만, 정상압 수두증은 수개월 내에 진행되고 인지·배뇨·보행장애가 동시에 나타나는 경우가 많으므로 증상이 이러한 양상일 경우에는 반드시 수두증 검사가 필요해요.

나이에 따라서 증상이 다양하다는 특징이 있군요. 그럼 수두증은 어떻게 진단하나요?

영상검사인 CT와 MRI를 통해 진단하는데 주로 전과 비교해서 뇌실이 많이 커진 것을 확인할 수 있어요. 그 외에도 임상 증상(두통, 의식 저하, 구토 등)과 뇌압을 측정해 진단할 수 있고요.

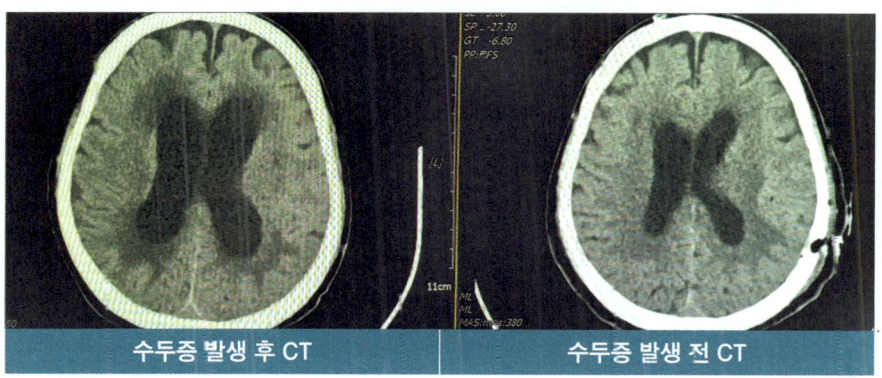
수두증 발생 후 CT | 수두증 발생 전 CT

그렇군요. 수두증은 약물로 치료할 수 있나요?

Acetazolamide, Furosemide 등의 이뇨제로 뇌척수액의 생성이 저하되게 하고 흡수를 증가시킬 수는 있으나 장기적으로 사용할 수는 없어요. 약물치료로는 근본적인 원인을 해결할 수도 없어서 수술 치료가 필요해요.

그럼 어떤 수술을 받아야 하나요?

뇌척수액이 과하게 축적되어 증상이 발생하므로 뇌척수액을 다른 부위로 배액해 주는 관을 삽입하는 수술이 필요해요. 하지만 그전에 반드시 뇌척수액을 배액하는 시술을 해야 한답니다.

왜 수술 전에 꼭 뇌척수액을 배액하는 시술을 해야 하나요?

인지장애, 배뇨장애 등 신경학적 증상이 수두증으로 인해 발생한 것으로 예측되긴 하지만 실제로 뇌척수액을 배액해도 증상의 호전이 없는 경우가 있기 때문이에요. 특히 정상압 수두증처럼 고령의 환자에게서 수두증이 천천히 발생하는 경우에는 뇌척수액을 배액해서 수두증이 호전되어도 인지장애나 배뇨장애 증상은 호전되지 않을 수 있어요. 이럴 때는 전신마취의 위험을 무릅쓰면서까지 수술할 필요가 없겠죠?

 그렇다면 모든 수두증 환자에게는 반드시 뇌척수액 배액 시술이 필요하겠네요.

 보통 뇌척수액 배액술을 시행하여 2~3일간 지켜보고 환자의 신경학적 반응을 평가한 뒤 수술 여부를 결정해요. 뇌출혈, 뇌종양 등의 질병 이후 급성 수두증이 발생해 의식 저하가 발생한 때처럼 특이 케이스만 예외이죠.

실제 수두증으로 인해 인지기능 장애, 배뇨장애, 보행장애가 발생한 경우 시술을 통해 뇌척수액을 배액했을 때 환자에게 발생했던 주요 장애가 시술을 시행하는 동안 바로 호전되는 것을 확인할 수 있어요. 예를 들어 시술 전 보행장애가 있어 10m도 제대로 걷지 못하던 환자가 시술 후 보조 없이 10m 이상을 걷는다면 수두증으로 인해 보행장애가 발생한 것이 명확하므로 수술을 결정하게 되죠.

✔ TIP 신경학적 반응 평가의 중요성

뇌척수액 배액술을 시행한 후, 수두증으로 인해 발생한 증상이 호전되는지를 평가하는 것은 이후 수술 여부를 결정하게 되므로 매우 중요해요. 환자마다 증상이 다르므로 인지장애가 있었던 환자는 MMSE/GDS를 시행하고 보행장애에는 동작분석 검사를 사용하는 등 매우 다양한 평가 방법이 있어요. 그 외에도 함께 지내는 보호자의 평가도 매우 중요한 영향을 미쳐요. 점수 외에도 환자의 전반적인 컨디션과 기능 상태를 판단할 수 있으므로 검사 전후에는 보호자 교육을 통해 환자의 증상 호전 여부를 잘 확인하도록 설명해야 해요.

 뇌척수액 배액술 이후, 수술이 결정되면 어떤 수술을 받게 되나요?

 과하게 축적된 뇌척수액을 다른 부위로 배액해 주는 관을 삽입하는 단락술(Shunt)을 받아요. 이 수술은 뇌실과 신체의 어느 부위를 연결하는지에 따라서 4가지 방법이 있고 수술 방법은 환자의 상황에 맞추어 선택하게 돼요.

뇌실-복강 단락술 (Ventriculo-Peritoneal Shunt, VP Shunt)	뇌실-심방 단락술 (Ventriculo-Atrial Shunt, VA Shunt)
- 뇌실→복강 배액 - 뇌척수액은 복강내에서 흡수	- 뇌실→우심방 배액 - 뇌척수액은 혈류를 따라 다른 체액과 같이 걸러짐 - 복부 수술이 불가능한 경우에 시행
뇌실-흉강 단락술 (Ventriculo-Pleural Shunt, VP Shunt)	요추-복강 단락술 (Lumbo-Peritoneal Shunt, LP Shunt)
- 뇌실→흉강 배액 - 복부 수술이 불가능한 경우에 시행	- 요추 지주막하강→복강 배액

 뇌척수액을 배액하는 부위가 매우 다양하네요.

 이 중에서 뇌실-복강 단락술(VP shunt)이 가장 흔하게 시행돼요. 뇌실 안에 실리콘과 유사한 유연한 관을 넣은 후 피부 아랫부분을 통해 복강까지 삽입해요. 뇌실 안에 있던 뇌척수액이 복강으로 배액되면 복부의 정맥혈관으로 흡수되죠.

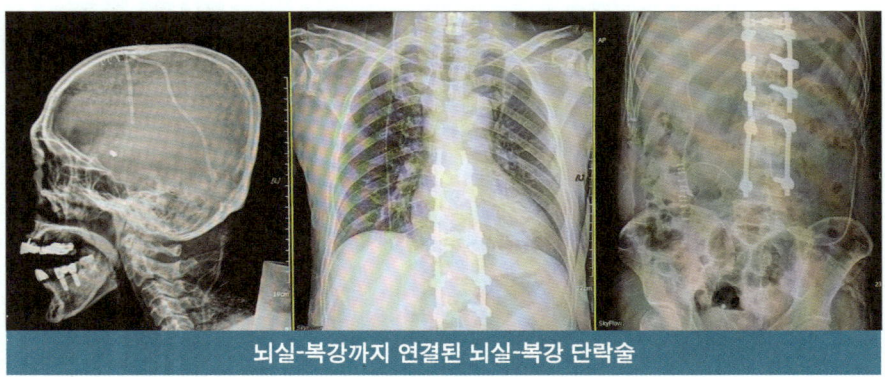

뇌실-복강까지 연결된 뇌실-복강 단락술

만약 배액관을 통해서 반대로 복강에 있는 체액이 뇌실로 역류하면 어떻게 하나요?

복강에서 뇌실로 체액이 역류하지 않도록 배액관 중간에 밸브가 연결되어 있어요. 이 밸브로는 뇌척수액을 배액하는 양과 압력을 조절할 수도 있답니다.

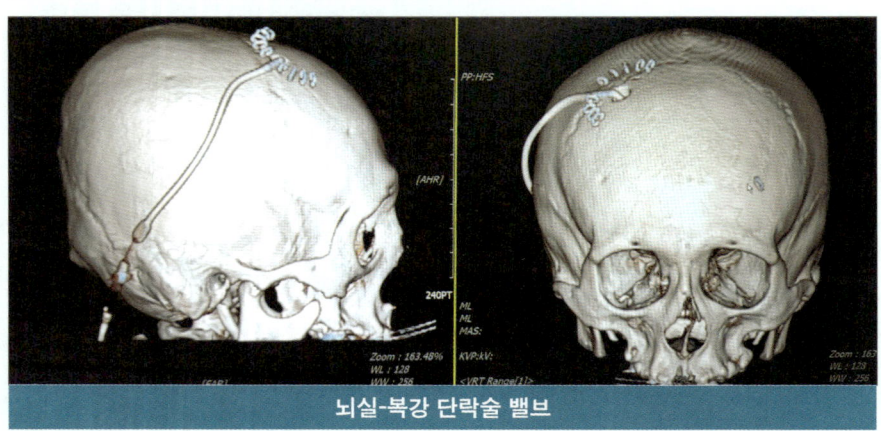

뇌실-복강 단락술 밸브

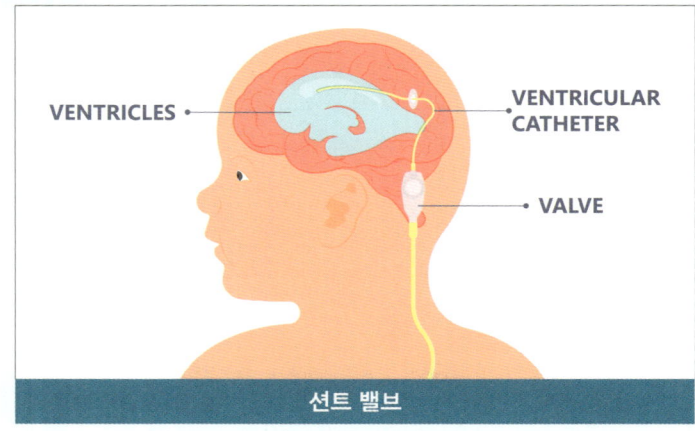

션트 밸브

배액관의 압력은 어떻게 정하나요?

 사람마다 뇌실의 크기나 배액할 뇌척수액의 양이 다른데 이것을 조절하는 것이 바로 밸브예요. 밸브의 압력을 높게 설정하면 뇌척수액이 적게 나오고 밸브의 압력을 낮게 설정하면 뇌척수액이 많이 배액되요. 처음 단락술을 할 때는 평균 압력으로 설정해 놓고 수술 직후, 3일 후, 7일 후 등 주기적으로 Brain CT를 찍어 봐요. 뇌실의 크기가 여전히 크다면 압력을 낮추어 뇌척수액을 더 많이 배액하고 뇌실의 크기가 너무 작아졌다면 밸브의 압력을 높여서 뇌척수액이 적게 배액되게 하죠. 이러한 기간을 거쳐 환자에게 적절한 압력을 찾아가게 되고 최종 수치는 환자의 진료기록에는 반드시 기록해 두어야 해요. (보통 수술기록지에서 확인가능하고 Skull X-Ray에 입력된 기록을 통해 압력의 확인이 가능함.)

압력을 조절하는 방법은 환자에게 삽입된 밸브 근처 머리에 밸브 조절기를 가져다 대고 압력을 변경하면 돼요.

 밸브는 어떤 원리로 뇌척수액을 배액하나요?

 설정해 놓은 밸브의 압력값보다 척수강 내가 압력이 높을 때 배액돼요. 예를 들어 Hakim 같은 경우는 초기에는 120mmH$_2$O로 설정이 되고 뇌척수액 압력이 설정된 120mmH$_2$O 이상일 때 배액이 되죠.

> **! 잠깐** **단락술 준비물**

수술실에서 단락술을 시행한 후 밸브의 압력을 설정해야 하므로 압력 조절 기계가 필요해요. 그래서 수술을 할 때 삽입할 배액관 회사의 압력조절기를 준비물로 챙겨서 보내야 하고 수술 후에는 다시 회수해야 하는데, 크기도 크고 직접적으로 사용하지 않으니 잊는 경우가 많아요. 보통 신경외과 병동이나 외래에 기계를 비치하고 여러 환자에게 사용하기 때문에 분실하지 않도록 주의해야 해요.

✓ TIP 단락술 기계의 종류

뇌척수액을 배액하기 위해서 삽입하는 배액관과 이를 조절하는 밸브에도 종류가 다양한데 의료기기 회사마다 압력을 조절하는 기계, 방법, 단위가 달라요.

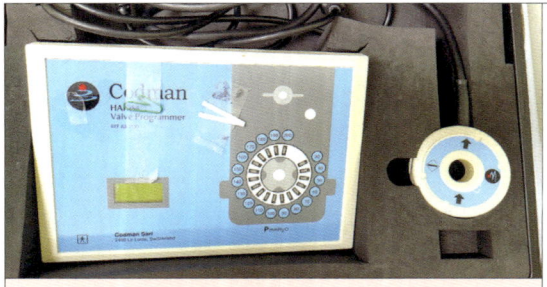

Hakim
- 가장 흔하게 많이 사용
- 10단위로 압력 조절
- X-ray로 압력 확인

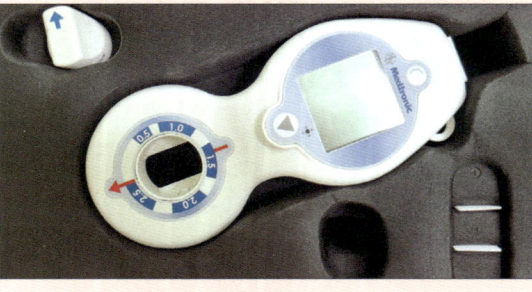

Strata
- 0.5단위로 압력 조절
- 밸브 조절이 어려움
- 자석의 원리를 통해 압력 조절

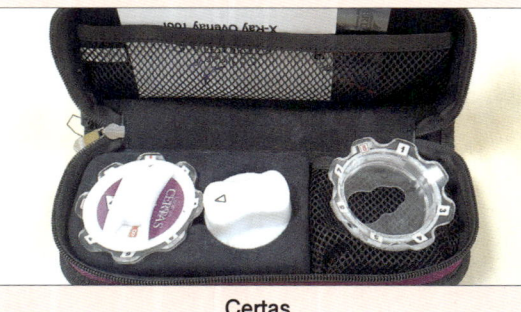

Progav
- 0~20cmH$_2$O 범위
- X-ray 검사 없이 조절 가능

Certas
- 8단계로 더 세밀하게 압력 조절 가능
- 잠금 기능이 있어 MRI 검사 후 재설정이 필요 없음

단락술 말고 또 다른 수술 방법이 있나요?

제3뇌실 개통술(Endoscopic Third Ventriculostomy, ETV)이라는 수술도 있어요. 이 수술은 비교통성(폐쇄성) 수두증이나 협착이 있는 경우에만 시행할 수 있어요. 내시경을 이용해 제3뇌실의 바닥에 구멍을 뚫어 뇌척수액을 지주막하강 공간으로 배액해 주는 방법으로, 단락술과 다르게 체내에 관 삽입이 필요 없고 감염 등의 위험성이 적은 것이 장점이에요.

수술 후에는 어떤 주의 사항이 있나요?

가장 중요한 건 환자에게 체내에 기계가 삽입되어 있음을 명심하게 하고 그로 인한 주의 사항을 교육하는 거예요. 또 병원 내 프로그램을 통해 단락술을 시행했음을 공유하는 것도 중요하죠.

✔ TIP 단락술 환자 교육

단락술을 받은 환자가 체내에 삽입된 기계를 잘 보존하며 관리하도록 기계에 대한 주의 사항을 설명해야 해요.

1. 수술 부위에 충격을 가하는 운동 제한: 뇌출혈 발생 가능성 높음
2. MRI 검사 시 자기장으로 인해 벌브 압력이 변화될 가능성 있어 단락술을 받은 환자임을 알리고 검사 후에는 밸브의 압력 재조절
3. 삽입된 단락술 기계의 종류와 벌브의 압력을 숙지하게 하기
4. 뇌실-복강 단락술을 한 경우에는 복부 수술 시 반드시 알리기
5. 밸브가 막히면 나타나는 증상(두통, 구토, 의식 저하 등)에 대해 교육하기

복부로 수술을 했다면 식사는 언제부터 할 수 있나요?

수술 후 바로 식사를 시작해서는 안 되고 장음을 청진하거나 복부 X-ray를 시행해서 장운동을 확인한 후에 식이를 시작할 수 있어요.

배액관이 신체 밖으로 드러나지는 않나요?

피부 아래를 통해 복강으로 연결되어 밖으로 드러나 있지는 않지만, 마른 환자는 피부 위로 배액관이 두드러져 보이기도 해요. 그래서 배액관 위쪽으로 강한 자극을 가하지 않도록 주의하고, 배액관 위쪽으로 빨갛게 발적이 있는지도 확인해야 하죠. 또 뇌실-복강 단락술을 하면 수술 후 머리뿐만 아니라 복부 X-ray도 함께 시행해서 배액관이 복강 안에 잘 있는지 확인해야 해요. 복강 안에 있는 배액관은 장운동이나 환자의 움직임에 따라서 변할 수 있어요.

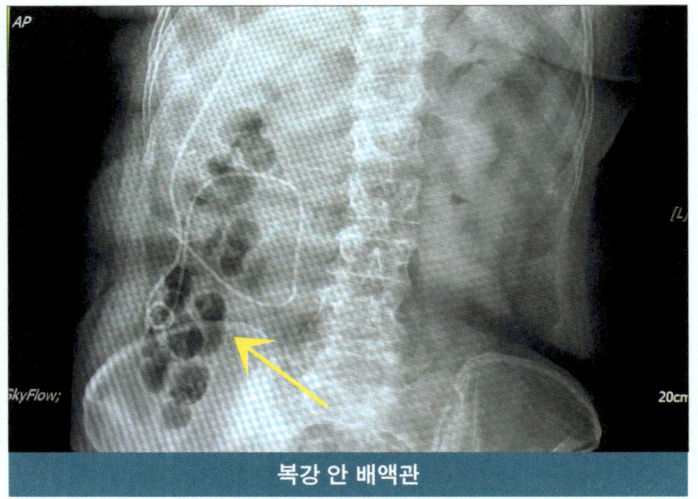

복강 안 배액관

복강 안에 배액관이 있으면 움직일 때 불편하지 않나요?

환자가 일상생활을 할 때는 불편함을 느끼지 않아요. 하지만 복부에 지나치게 압력을 가하는 마사지나 강한 자극은 배액관에 영향을 줄 수 있으므로 하지 않는 것이 좋아요. 또한 어떤 이유로든 복강의 압력이 많이 높아지면 뇌척수액이 복강으로 배액되지 않아요. 특히 수술 후 금식과 장운동의 저하로 변비가 많이 생기는데, 이때에도 복강의 압력이 높아지기 때문에 뇌실-복강 단락술 환자는 미리 배변 완화제를 투여하여 변비가 생기지 않도록 하고 퇴원 후에도 환자와 보호자에게 해당 내용을 교육하는 것이 중요해요.

발적은 왜 생기나요?

단락술은 비교적 감염이 많이 발생하는 수술 중 하나예요. 배액관을 따라서 감염이 발생하기도 하므로 고열, 발적 등에 특히 주의해야 하죠. 만약 감염이 발생한다면 뇌실과 연결돼 있는 배액관을 통해 중추신경계 감염으로 이어질 수 있기 때문에 전체 배액관을 제거하고 장기간 항생제 치료를 해야 해요. 치료 후에는 다시 새로운 단락술을 받아야 하고요.

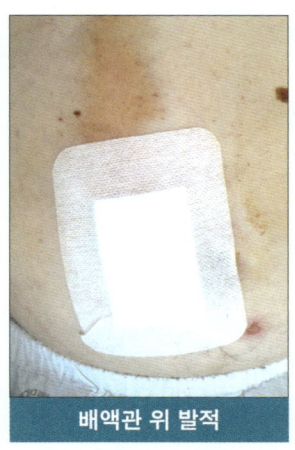

배액관 위 발적

또 어떤 문제가 생길 수 있나요?

배액관이 막히는 경우도 자주 발생해요. 배액관은 매우 유연하고 얇은 관인데 뇌 조직이나 출혈로 인해 응고된 덩어리 등이 배액관을 막기도 해요. 이런 때에는 뇌척수액이 배액되지 못하면서 다시 수두증이 발생해 의식 저하, 두통, 구토 등이 생길 수 있죠. 그래서 수술 후 주기적으로 병원을 방문하는 배액관의 상태를 확인해야 해요. 또 수술 후 발생할 수 있는 일을 환자와 보호자에게 교육해서 문제가 발생하면 빠르게 대처할 수 있도록 하는 것도 중요하죠.

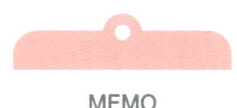
MEMO

부록
신경외과 간호사의 레벨 업!

1. 신경외과 다빈도 약물 • 192
2. 주요 증상별 처치와 노티 방법 • 204
3. 신경외과 산정특례 및 의무기록 • 217

1 신경외과 다빈도 약물

1 혈압강하제

상품명	성분명	
페르디핀 주사액	니카르디핀염산염 10mg/10mL	
페르디핀	사용	수술 시, 응급성 고혈압 환자에게서 혈압을 낮출 때
	투여 방법	- 주로 1~3mg을 Bolus로 투여 - 혈압조절이 계속 안 될 때 10Amp(100mg)을 생리식염수나 5% 포도당 400mL에 희석하여 Infusion pump로 지속 투여
	주의 사항	- 지속 투여 시 혈압을 자주 측정하여 목표 범위보다 과하게 떨어지지 않도록 투여하며 용량 조절 - 말초정맥으로 투여 시 혈관염 발생 여부를 관찰
	부작용	빈맥, 심전도 변화, 혈압 저하, 간 기능 이상, 신장 기능 이상 등

상품명	성분명	
라베신 주사 100mg/20mL, 라베신 주사 20mg/4mL 베타신 주사 100mg/20mL	라베탈롤염산염 5mg/1mL	
베타신	사용	임신성, 급성 심근경색에 의한 고혈압을 낮출 때
	투여 방법	- 50mg을 정맥에 1분 이상 서서히 Bolus로 주사 - 혈압이 조절되지 않을 경우, 200~500mg을 생리식염수나 5% 포도당 400mL에 희석하여 Infusion pump로 지속 투여
	주의 사항	- 5mg/1mL로 mg과 mL의 용량이 같지 않으므로 투여 시 용량에 반드시 주의 - 심박수를 저하시키므로 서맥이 있는 환자에게는 투여 금기
	부작용	현기증, 발진, 혈압 저하, 어지러움 등

2 혈압상승제

상품명	성분명	
큐프린 주사 4mL, 20mL 노르핀 주사 4mL, 20mL 노르에피린 주사	노르에피네프르 타르타르산염수화물 2mg/mL 노르에피네프린타르타르산염수화물 1mg/mL	
(큐프린 이미지)	사용	급성 저혈압이나 쇼크 시 혈압을 상승시킬 때
	투여 방법	8~16mL를 5% 포도당 주사액에 희석하여 Infusion pump로 투여
	주의 사항	- 말초정맥 투여 시 혈관 밖으로 유출되면 국소 허혈성 괴사가 일어날 수 있으므로 주사 부위를 자주 확인하는 것이 필요(가급적 중심정맥관으로 투여) - 다른 수액과 함께 투여하면 투여 속도의 변화가 생길 수 있으므로 단독 투여 - 혈압이 과도하게 상승할 수 있으므로 혈압을 자주 측정하여 약물 용량 조절
	부작용	심계항진, 서맥, 흉통, 두통, 어지러움, 구토 등

상품명	성분명	
이노엔염산염도파민프로 믹스 80mg 주 160mg 주 320mg 주	도파민 염산염 400mg/500mL 도파민 염산염 800mg/500mL 도파민 염산염 800mL/250mL	
	사용	수술 후나 신장애로 인한 쇼크, 무뇨, 심박출량 감소로 인한 저혈압을 상승시킬 때
	투여 방법	체중 kg당 2~5μg/분을 Infusion pump로 정맥 투여
	주의 사항	- 알칼리 용액에 불활성화되기 때문에 알칼리성 희석액에 혼합 금지, 다른 수액과 함께 투여하면 투여 속도의 변화가 생길 수 있으므로 단독 투여 - 말초혈관 수축으로 말초의 허혈이 일어날 수 있으므로 사지의 색 및 온도를 충분히 관찰
	부작용	심계항진, 빈맥, 협심증, 구토, 정맥염 등

상품명	성분명	
이노엔도부타민프리믹스 100mg주 200mg주 도부란주	도부타민염산염 114mg/100mL 도부타민염산염 229mg/100mL	
	사용	- 신장질환이나 심장수술로 인해 수축력이 저하된 심부전증의 단기 치료시 심박출력 증가 - 말초혈관을 수축시켜서 혈압을 올리는 도파민과 다르게 심장의 수축력 강화로 혈압을 상승
	투여 방법	체중 kg당 2.5~10㎍/분을 Infusion pump로 정맥 투여
	주의 사항	- 특발성 비후성 대동맥판막협착증, 심낭압전 환자에게 투여 금기 - 심박수 및 혈압 증가 환자에게 투여 주의
	부작용	빈맥, 부정맥, 복부통증, 구역 등

3 항경련제

상품명	성분명	
오르필 주사액 3mL	발프로산 나트륨 300mg/3mL	
	사용	- 뇌전증, 수술 후 및 외상 후 발작 - 그 외 출혈이나 수술로 인해 발작 가능성 있을 때도 예방적으로 사용
	투여 방법	- 300~800mg을 생리식염수 100mL에 희석하여 8~12시간 간격으로 투여 - 발작 시에는 약물의 체내 농도를 높이기 위해 900mg을 한 번에 투여 - 급성기에는 주사로 투여하다가 안정 시 경구약으로 전환하여 투약
	주의 사항	- 치료약물농도감시(Valproic therapeutic drug monitoring) 검사가 있고 투약 시간에 따라 농도를 확인하므로 복용 시간의 확인 필요 - 일정한 시간에 지속 투여하는 것이 매주 중요 - 간기능, 신기능의 저하를 일으킬 수 있어 주기적인 혈액검사가 필요 - 기형아 발생 가능성 있어 임산부 투여 금기
	부작용	우울, 자살 충동, 어지러움, 졸음 등

오르필

상품명	성분명	
케프라 주사 에필라탐주사 큐팜주사 500mg	러비티라세탐 500mg	
	사용	뇌전증 및 발작
	투여 방법	- 250~1500mg을 생리식염수 혹은 5% 포도당 100mL에 희석해 15분간 빠르게 투여 - 12시간 간격으로 지속해서 투여 - 급성기에는 주사로 투여하고 이후 경구약으로 전환
	주의 사항	- 에필라탐과 큐팜 주사는 급여로 투여 가능, 케프라 주사는 비급여로서 고가 약물 - 케프라와 에필라탐의 모양이 유사해 투여할 때 주의 필요 - 신기능 장애를 일으킬 수 있어 신기능 저하된 환자의 경우에는 투여 시 주의
	부작용	졸음, 두통, 자살 사고, 복통, 어지럼증 등

케프라

상품명	성분명	
테그레톨씨알정 200mg 에필렙톨씨알정 카르마인씨알정 카마제핀씨알정	카르마제핀 200mg	
	사용	뇌전증 외에도 삼차신경통, 정신분열증 등
	투여 방법	200~400mg을 1~2회 복용
	주의 사항	- 혈중농도를 측정할 수 있는 약물로 검사 시 약물 투여 시간 확인 - 진통소염제, 호르몬제, 항생제 등 카르바마제핀의 혈중농도에 영향을 미치는 약물이 많으므로 환자의 복용 중인 약을 반드시 확인
	부작용	자살 충동, 과다 수면, 스티븐스·존슨증후군 등

테그레톨

상품명	성분명	
부광페니토인캡슐100mg 명인페니토인정 환인히단토인정 삼진페니토인나트륨주사 250mg	페니토인	
(페니토인 사진)	사용	뇌전증
	투여 방법	1회 100mg으로 3회 경구 투여
	주의 사항	- 매일 같은 시간에 복용하는 것이 매우 중요 - 간과 신장 장애를 일으킬 수 있어 주기적으로 혈액검사 필요 - 주사제는 빠르게 투여 시 저혈압이 발생할 수 있음
	부작용	졸음, 어지러움, 우울, 자살 충동

상품명	성분명	
빔스크정 50mg 라코정 네오팻정 빔스크주	라코사미드 50mg 라코사미드 100mg	
(빔스크정 사진)	사용	뇌전증, 부분발작
	투여 방법	- 경구약: 50~100mg을 하루 2회 복용 - 주사약: 50~200mg을 하루 2회 투여, 희석하지 않고 투약 가능, 30~60분간 투여
	주의 사항	- 중단해야 하는 경우에는 점차적으로 투여 용량을 감량해야 함 - 투여 후 어지러움이 심할 수 있어 주의 필요
	부작용	어지러움, 심장박동이상, 두통 등

4 뇌압 하강제

상품명	성분명		
대한디만니톨주사액 20% 100mL 이노엔 20% 만니톨 주사액 중외20% 만니톨주	D-만니톨 20g/100mL		
만니톨	사용	두개내압 강하, 안내압 강하, 수술 및 외상 후 급성 신부전 예방	
	투여 방법	- 100mL씩 4회(6시간마다)~최대 8회(3시간마다)까지 정맥주사 - 3~10분 내로 빠르게 투약 - 점차 감량하여 60mL×4회까지 줄인 뒤 중단	
	주의 사항	- 이뇨 작용으로 소변량이 증가하므로 배설량 확인(낙상 주의) - 전해질의 불균형이 발생할 수 있어 주기적 혈액검사 필요 - 과포화 결정이 발생할 수 있어 투여 전 반드시 약물 상태 확인	
	부작용	빈맥, 저혈압, 두통, 반동 두개내압 등	

상품명	성분명		
유한디나트륨인산덱사메타손 주사액 대원엑사메타손주사액 휴온스덱사메타손디나트륨인산염주사액	덱사메타손포스페이트이나트륨 5mg/mL		
덱사메타손	사용	- 뇌종양에서 뇌부종 감소(혈관 투과성을 감소시켜 부종을 감소) - 척추관절질환, 피부질환, 자가면역성질환 등	
	투여 방법	1회 2~8mg을 3~6시간마다 정맥 또는 근육에 주사	
	주의 사항	- 장기간 사용 시 중단할 때 점진적 감량 필요(부신피질부전 발생 가능) - 당 신생 작용으로 혈당을 높일 수 있으므로 이에 대해 관리하는 것이 중요	
	부작용	- 면역기능 억제 작용으로 감염증 악화 - 소화관 보호 작용을 감소시켜 위장장애 발생 - 장기간 투여할 때는 쿠싱증후군, 부신피질 부전 등 발생	

5 그 외 뇌질환에 사용하는 약물

상품명	성분명	
아티반주사 0.5mL, 1mL	로라제팜 4mg/mL	
	사용	경련
	투여 방법	- 1~2mg을 정맥주사나 근육주사(정맥주사가 있는 경우 우선 투여) - 투여 후 발작이 멈추는지 관찰하며 발작 지속 시 5~10분 간격으로 반복 투여
	주의 사항	- 정맥주사 후 생리식염수를 주입하거나 수액을 빠르게 조절하여 약물이 빠르게 체내 투여되도록 함 - 점착성이 있어서 얇은 게이지의 바늘로는 흡인이 안 되므로 20G 이상의 바늘을 사용하거나 생리식염수 또는 증류수로 희석해 투약 준비 - 호흡부전이 나타날 수 있으므로 산소포화도 모니터링과 산소 투여 준비 필요 - 향정신성 의약품으로서 별도의 이중 잠금장치가 있는 곳에 냉장·차광 보관
아티반	부작용	오심, 졸음, 현기증 등

상품명	성분명	
삼진니모디핀주 10mg 이연니모디핀주 삼진니모디핀정	니모디핀 10mg/50mL	
	사용	동맥류성 지주막하출혈 후 뇌혈관 경련으로 인한 허혈성 신경장애를 예방
	투여 방법	- 희석하지 않고 시간당 5~10mL로 투여하거나 50mg을 생리식염수 250mL에 희석하여 시간당 20mL를 차광 투여 - 혈관 경련이 자주 생기는 10~14일까지 주사 투여 후 약 7일간 경구약으로 전환하여 하루 6회 복용
	주의 사항	- 뇌혈관 경련을 예방하기 위해 고혈압을 유지해야 하는 시기에 투여하나 혈관확장제이므로 과량 투여하면 혈압이 저하될 수 있어 반드시 Infusion pump로 정확한 용량을 투여해야 하며 혈압이 낮은 경우에는 투여 중지 고려 - 경구 투여 전환 시 하루 6회 복용하는데, 밤이나 새벽에도 투여 시간을 정확하게 지키는 것이 매우 중요
니모디핀	부작용	어지러움, 두통, 빈맥 등

상품명	성분명	
볼루라이트주 6%	히드록시에칠전분 6g, 염화마그네슘육수화물 30mg, 염화칼륨 30mg, 아세트산나트륨수화물 463mg, 염화나트륨 602mg	
	사용	- 콜로이드 수액(혈장에서 추출하거나 합성한 용액으로 분자량이 큼)으로 혈액량이 감소하는 수술, 외상, 탈수, 쇼크 시 지주막하출혈 환자의 혈관 경련을 예방하기 위해 사용 - 혈관문합술 후, 뇌경색 발생 시 혈액순환을 위해 혈장량을 증가시킬 때 사용
	투여방법	시간당 10~20mL 투여
	주의사항	- 수액의 점도가 높아 정확한 속도로 투여하도록 Infusion pump 등 사용 필요 - 과량 투여 시 순환량의 증가로 혈압상승이나 폐부종이 발생할 수 있으므로 투여 속도에 주의, 특히 심장이나 신기능 저하 환자에게는 더 주의해서 투약 - 초기에 아나필락시스 반응 있을 수 있으므로 천천히 투여하다가 증량
볼루라이트	부작용	구토, 오한, 발열, 두통, 발진, 가려움

상품명	성분명	
테모달캡슐 (20mg, 100mg, 250mg) 테모람캡슐 테몰드캡슐	테모졸로미드	
	사용	항악성종양제로 교모세포종(Glioblastoma), 미분화성성세포종(Anaplastic astrocytoma)에 사용
	투여방법	초기 방사선치료와 함께 투여(방사선치료 1시간 전 투약) 이후 테모달만 단독 투여하며 5일 투약 후 23일간 중단하는 주기 4~6회 지속
	주의사항	- 정확한 시간과 시기에 투약하도록 복약 지도가 매우 중요 - 용량은 체중에 따라 결정하므로 매 주기 투여 전 정확한 체중 측정이 필요, 공복(식사 2시간 이후)에 복용하며 캡슐을 열거나 씹으면 안 됨 - 경관영양 시 산성 주스에 녹여 투여 - 골수억제로 인해 절대호중구수(ANC)와 혈소판이 저하될 수 있어 혈액검사 필요
테모달	부작용	오심, 구토, 식욕부진

상품명	성분명
종근당글리아티린연질캡슐 글리아타민연질캡슐 알포크린연질캡슐 콜리세린연질캡슐	콜린알포세레이트 400mg

글리아티린	사용	- 뇌기능개선제로 뇌혈관 결손에 의한 2차 증상 및 변성, 퇴행성 뇌기질성 정신증후군에 투여 - 손상된 뇌세포에 직접 작용하며 신경세포 기능을 정상화하도록 도움 - 뇌혈관질환으로 발생하는 인지기능 약화, 치매 환자
	투여 방법	1회 400mg을 1일 2~3회 경구 투여
	주의 사항	정신신경계 이상반응(졸음, 불면 등)이 심하거나 구역이 심할 경우에 감량 투여가 필요하므로 주의 사항 설명 필요
	부작용	오심, 불면증, 과도한 긴장 발생

상품명	성분명
아리셉트정 도네페진정 하이셉트정 네오페질정	도네페질염산염

아리셉트	사용	알츠하이머형 치매
	투여 방법	1일 1회 5mg~10mg 취침 전 투여
	주의 사항	- 부작용(불면, 악몽 등)이 발생하면 아침으로 투여 시간 변경 - 서맥 및 부정맥 발생할 수 있어 심장질환자에게는 주의
	부작용	위장장애, 설사, 식욕감퇴

상품명	성분명	
리리카 캡슐 25mg 뉴로가발린 캡슐 프레가발린 캡슐 프레가린 캡슐	프레가발린 25mg	
	사용	- 항경련제로 분류되나 실제 뇌전증 외에 신경병증성 통증 치료 - 섬유근육통 등에 더 많이 사용
리리카	투여 방법	25~300mg을 2회에 나눠 투여
	주의 사항	신장을 통해 배설되므로 신기능이 저하된 환자에게는 사용 주의
	부작용	어지러움, 졸음, 근육경련, 말초 부종, 변비 등

6 해열, 진통제

상품명	성분명	
제일페티딘염산염주사액 하나염산페치딘주사	페티딘염산염 25mg/0.5mL	
	사용	마약성 진통제로 강한 통증 시, 진정, 진경, 마취 전 투여
	투여 방법	1회 35~50mg을 근육, 피하, 정맥주사
페티딘	주의 사항	- 정맥 투여 시에는 포도당 주사액이나 생리식염수에 희석하여 천천히 투여 - 호흡 억제 발생할 수 있어 호흡 억제 환자에게 투여하지 않도록 하며 호흡수 및 산소포화도 관찰 필요 - 혈압이 저하될 수 있고 의존성이 발생할 수 있어 주의 필요 - 길항제로 날록손(Naloxone) 투여
	부작용	호흡 억제, 오심, 구토 등

상품명	성분명	
데노간주 파세타주	프로파라세타몰염산염 1g	
	사용	비마약성 진통제로 주로 발열 시에 투여
	투여 방법	1~2g을 근육주사 또는 정맥주사 (4시간 간격으로 투여 가능)
	주의 사항	- 정맥주사 시 포도당 또는 생리식염수에 희석하여 15분 이내에 투여 - 1일 최대 8g을 초과하면 안 됨
데노간, 파세타	부작용	혈압 저하, 구토, 어지러움, 간독성 등

상품명	성분명	
뉴페낙주사 디로낙주 디클로주 베타펜주	디클로페낙β-디메틸아미노에탄올 45mg/mL	
	사용	- 비스테로이드성 소염진통제(NSAIDs) - 외상, 수술 후 염증 및 동통, 급성 통풍 시 사용
	투여 방법	90mg(1Amp)을 근육주사 투여 (1일 최대 2회까지 투여 가능)
	주의 사항	- 위장관 출혈 및 위장장애를 유발할 수 있음 - 간 장애, 신장 장애를 일으킬 수 있으므로 기저질환이 있을 시 유의하여 투여 고려
뉴페낙	부작용	부종, 쇼크, 호흡곤란, 구역, 식욕부진 등

상품명	성분명
트리돌주 50mg, 100mg 네오마돌주 신풍트라마돌염산염주 트롤주	트라마돌염산염

	사용	수술 전후나 각종 통증 감소 위해 사용
트리돌	투여 방법	50~100mg을 정맥주사 또는 근육주사 (4~5시간마다 투여 가능)
	주의 사항	중추 신경 억제제(벤조다이아제핀계 약물 등)와 병용 투여하면 호흡 억제, 혼수, 사망을 초래할 수 있으므로 투여하지 않도록 주의
	부작용	오심, 구토, 어지럼증, 경련, 의존성 등

2 주요 증상별 처치와 노티 방법

환자가 열이 나 의사에게 노티했는데 감기 증상이 있는지, 정맥주사를 가졌는지 등 여러 가지를 질문해서 어려웠던 기억이 있어요. 왜 그런 것을 물어봤을까요?

열이 발생하는 원인을 파악하고 어떤 처치를 해야 할지 결정하기 위해서죠. 그래서 환자의 증상을 노티할 때는 증상과 관련된 여러 가지를 파악하고 있어야 여러 번 노티하는 번거로움을 줄이고, 환자에게 빠른 처치를 해 줄 수 있어요. 노티를 할 때 어떤 것을 참고해야 하는지 알아볼까요?

1 신경학적 변화

Case

경막하출혈(Subdural hemorrhage)로 입원 중인 71세 여성 환자. 점심을 먹으려는데 오른쪽 팔다리가 움직이지 않고 말도 어눌하며 침상에 똑바로 앉지 못하고 계속 눈을 감고 누우려고 한다. 이때 어떻게 노티해야 할까?

환자의 의식도 떨어지고 힘도 저하되었어요. 어떤 내용을 먼저 노티해야 하나요?

노티하는 방법은 크게 두 가지가 있는데 전화나 대면으로 하는 방법과 메신저 등을 통해 글로 전하는 방법이 있어요. 노티할 내용의 중요도를 고려해 방법을 선택하는데 의식 저하의 경우는 응급 상황이기 때문에 빠르게 전할 방법을 선택해야 해요.

환자 상태가 갑자기 변하는 상황에서 의사가 함께 있지 않은 상황이라면 전화로 노티하는 것이 빠르겠네요.

그렇죠. 그리고 가장 중요한 내용을 먼저 말하는 '두괄식'으로 노티하는 것이 좋아요. "72호 박〇〇님 의식이 떨어져요."라고 먼저 말한 뒤 이러한 상황을 뒤이어 설명하는 다른 내용을 말하는 것이 상황의 심각성을 빠르게 전달하고 주목시킬 수 있기 때문이에요.

의식이 저하된 것을 말한 뒤에 어떤 내용을 더 전달해야 할까요?

환자의 진단명과 언제부터 의식이 저하되었는지, 이전의 상태와 현재 상태를 정확한 표현으로 전달해야 해요. 그리고 가장 최근에 시행한 CT나 MRI는 언제인지 등도 알고 있어야 하죠.

예를 들면, "SDH로 입원했고 Mental alert였는데 12시경부터 Drowsy로 의식 저하되었고 오른쪽 팔다리 Motor G5에서 G1으로 떨어지고 Dysarthria 생겼습니다. 3일 전에 Brain CT 찍었습니다." 이렇게 노티 하면 좋아요.

 노티를 한 뒤에는 어떤 걸 해야 할까요?

 의사가 환자의 상태를 확인한 뒤 CT, 수술, 약물 투여 등을 결정하게 되므로 이를 대비해 금식 여부, 수술을 위한 보호자 대기 여부 등을 추가로 확인하면 더 빠른 처치를 할 수 있어요.

상황(Situation)	19병동 간호사 오드림입니다. O호 OOO님
배경(Background)	경막하출혈(SDH) 진단하에 입원 후 Mental alert하셨던 분
사정(Assessment)	12시경부터 Drowsy로 의식 저하되었고, 오른쪽 팔다리 Motor Grade 5에서 Grace 1으로 떨어지고 Dysarthria 생겼습니다.
권고(Recommendation)	Brain CT 촬영이 필요해 보입니다.

2 혈압

Case

고혈압으로 약물 투여 중이던 55세 남성 환자. 뇌종양 제거 수술을 받고 2일째인 아침 8시 혈압이 171/88mmHg로 측정되었다. 이때 어떻게 노티해야 할까?

 고혈압이 있는 환자인데 혈압이 높아요. 노티하기 전에 어떤 내용을 파악해야 할까요?

 먼저 질환에 따라서 조절하고자 하는 혈압의 범위가 다르므로 목표로 하는 혈압을 확인해야 해요. 보통 뇌출혈 환자는 수축기 혈압 140mmHg 미만이고, 지주막하출혈 후 혈관 연축 예방을 위해 고혈압을 유지해야 하는 경우에는 수축기 혈압 160mmHg 이상을 목표로 하죠.

 음, 그런데 이 환자분은 두 경우에 모두 해당하지 않아요.

 그다음은 혈압을 상승시키는 원인이 있는지 확인해야 해요. 수술 부위의 통증이 심해서 혈압이 상승한 건 아닌지, 수액을 많이 투여하진 않았는지, 혈압약을 복용했는지와 맥박 등을 확인해 봐요.

노티를 하기 전 간호사가 먼저 할 수 있는 처치에는 어떤 것이 있나요?

혈압이 목표 혈압에 비해 매우 높다면 바로 의사에게 노티해야 하지만, 많이 높지 않으면 먼저 할 수 있는 처치를 시행한 후 혈압이 저하되는지 지켜볼 수 있어요. 예를 들어 혈압약을 아직 복용하지 않은 상태라면 혈압약을 복용할 수 있도록 하고, 통증이 심한 경우에는 통증으로 인해 혈압이 상승했을 수도 있으므로 통증 조절을 할 수도 있겠죠. 그리고 머리 쪽 침상을 높이는 자세를 한 후 30분 정도 뒤에 다시 측정해 볼 수도 있답니다.

그럼 이제 노티를 하면 되나요?

네. 환자의 이름, 진단명 혹은 수술명, 기저질환 유무, 혈압약 투여 여부, 통증의 유무 등을 순서대로 정리해서 노티하면 돼요.

"72호 박○○님, 혈압이 171/88mmHg입니다. 뇌종양 수술 후 2일째이고 고혈압 있어서 아침에 약 먹었고 수술 부위 통증은 심하지 않습니다."

노티 후 어떤 처치를 하나요?

고혈압으로 노티했다면 의사가 아마 이런 답변을 할 거예요.

"Perdipine 2mg IV 투여 후 30분 뒤 혈압 재측정하고 SBP 160mmHg 이상 시 다시 노티 주세요.", "Tridol 50mg IV 주고 30분 뒤에도 SBP 160mmHg 이상이면 Perdipine 2mg IV 주세요."

혈압강하제를 주사로 투여하거나 통증이 심한 경우에는 진통제를 먼저 투여하기도 해요. 약물을 투여한 후에는 30분~1시간 이내에 혈압이 안정되었는지 재측정을 해야 하죠.

반대로 혈압이 낮을 땐 어떤 사항을 확인해야 할까요?

혈압이 저하되는 원인으로 고려할 수 있는 부분을 짚어 봐요. 수술 시 출혈이 많았는지, 배액량이 증가했는지, 수액 투여량과 혈압약 투여 여부 등을 확인한 후 노티해야 해요.

"72호 박○○님 혈압이 80/50mmHg으로 떨어집니다. 뇌종양 수술 후 2일째이고 고혈압 있는데 아침 약은 아직 안 드셨습니다. 수액은 NS 40cc/hr로 투여 중이고 오늘 Hemovac 200cc 나왔습니다."

저혈압의 경우에는 어떤 처치를 하게 되나요?

보통 수술 후에 나타나는 저혈압은 저혈량성 쇼크일 가능성이 높기 때문에 수액과 수혈을 우선으로 투여하고 원인에 따라 처치 및 처방이 조금씩 달라질 수 있어요.

"NS 300mL Loading 후 NS 80mL/hr로 투여해 주세요. Loading 끝난 후에도 수축기 혈압이 100mmHg 이상 오르지 않으면 노티해 주세요. 아침에 투약할 혈압약은 중단해 주세요."

"NS 80mL/hr로 투여 변경하고 P-RBC 3pint 수혈해 주세요." 보통 이처럼 투여하는 수액량을 늘리고 혈압조절 약물은 중단해요. 다리를 심장보다 높게 올리는 자세를 취하도록 할 수도 있고요. 그럼에도 혈압이 오르지 않으면 승압제를 투여하죠.

상황(Situation)	19병동 간호사 오드림입니다. O호 OOC님
배경(Background)	뇌수막종 제거 수술 후 2일째이고 고혈압으로 약물 Norvasc 5mg 1T 투여 중이고
사정(Assessment)	혈압이 171/88mmHg 측정되고, 수술 부위 통증도 NRS 7점으로 호소합니다.
권고(Recommendation)	진통제와 혈압강하제 투여가 필요해 보입니다.

3 I/O

Case

뇌동맥류 파열로 인한 지주막하출혈(Subarachnoid hemorrhage)로 뇌동맥류 클립 결찰 수술을 받고 입원 중인 80세 남성 환자. I/O 4520/3420으로 Positive 1100으로 측정되었다. 어떻게 노티해야 할까?

 투여한 수분의 양보다 배출된 양이 더 적어요. 얼마나 차이가 나면 노티해야 하나요?

 일반적으로 Positive 1000부터 Negative 1000까지는 정상범주로 봐요. 투여하거나 배출되는 수분의 양을 정확하게 측정하기도 어렵고, 땀 등으로 배출되는 수분의 양도 많기 때문이죠. 그러나 환자의 상태에 따라서 수분이 더 필요하거나 수분의 양을 더 제한해야 하는 경우에는 목표 범위를 다르게 설정하기 때문에 환자의 개별적인 상황에 맞춰 봐야 해요. 예를 들어 심부전이나 폐부종이 있는 환자는 수분량을 제한해야 하므로 I/O의 목표를 Net zero, 즉 투여한 양과 배출된 양을 똑같이 맞추도록 하기도 하죠.

 I/O 기준을 다르게 보는 다른 질환에는 또 무엇이 있나요?

지주막하출혈 후 뇌혈관 연축을 예방하기 위해 3H(Hypervolemia, Hypertension, Hemodilution)를 하는 시기에는 많은 양의 수액이 투여되고 혈압도 높아요. 따라서 I/O에서 Positive가 되는 경우가 많은데 이뇨제를 투여하면 수분이 배출되면서 혈압도 떨어지기 때문에 혈압과 환자 상태를 고려해 신중하게 투여해야 하죠.

뇌하수체 종양을 제거한 후에는 호르몬 이상으로 인한 요붕증이 발생해 소변량이 증가하기 때문에 I/O에서 Positive보다 Negative 되는 양을 주의 깊게 봐야 하고요.

I/O를 노티할 땐 어떤 사항을 확인해야 할까요?

가장 먼저 I/O를 정확하게 기재하였는지 확인하는 게 중요해요. I/O 적을 때 빠진 부분은 없는지 재확인하고 있다면 포함해서 노티해요.

환자가 I/O를 잘못 적으면 어떻게 되나요?

I/O를 기준으로 수액량, 이뇨제 등을 투여하게 되므로 I/O가 부정확하면 환자에게 잘못된 처치가 시행될 수 있어 정확한 기록의 중요성을 교육해야 해요. 특히 소변량을 누락시키는 경우가 많은데 소변량을 측정하지 못한 경우에는 예상해서 적지 말고 그대로 기록하도록 하고, I/O가 부정확한 경우에는 매일 같은 시간에 몸무게를 함께 측정하면 상태를 평가하는 데 도움이 될 수 있죠. 또 I/O가 부정확할 땐 의사에게 정확하게 측정되지 않았음을 반드시 알려서 잘못된 처치가 생기지 않도록 해야 해요.

그 외에도 어떤 사항이 중요한가요?

섭취한 부분에서 특이점(물을 과다하게 마셨는지, 수액 투여량이 많은지 등)과 배출량에서 특이점(소변을 못 보거나 복부팽만은 없는지)을 확인해요. 또 Mannitol 등의 삼투압성 이뇨제가 투여되는지, 전날의 I/O를 참조해 계속 Positive가 되고 있는지, I/O와 함께 체중도 변화가 있는지를 참고하면 좋아요. 그 외에도 정맥주사와 유치 도뇨관 유무, 기저질환의 유무 등도 파악해야 하죠.

I/O를 노티할 때는 어떻게 하면 좋을까요?

환자의 진단명과 I/O의 내용, 추가로 알아야 할 특이 사항 등을 순서대로 노티해요. 또 대면으로 노티할 땐 I/O 3427/2118처럼 듣는 것으로 이해가 쉽지 않은 숫자는 3400/2100처럼 1 미만 부분은 제외하고 말하면 좀 더 쉽게 이해할 수 있죠. 상황에 따른 예시를 여러 가지 알려 드릴게요.

"72호 박OO님 I/O 2700/1500으로 Positive 1200입니다. 소변 2번 측정 못 했고 체중은 어제와 오늘 변화 없습니다."

"72호 박OO님 SAH로 3H 중이고 I/O 5100/4000 Positive 1100입니다. NS 100cc/hr 투여 중, 혈압은 150/90입니다."

"72호 박OO님 I/C 2000/900로 Positive 1100, 어제도 Positive 1200이었고 물만 하루에 800cc 이상 마십니다."

"72호 박OO님 I/O 900/1900로 Negative 1100입니다. 식사 1/4밖에 안 먹었습니다."

상황에 따라 체중, V/S, 특이 사항 등을 함께 전달해야 하는군요. I/O 이상 시에는 어떤 처치가 이루어지나요?

"수분 섭취를 하루 500cc 미만으로 제한하고, NS fluid 20cc/hr로 줄여주세요."라고 하거나 "Lasix 0.5A IV 투여해 주세요."라는 등 Positive일 때 투여되는 수분량을 줄이기 위해 수액 투여를 중단하거나 이뇨제를 투여해요. Negative일 때는 수액 투여를 증량할 수 있고요. 이때 이뇨제는 정맥주사나 경구약으로 투여할 수 있는데 정맥주사가 없는 상태에서 이뇨제가 정맥 투여로 처방 난다면 정맥주사를 삽입하거나 다시 노티해서 경구약으로 처방받아야 하므로 환자의 정맥주사 유무를 알고 있으면 더 빠른 처치를 할 수 있어요.

상황(Situation)	19병동 간호사 오드림입니다. O호 OOO님
배경(Background)	고혈압으로 Amodipine 10mg 1T 투여 중이고 NS 80mL/hr 투여 중이고 어제도 I/O 3200/2000으로 Positive 1200 측정되며, 하루에 물 1L 이상 마시고 있습니다.
사정(Assessment)	오늘 I/O 2000/900로 Positive 1100, 몸무게도 전일보다 1.5kg 증가하였습니다.
권고(Recommendation)	수액 조절과 수분 제한, 이뇨제 투약이 필요해 보입니다.

4 혈당

Case

당뇨로 약물 투여 중이며 척추관협착증으로 수술 후 7일째인 65세 남성 환자. 아침 식사 2시간 후 혈당이 285mg/dL 측정되었다. 어떻게 노티해야 할까?

혈당이 왜 많이 올랐을까요?

높은 혈당의 원인은 식사량 변화, 간식 섭취, 당뇨약 투여 여부, 수술 후 활동량 저하, 스테로이드나 영양제 투여 등으로 다양해요. 그래서 혈당이 높은 경우에는 환자에게 해당 사항을 먼저 확인해야 하죠.

혈당이 높은 경우, 어떤 내용을 더 확인하면 좋을까요?

금식 여부, 혈당 측정 이후에 투약할 당뇨약이나 인슐린이 있는지, 영양제를 투여 중인 경우 인슐린이 함께 섞여 있는지 등을 확인한 후에 노티해야 해요. 역시 여러 상황별로 예시를 알려드릴게요.

"72호 박OO님, 식사 2시간 후 혈당 290mg/dL입니다. 식사 1/2 드시고 간식으로 사과 1개 드셨어요."

"72호 박OO님, 아침 식사 2시간 후 혈당 271mg/dL입니다. 식사 다 드시고 간식 안 드셨고 아침 식전 Lantus(장시간형 인슐린) 10IU SC 투여했으며 점심 식전에 Apidra(초속효성 인슐린) 4IU SC 투여 예정입니다."

"72호 박OO님, 아침 식사 2시간 후 혈당 210mg/dL입니다. 당뇨 없고, 덱사메타손(부신피질호르몬제) 투여 중입니다."

식사와 간식 섭취 및 투약 현황을 잘 파악해야겠네요. 혈당이 높을 땐 인슐린을 투여하나요?

혈당이 조절되지 않으면 상처 회복의 지연 및 감염증 악화가 발생할 수 있어서 적절한 조치를 통해 혈당을 떨어트리는 것이 중요해요. "식사 외 간식을 제한하도록 설명해 주시고, Apidra(초속효성 인슐린) 점심 식전에 4IU SC 투약해 주세요." 이처럼 원인에 따라서 간식을 제한하거나 인슐린을 추가로 투여하기도 하죠.

혈당이 떨어진 경우에도 같은 내용을 확인하면 되겠죠?

맞아요. 저혈당으로 인해 발생한 증상은 없는지와 더불어 혈당을 올리기 위해서 사탕이나 음료수 등을 먹을 수 있는 상태인지, 정맥주사 유무 등을 함께 파악해야 하죠. 또 혈당이 떨어졌다면 추후 투여할 당뇨약이나 인슐린을 투약할지도 함께 확인하면 좋겠죠?

"72호 박OO 님, 공복혈당 50mg/dL입니다. 식은땀과 어지럼증 심한 상태이고 정맥주사 가지고 있습니다. 아침 식전에 Amaryl 2mg 1T 투여 예정인데 당뇨약은 어떻게 할까요?"

"72호 박OO 님, 아침 식사 2시간 후 혈당 67mg/dL입니다. 식사 1/2 먹었고, 아침 식전 Apidra(초속효성 인슐린) 10IU SC 투여했습니다. 점심 식전에도 Apidra 10IU SC 투여 예정인데 어떻게 할까요?"

 혈당이 떨어졌을 때 사탕이나 음료수를 먹으면 오르는데 꼭 노티를 해야 하나요?

 혈당이 많이 떨어지거나 증상이 심한 경우에는 노티 전 환자에게 사탕이나 음료를 먹도록 하고 혈당을 재측정해 볼 수 있어요. 하지만 밤이나 새벽 시간에 저혈당이 발생하면 의식이 명료하지 않은 상태에서 음식물을 먹다가 흡인이 될 수 있으므로 가급적 노티 후 고농도의 포도당을 주사로 투여하는 것이 좋아요. 또한 혈당이 오르더라도 이후의 당뇨약이나 인슐린 등을 조절해야 하므로 노티해야 하죠.

상황(Situation)	19병동 간호사 오드림입니다. O호 OOO님
배경(Background)	당뇨로 Glucophage 500mg 1T TID 투여 중인 분으로, 아침 식사 거의 안 드셨고
사정(Assessment)	점심 식전 혈당이 50mL/dL 측정되며, 식은땀과 어지러움증 심한 상태입니다.
권고(Recommendation)	고농도의 포도당 투여와 점심 당뇨약 투약 조절이 필요해 보입니다.

5 열

Case

경막하출혈(Subdural hemorrhage)로 약물치료 중인 71세 여성 환자. 갑자기 38℃의 고열이 발생했다. 어떻게 노티 해야 할까?

 고열이 발생했을 때는 어떻게 해야 할까요?

열이 발생하는 원인은 상기도 감염, 요로감염, 수술 부위 감염, 상처의 감염 등 여러 가지인데 환자 문진을 통해서 원인을 대략 유추할 수 있어요. 상기도 감염 증상(기침, 가래, 콧물 등)이나 요로감염 증상(잔뇨감, 배뇨 통증 등)이 없는지와 정맥염, 설사, 욕창의 유무를 확인할 수 있죠.

 문진 이외에도 원인을 확인할 방법이 있나요?

 기본 혈액검사, 소변검사, X-ray 검사를 통해서 확인할 수 있고 소변, 가래, 혈액의 미생물 배양검사를 통해서도 감염 여부를 알 수 있어요. 그래서 열이 나는 경우 혈액검사나 미생물 배양검사는 언제 했는지 등도 함께 파악하면 좋죠.

 그럼 노티는 어떻게 하나요?

 열이 처음 발생한 건지 아니면 이전에도 있었는지, 열의 원인이 되는 증상 유무, 혈액검사 여부, 항생제 투여 여부, 정맥주사 유무 등을 순서대로 노티해요.

"72호 박OO님, 지금 38.3℃로 처음 열이 납니다. 2일 전에 기침과 목 통증이 발생했고, 피검사는 오늘 시행했습니다. 미생물 배양검사는 시행한 적이 없습니다."

"72호 박OO님, 뇌종양 수술 후 3일째이고 지금 38.5℃로 열이 납니다. 수술 부위 주변으로 빨갛게 발적이 있고 열감도 있습니다. 항생제는 Cefazolin 1g TID 투여 중입니다."

 노티 후에는 어떤 처치를 시행하나요?

 열이 발생하는 원인을 알기 위해 피검사, 미생물 배양검사를 시행하고, 해열제와 필요시 항생제를 투여해요. 이때 항생제를 먼저 투여하고 미생물 배양검사를 하면 정확한 균 배양이 안 될 수 있으므로 반드시 검사를 먼저 시행하고 항생제를 투여하죠. 해열제는 정맥주사, 근육주사, 경구로 투약할 수 있으니, 정맥주사의 여부를 미리 파악하여 약 처방을 받으면 처치를 빠르게 할 수 있어요.

상황(Situation)	19병동 간호사 오드림입니다. O호 OOO님
배경(Background)	뇌종양 수술 후 3일째이고, 항생제는 Cefazolin 1g TID 투여 중이며
사정(Assessment)	열 38.5℃ 측정되고, 수술 부위 주변으로 빨갛게 발적이 있고 열감도 있습니다.
권고(Recommendation)	해열제 투약과 수술 부위 검사가 필요해 보입니다.

6 통증

Case

65세 남자 환자가 척추관협착증(Spinal canal stenosis) 수술을 마치고 병동에 도착하였는데 극심한 통증을 호소하고 있다. 어떻게 노티해야 할까?

통증이 심하면 빨리 노티를 해서 진통제를 투여해야겠네요.

맞아요. 환자의 증상 호소가 심각한 경우엔 빨리 처치해야 하므로 빠른 노티 방법을 선택해야 하는데요. 노티 전에 먼저 어떤 진통제가 얼마나 투여되고 있는지를 파악해야 해요. 수술 후엔 대부분 자가통증조절기(PCA)를 통해 마약성 진통제를 투여하는데, 마약성 진통제를 과도하게 투여하면 호흡이 억제될 수 있기 때문이에요.

마약성 진통제 이외에 다른 것은 괜찮나요?

다른 진통제도 과하게 투여하면 호흡 억제, 오심, 구토를 일으킬 수 있으므로 투여하는 약물 확인이 중요해요. 또한 비스테로이드성 소염진통제는 간 장애와 신장 장애를 일으킬 수 있어서 기저질환을 확인한 후에 투여해야 하죠. 그리고 진통제에 부작용이 있는 경우도 많아서 반드시 확인해야 해요. 그 외에도 정맥 투여, 근육주사, 경구약, 패치 형태 등 다양한 형태의 진통제가 있으므로 환자가 원하는 진통제도 확인하면 좋아요.

"72호 박OO님, 척추 수술 후 병동 올라왔는데 NRS 9점으로 통증이 심합니다. PCA 투여 중이고, Tridol에는 부작용(오심, 구토) 있습니다."

"72호 박OO님, 수술 부위 통증이 심해서 진통제를 주사로 원합니다. 뇌종양 제거 수술 후 1일째이고 신부전 3기, 타이레놀 1T 2회 투여 중입니다."

주로 사용하는 진통제 성분을 알고 있어야겠네요.

병동마다 주로 사용하는 진통제가 있으니, 그 약들의 성분을 알고 있으면 재확인하는 절차를 줄일 수 있어서 빠른 처치에 도움이 돼요. 약물을 투여한 후에는 통증이 호전되는지, 호흡 억제 등 부작용이 없는지 관찰하는 것도 중요해요.

상황(Situation)	19병동 간호사 오드림입니다. O호 OOO님
배경(Background)	척추 수술 후 병동에 도착하였고 PCA 투여 중으로 Tridol에는 부작용(오심, 구토) 있습니다.
사정(Assessment)	NRS 9점으로 수술 부위 통증 심하게 호소합니다.
권고(Recommendation)	추가 진통제 투약이 필요해 보입니다.

7 발작(Seizure)

Case

뇌종양 제거 수술 후 2일째인 51세 여성 환자. 수면 중이던 보호자가 소리를 듣고 깨어 환자를 보니 왼쪽 팔을 구부리고 양쪽 눈을 왼쪽 위로 뜨는 모습을 보였다. 보호자는 바로 콜벨을 눌렀고, 간호사가 환자에게 갔을 때는 증상이 모두 멈추고 의식이 있는 상태였다.

환자가 발작을 했는데 증상이 금방 사라졌어요.

뇌전증뿐만 아니라 뇌출혈, 뇌수술 후에도 뇌의 전기적 신호 이상으로 발작을 할 수 있고 발작의 양상과 시간 등은 매우 다양하게 나타나요. 의식을 잃고 모든 근육이 떨리거나 수축하는 대발작과 수 초 혹은 수십 초 정도 기억이 안 나거나 초점이 없는 멍한 상태로 있거나, 의식이 있으나 손발 등이 수십 초간 떨리는 부분발작이 있죠. 발작이 짧게 지속되어 끝나더라도 다시 발생할 수 있으므로 반드시 노티를 해야 해요.

발작하는 상황이면 빠르게 노티를 해야겠네요. 그런데 어떤 내용을 먼저 말해야 할까요?

발작을 할 때는 양상과 지속되는 시간을 아는 것이 매우 중요해요. 대부분의 발작은 1분을 넘기지 않는 경우가 많아 노티를 하기 전에 증상이 끝나는 경우가 많아요. 하지만 발작이 1분 이상 지속된다면 발작을 멈추는 약물 투여가 먼저이므로 현재 발작이 지속되고 있음을 가장 먼저 알려야 해요.

"72호 박OO님, 지금 1분째 왼쪽 팔다리 떨리며 Seizure하고 있습니다. Ativan(Lorazepam) 2mg IV 투여할까요?"

만약 정맥주사가 없는 경우엔 어떻게 하나요?

가장 빠른 경로로 투여하는 것이 좋아요. 정맥주사가 있다면 정맥주사로, 없다면 근육주사로 투여해요. 경구로는 흡인 가능성이 있어서 발작 중이라면 절대 투약 금지예요.

그리고 Ativan(Lorazepam)은 점착성이 높은 약물이라 얇은 게이지의 바늘로는 흡인이 잘 안 되므로 가급적 굵은 바늘로 흡인하는 것이 좋고, 생리식염수나 주사용수로 희석하여 투여해요. Ativan(Lorazepam) 2mg이 0.5cc로 약물도 소량이기 때문에 소실되지 않도록 유의해야 하죠.

그리고 노티 후 약물 준비까지 매우 빠르게 이루어져야 하는데 혼자서 처치하기엔 시간이 오래 걸리기 때문에 응급 상황 시에는 반드시 주변 동료에게 상황을 알려 함께 빠르게 대처하는 것이 좋아요. 환자의 상태나 발작 양상은 담당 간호사가 가장 잘 알고 있으므로 담당이 노티하는 동안 주변 동료에게 약물을 준비하도록 부탁하면 좋겠죠?

주사를 투여한 후에는 어떤 처치를 더 할 수 있는 지 궁금해요.

발작하는 동안 추가 손상이 없도록 하는 것이 중요해요. 우선 발작이 길어지면 청색증이 나타나며 뇌 손상이 발생할 수 있으므로 마스크로 산소를 공급하고, 침상이 아닌 곳이라면 주변에서 위험한 물건들을 치우고, 구토한다면 얼굴을 옆으로 돌려줘요. 기도 확보를 위해 미리 입안에 기도 유지 기구를 넣을 필요는 없어요. 또 발작이 멈추는지를 확인하고, 멈추지 않는다면 약을 추가로 투여해야 하므로 미리 주사약을 준비하는 것이 좋아요. 노티할 때도 얼마간 더 지속되면 약을 더 투여할 것인지도 확인할 수도 있고요.

발작이 짧게 끝났을 때 어떤 내용을 먼저 말해야 할까요?

발작의 양상(오른쪽, 왼쪽, 팔다리, 얼굴 어느 부분에 증상이 나타났는지), 의식이 있었는지, 청색증의 유무, 지속 시간 등을 말해야 해요. 발작을 보았다면 동영상으로 촬영하는 것이 좋고, 보지 못했다면 보호자에게 상세하게 물어봐야 해요. 또 발작을 조절하기 위해 항경련제를 현재 복용 중인지도 알아야 하죠.

"71호 박OO님, 발작했습니다. 오른쪽 팔다리 떨리고 양쪽 눈동자 오른쪽 위쪽으로 올라갔고 30초간 지속하고 끝났습니다. 지금 Keppra 500mg 1T BID 투여 중입니다."

"72호 박OO님, 식사 중에 입 주변만 5초간 떨리는 증상 있습니다. 의식 있는 상태이고 현재 항경련제는 복용하지 않고 있습니다."

노티 후에는 어떤 대처를 하게 되나요?

아마 "Keppra 1000mg IV 지금 바로 Loading해 주세요."와 같은 처방이 날 수 있어요. 항경련제를 복용하지 않고 있다면 발작이 다시 발생하지 않도록 항경련제를 투여하는데, 발작한 뒤이므로 정맥주사로 빠르게 투여하죠. 체내의 약물 농도를 높이기 위해서 일반적인 항경련제 투여량의 2~3배를 한 번에 투여하고, 그 후 적정 용량을 시간에 맞춰 투여해요. 그리고 뇌파검사(Electroencephalography)를 시행하고 결과에 따라 여러 가지 항경련제를 동시에 투여할 수도 있어요.

발작 가능성이 있는 환자라면 미리 준비해 둘 것이 많겠네요.

발작이 자주 일어난다면 발작이 일어날 경우를 대비해 낙상의 위험성을 주의하도록 해요. 그리고 환자가 발작할 때 보호자는 동영상을 촬영하며 의료진에게 빠르게 알리도록 교육해야 하고요. 또 산소를 바로 투여할 수 있도록 환자 침상에 산소마스크를 미리 준비하며 정맥주사도 확보해 놓고, 다음 발작할 때 몇 초 이상 지속되면 약물을 투여할지 등을 주치의와 상의해 놓으면 더 빠른 처치를 할 수 있죠.

상황(Situation)	19병동 간호사 오드림입니다. O호 OOO님
배경(Background)	뇌내출혈 진단하에 입원한 분으로, 발작한 적 없고, 항경련제 투약하지 않는 분입니다.
사정(Assessment)	30초간 오른쪽 팔다리 떨리고 양쪽 눈동자 오른쪽 위쪽으로 올라가며 발작하였습니다.
권고(Recommendation)	항경련제 투약과 뇌파검사가 필요해 보입니다.

3 신경외과 산정특례 및 의무기록

1 산정특례제도

> **Case**
>
> 뇌종양이 발견되어 제거 수술을 받은 70세 남성. 조직검사 결과 뇌수막종(Meningioma)으로 진단받았다. 병원비가 부담되어 산정특례가 가능한지 문의를 하는데 뇌수막종은 산정특례 적용 대상 질병일까?

산정특례는 어떤 제도인가요?

정확한 명칭은 '본인일부부담금 산정특례제도'이며 줄여서 흔히 산정특례 라고 하죠. 고액의 비용과 장기간의 치료가 요구되는 암이나 중증 질환처럼 특정 질환 진료 시에 환자 본인이 부담하는 금액을 경감해 경제적 부담을 덜어주는 제도예요.

산정특례 대상자가 되면 진료비가 얼마나 줄어드나요?

산정특례 대상이 되는 질환으로 인한 입원 및 외래 진료 시 질환에 따라 0~10%의 비용만 부담하게 되죠. 단, 비급여, 100분의 100을 전액본인부담, 선별급여 등은 제외됩니다.

어떤 질병이 산정특례에 해당하나요?

암, 심장, 뇌혈관, 희귀, 중증 난치, 중증 화상, 중증 외상, 중증 치매, 결핵, 잠복결핵감염이 대상이에요.

신경외과에서는 어떤 질병이 있나요?

암에선 척추, 뇌막 및 뇌 구조의 악성신생물과 양성신생물을 모두 포함하므로 케이스의 뇌수막종도 산정특례를 적용받을 수 있지요.

뇌혈관질환도 해당되는데 어떤 질환이 있나요?

뇌출혈 및 뇌손상과 뇌경색 등이 있어요. 하지만 뇌혈관질환 모두가 산정특례 대상자가 되진 않아요.

어떤 뇌혈관질환이 대상자가 되나요?

 첫째로 해당이 되는 뇌혈관질환을 진단받고, 해당이 되는 뇌수술을 했을 때 가능해요.

상병명(상병코드)
가. 뇌혈관질환(I60~I67): 지주막하출혈, 뇌내출혈, 비외상성 두개내출혈, 뇌경색, 뇌졸중, 동맥의 폐쇄 및 협착, 기타 뇌혈관질환
나. 경동맥의 동맥류 및 박리(I72.0)
다. 후천성 동정맥루(I77.0)
라. 순환계통의 기타 선천기형(Q28.0~Q28.3)
마. 두 개내손상(S06): 외상으로 발생한 뇌출혈과 뇌손상
수술명(수술코드)
가. 혈종제거를 위한 개두술(S4621, S4622)
나. 뇌동맥류수술(S4641, S4642)
다. 뇌동정맥기형적출술(S4653~S4658)
라. 두개강내 혈관문합술(S4661, S4662)
마. 단락술 또는 측로조성술(S4711~S4713)
바. 뇌엽절제술(S4780)
사. 뇌 기저부 수술(S4801~S4803)
아. 중추신경계정위수술-혈종제거(S4756)
자. 경피적풍선혈관성형술(M6593, M6594, M6597)
차. 경피적뇌혈관약물성형술(M6599)
카. 경피적혈관내 금속스텐트삽입술(M6601, M6602, M6605)
타. 경피적혈전제거술(M6630, M6632, M6635, M6636, M6637, M6639)
파. 혈관색전술(M1661~M1667, M6644)
하. 천두술(N0322~N0324)
거. 개두술 또는 두개절제술(N0333)
너. 혈관내 죽종제거술(O0226, O0227, O2066)
더. 경동맥결찰술(S4670)
러. 뇌내시경 수술(S4744)
머. 뇌 정위적 방사선수술(HD113~HD115)

둘째로는 진단코드 I60~I62(지주막하출혈, 뇌내출혈, 비외상성 두 개내출혈)을 진단받은 뇌출혈 환자가 급성기에 입원하여 진료를 받은 경우에 가능하죠.

 구분이 어렵네요. 그렇다면 외상으로 뇌출혈이 생겼지만 수술을 받지 않았다면 산정특례에 해당이 안 되나요?

맞아요. 뇌출혈 진단코드를 구분할 때 I는 비외상성(자발성), S는 외상을 의미하는데 비외상성 출혈은 수술을 받지 않아도 산정특례가 가능하지만, 외상성 출혈은 도에 해당하는 수술을 받아야 산정특례가 가능하죠.

정확한 구분이 어려워 환자에게 설명하기 어렵다면 병원 내의 심사팀이나 원무팀에 문의하여 안내하도록 해요.

 희귀질환도 있나요?

 신경외과에서 볼 수 있는 가장 대표적인 질환이 모야모야병이 있어요.

 신청은 어떻게 하나요?

 암과 희귀질환은 확진된 날부터 30일 이내에 의사가 산정특례신청서를 작성하고 이에 환자의 서명을 받으면 돼요. 병원이나 국민건강보험공단에서 신청이 가능하고 신청 시 5년간 적용이 돼요. 단, 뇌혈관질환의 경우에는 별도 신청 절차가 없어요. 수술 후 해당 진단코드로 병원에서 심평원에 요양급여비용 청구를 등록하면 자동으로 신청이 가능하고 최대 30일까지만 적용되죠.

 그럼 뇌혈관질환 환자가 산정특례를 신청해 달라고 하면 대상자가 되는 경우에 자동으로 신청이 된다고 설명하면 되겠네요. 만약 암이 5년 이내에 완치가 안 되면 어떻게 하나요?

 산정특례 적용 기간은 최대 5년이지만 만약 특례 기간 내에 완치되지 않아 계속 치료가 필요한 경우에는 재등록 신청을 통해 특례기간을 연장할 수 있어요.

구분	암	뇌혈관질환	희귀 및 중증난치질환	중증치매
본인부담률 (입원/외래 동일)	5%	5%	10%	10%
특례 기간	5년 (재등록 가능)	최대 30일	5년 (재등록 가능)	5년
신청 방법	산정특례신청서 작성	자동 신청	산정특례신청서 작성	산정특례신청서 작성

[별지 제1호 서식]

건강보험 (암) 산정특례 등록 신청서

※ 뒷면의 유의 사항 및 작성 방법을 참고하여 작성해 주시기 바랍니다.　　　※ 해당란에 ☑ 표기
(앞 면)

산정특례번호	*공단 기재 사항	접수 일자	*공단 기재 사항	
수진자	① 건강보험증번호		② 가입자(세대주)	
	③ 성명		④ 주민(외국인)등록번호	
	⑤ 휴대전화번호		⑥ 자택전화번호	
	⑦ 이메일주소		⑧ 등록결과 통보방법　□ 알림톡　□ 이메일	
	⑨ 주소			

【요양기관 확인란】

① 신청구분	□ 신규암　　□ 재등록암　　□ 중복암		
② 진료과목	③ 진료구분　□ 입원　□ 외래		④ 진단확진일
⑤ 상병명 (□ 원발　□ 전이)	⑥ 상병코드		⑦ 특정기호　V193

⑧ 최종확진방법　　　※중복 체크 가능
　□ 1. 조직학적 검사
　□ 2. 세포학적 검사
　□ 3. 영상검사　□ MRI　　　□ CT (소견:　　　　　　　)
　　　　　　　　□ Sono　　　□ 기타 (　　　　　　　　　)
　□ 4. □ 특수 생화학적 검사　□ 면역학적 검사　□ 혈액학적 검사
　□ 5. 조직검사 없는 진단적 수술
　□ 6. 기타(　　　　　　　　　)

⑨ 조직학적·세포학적 검사 필수인 상병에서 조직학적·세포학적 검사 불가하여 등록기준 미충족한 경우에만 작성*
　* 상병별 등록기준을 미충족한 경우에는 전문의가 환자 상태 및 진료소견을 구체적으로 기재 후 신청서를 발행하여야 함

⑨-1 조직학적·세포학적 검사 미실시 사유　　　※중복 체크 가능
　□ 1. 전신상태가 ECOG performance status 3 이상인 경우
　□ 2. 출혈 위험성이 큰 경우
　□ 3. 검사를 위한 전신마취 및 수술을 견딜 수 없는 경우
　□ 4. 감염 위험성이 높은 경우
　□ 5. 기타(　　　　　　　　　　　　　　　)

⑨-2 환자 상태 및 진료소견(확진의견을 포함하여 구체적으로 기재)

위의 기록한 사항이 사실임을 확인합니다.
　　　　　　　　　년　　　월　　　일
　요양기관명(기호):　　　　　　　(　　　) (직　　인)
　담당의사 (면허번호/전문의 자격번호):　(　　/　　) (서명 또는 인)
　담당의사 전문과목:

상기와 같이 건강보험 산정특례 등록을 신청합니다.　　신청일　년　월　일
　　　　　　　　　　　　　　　　　　　　　　　　신청인　(서명 또는 인)
　　　　　　　　　　　　　　　　　　　　　　　　수진자와의 관계 (　　　　　)

국민건강보험공단 이사장 귀하

2 의무기록

Case

뇌동맥류 파열로 지주막하출혈이 발생해 뇌동맥류 클립 결찰수술을 받고 퇴원하는 65세 여성. 실비보험 청구를 위해서 수술확인서, 진단서, CT 판독결과지, 입퇴원 확인서를 달라고 한다. 어떤 서류를 준비해야 할까?

서류의 종류가 굉장히 많아서 어떤 걸 신청해야 할지 모르겠어요.

병원 내의 의무기록도 매우 다양하고, 환자가 제출하려는 용도도 회사나 보험, 학교 등 다양하죠. 게다가 보험회사나 병원에서 같은 의무기록을 부르는 이름도 다르고 포함하는 내용, 발급하는 방법도 달라서 매우 어려워요.

그렇다면 어떻게 확인을 하는 것이 쉬울까?

우선은 병원에 있는 의무기록의 종류를 알아야 환자가 원하는 서류를 선택할 수 있어요.
예를 들어놓을게요.

서류명	포함 내용	발급 방법
진단서	진단명, 수술명, 수술 날짜	의사가 작성
초진기록지	병원에서 처음 신경외과 진료를 본 진료기록지	전산 발급 신청
응급실 기록지	응급실에서 진료기록지	전산 발급 신청
경과기록지	입원한 환자의 진료기록 내용 (매일 작성됨)	전산 발급 신청
진료기록지	외래 환자의 진료기록 내용	전산 발급 신청
수술기록지	수술 방법, 과정이 상세히 기록	전산 발급 신청
검사결과지	혈액검사, 소변검사, 조직검사, CT & MRI 판독결과지	전산 발급 신청
CD copy	영상검사를 CD에 복사	전산 발급 신청
간호기록지	입원 환자의 간호기록	전산 발급 신청
입·퇴원 확인서	입원 환자의 입원일, 퇴원일	전산 발급 신청 진단명 기록 시 의사 작성
외래 통원 내역서	외래 진료 날짜 내역	원무팀 발급 진단명 기록 시 의사 작성
진료비 세부 내역서	병원비 항목 및 비용의 세부 사항	원무팀 발급

종류가 매우 많네요. 하지만 케이스의 환자가 수술확인서를 요청했는데 서류 목록에는 없어요.

병원마다 서류의 양식이 다르기 때문이에요. 수술확인서가 없는 경우에 진단서 내용 안에 진단명과 수술명, 날짜가 포함되기 때문에 진단서로 대체할 수 있죠. 그래서 환자가 요청한 서류가 병원에서 어떤 서류를 의미하는지를 알아야 해요.

하지만 환자나 보호자도 정확하게 모르는 경우에는 어떻게 하나요?

의무기록을 제출해야 하는 기관에 확인하는 게 가장 정확해요. 보호자에게 원내의 발급 가능한 서류 목록을 제공하고 해당 기관에 문의하도록 해야 하죠.

보통 어떤 서류를 가장 많이 신청하나요?

실비보험의 경우는 진단서, 진료비 세부 명세서가 가장 많고 회사나 학교, 경찰서 등에 제출할 경우에는 진단서에 환자의 진단 주수나 휴식 기간을 넣어 달라고 요청하는 경우도 있어요.

그렇다면 어떻게 해야 하나요?

진단서 작성은 의사가 하므로 환자가 제출할 기관과 원하는 내용을 포함해서 노티하면 돼요.

검사결과지는 검사한 항목 전부를 발급해야 하나요?

보험회사에서는 진단받은 당시의 CT나 MRI 판독지를 원하는 경우가 많으므로 초기의 검사결과지를 확인한 후에 발급하면 돼요. 그 외에 혈액검사나 심전도, Chest X-ray는 입원 기간 중에 자주 시행하는데 전체를 원한다면 내용도 많고 초기의 검사 결과는 필요 없는 경우가 많으므로 가장 최근 1~2주 내의 결과만 드릴지 확인한 후에 진행하는 것이 좋죠.

간호기록지도 필요한가요?

장애진단서나 간병이 필요한 환자의 상태 확인을 위한 서류를 요청할 때 발급하기도 해요. 이때도 전체 기간인지 최근의 기간인지도 확인하고 발급 시 오타나 잘못 기록된 내용이 있는지 확인을 하면 더 좋겠죠?

장애진단서도 발급 가능한가요?

 신경외과에서는 뇌 및 척추 손상으로 인해 장애등록을 하는 경우가 많아요. 장애등급 판정은 원인 질혼- 또는 부상 등의 발생 후 또는 수술 후 규정 기간(6개월 또는 2년) 이상 지속적으로 치료한 후에 판정이 가능하고, 병원에서는 장애 정도 심사용 진단서 및 필요한 서류를 발급받아 해당 동사무소에서 신청을 해야 해요.

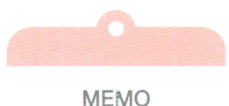
MEMO

Reference

1. 웹사이트

대한진단검사의학회, "빈혈", https://www.kslm.org/, 2022. 5. 11.
LAB TESTS ONLINE, "CSF", https://labtestsonline.kr/, 2022. 6. 17
질병관리청 국가건강정보포털, "응고검사", https://health.kdca.go.kr/, 2022. 5. 11.
대한적십자사, "혈액종류", https://bloodinfo.net/, 2022. 5. 11.
대한마취통증의학회, "금식", "자가통증조절", https://general.anesthesia.or.kr/, 2022. 5. 17.
질병관리청 국가건강정보포털, https://health.kdca.go.kr/healthinfo/biz/health/main/mainPage/main.do
Memorial Sloan Kettering Cancet Center, "https://www.mskcc.org", ommaya reservoir, 2022. 6. 28.
대한뇌졸중학회, https://www.stroke.or.kr/secretariat/, 2022. 7. 19.
약학정보원, www.health.kr
대한신경손상학회, "경막하출혈", https://www.neurotrauma.or.kr/, 2022. 10. 6.
건강보험심사평가원, "예방적항생제", https://www.hira.or.kr/, 2022. 10. 17.
대한뇌종양학회, "뇌종양", https://www.braintumor.or.kr/, 2023. 2. 20.
국가 암정보센터, "뇌종양" https://www.cancer.go.kr/, 2023. 4. 1.
국가 암정보센터, "Shunt", https://www.cancer.go.kr/, 2024. 1. 9.
서울아산병원, "ETV", https://www.amc.seoul.kr/asan/healthinfo/management/managementDetail.do?managementId=250, 2024. 1. 9.
대한 신경과 학회, "발작", https://new.neuro.or.kr/index.php, 2024. 6. 30.
한마음 혈액원, '지정헌혈', https://www.bloodnet.or.kr/, 2024. 7. 27.

2. 국내 서적

정문주, 이상형, 『뇌신경계 간호』, 의학서원, 2008, 28/138/142/15.
김형돈, 『의과대학생과 관련전공자를 위한 신경과학 신경외과학』, 군자출판사, 2018, 1/94/213/228.
김남영, 김윤희 등, 『중환자간호』, 현문사, 2013, 12장 신경계.
정답 편집부, SIM 통합내과학 10: 신경해부.병태생리로 이해하는, 정답, 2018, 141.
대한결핵 및 호흡기학회, 질병관리본부, 『결핵진료지침 4판』, 2020, 1~24.
대한혈액학회, 『혈액 질환 소개서 제2판 - 혈액과 수혈』, 2018. 4~9.
Joyce M. Black, 김분한, 『성인간호학』, 정담미디어, 2004, 2055.

3. 논문

김정은, 방창환, "성인 모야모야병의 진단과 치료", 대한의사협회지, 2019, 577.

최주열, 선주성, 김선용, 김지형, "스테로이드가 뇌종양과 주변 부종에 미치는 영향; 관류 자기공명영상의 국소 뇌혈류량 지도에 의한 관찰", 대한 방사선 의학회지, 2000, 15~16.

고상배, "뇌부종과 두개내압 상승의 기본치료원칙", 대한의사협회지, 2023, 278-279.

김영진, 전민호, "뇌동맥류 파열에 의한 지주막하 출혈 환자에서의 수술 후 항경련제의 효과", 대한재활의학회지, 2003, 843-844.

피지훈, 정천기. "신경외과에서의 수술전후 항경련제의 사용." 대한간질학회지, 2003, 37-40.

4. 인터넷 기사

"수술 후 항전간제 사용 실제", 후생신보, 2017/10/10, https://www.whosaeng.com/96448.

프셉마음 신규 간호사를 위한 진짜 실무 팁 [신경외과편]

초판 인쇄 : 2025년 5월 7일

발행일 : 2025년 5월 9일

발행처 : 드림널스

저자 : 박지영

책임 편집 : 고은희

자문 및 감수 : 고려대학교 안산병원 신경외과 병동 책임간호사, 임상전문간호사 박시현

　　　　　　 분당서울대학교병원 뇌신경센터 병동 간호사 주수영

　　　　　　 고려대학교 구로병원 신경외과 전담간호사 조예슬

　　　　　　 분당서울대학교병원 시뮬레이션센터 코디네이터(전 뇌신경계중환자실 교육간호사) 정한나

　　　　　　 신촌세브란스병원 척추신경외과병동 간호사 양가혜

교정교열 : 신수일

디자인 : 정지영

일러스트 : 정지영

· 드림널스 도서, 굿즈, 온라인강의
  www.dreamnurse.co.kr

· 카카오톡 플러스친구 : 드림널스　　　　· 인스타그램 : dreamnurse7　　　　· 유튜브 : 드림널스

- 이 책의 저작권은 드림널스에 있으며, 저작권법에 따라 무단 전재와 복제를 금합니다.
- 실무 기반 도서로 병원별 지침 및 특성에 따라 차이가 있을 수 있습니다.
- 판쇄에 따라 내용 차이가 발생할 수 있으며 이는 드림널스 홈페이지를 통해 공지하겠습니다.

드림널스는 여러분의 간호 업무 중에 어려우셨던 부분과 도서에 대한 아이디어를 기다리고 있습니다.

드림널스 출판사를 통해 책 출간을 원하시는 분들은 아래의 메일주소로 출간제안서를 보내주시기 바랍니다.

드림널스 메일주소 : dreamnurse7@naver.com

🗨 간호사, 간호학생을 위한 임상 실무서 프셉마음

드림널스에선 오늘도 성장통을 겪고 있을 간호사분들을 위해 각 분야의 전문가인 선배 간호사들이 먼저 경험한 실무 노하우를 모았습니다. 후배의 성장을 응원하는 프리셉터의 따뜻하고 진심어린 마음을 담아 탄생한 도서, '프셉마음'을 여러분께 전합니다.

- 감염관리실편
- 감염환자 간호편
- 기초편
- 내과 환자파악편
- 내분비계 간호편
- 내시경실편
- 마취회복실편
- 비뇨의학과편(핸드북)
- 산부인과편
- 상처·장루편
- 소화기 간호편
- 수술실편
- 신경과편
- 신경외과편
- 신생아 간호편
- 신생아중환자실편
- 심혈관계편
- 아동간호편
- 약물계산편(핸드북)
- 약물편(핸드북)
- 영상의학과편
- 외과편
- 응급실편
- 의학용어편 I : 외과계(핸드북)
- 의학용어편 II : 내과계(핸드북)
- 이비인후과편(핸드북)
- 인공신장실 실무편
- 인공신장실 이론편
- 입문편
- 정맥주사편(핸드북)
- 정신건강 간호편
- 정형외과편
- 중심정맥관편
- 중환자 Ventilator편
- 중환자 환자파악편
- 중환자간호 입문편
- 혈액검사 해석 및 간호편
- 혈액종양내과 입문편
- 호흡기간호 입문편

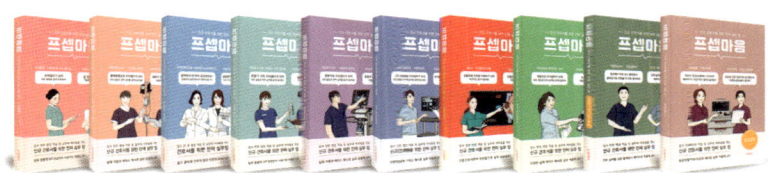
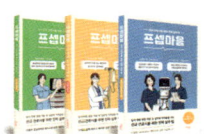

🗨 핵심을 모은 드림널스 도서 패키지

신규 간호사 입사 패키지 | 중환자 간호 패키지 | 약물 마스터 패키지

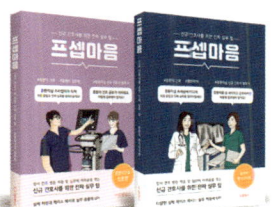
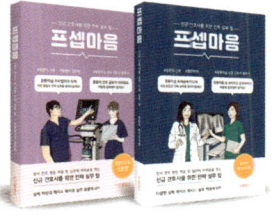
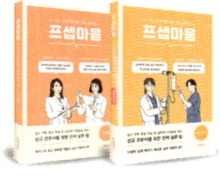

입문편   프셉노트-기본편   중환자 간호 입문편   중환자 환자파악편   약물편   약물계산편

드림널스 도서, 굿즈, 온라인강의
www.dreamnurse.co.kr
바로가기

드림널스 도서 콘텐츠는 온라인, 오프라인 서점과
드림널스 홈페이지에서 만나볼 수 있습니다.